U0896590

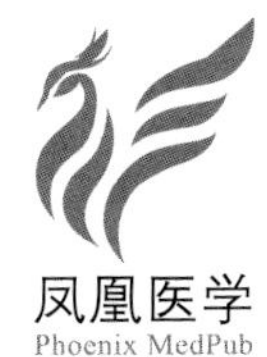

肌骨影像学
生存手册

Musculoskeletal Imaging
A Survival Manual

原　著　［美］本杰明·普洛特金（Benjamin Plotkin）
［美］贝内特·L. 戴维斯（Bennett L. Davis）
主　审　龚向阳　丁建平　夏瑞明　朱希松
主　译　张联合　张建军　张景峰　舒锦尔
副主译　张峭巍　郑屹峰　刘　森　顾晓丽　盛能洲
傅颖颖　魏剑锋　严小斌　江朝根　戴简吉

江苏凤凰科学技术出版社 · 南京

图书在版编目（CIP）数据

肌骨影像学生存手册 / (美) 本杰明·普洛特金 (Benjamin Plotkin), (美) 贝内特·L.戴维斯 (Bennett L. Davis) 著; 张联合等主译. -- 南京: 江苏凤凰科学技术出版社, 2025. 8. -- ISBN 978-7-5713-5448-0

Ⅰ. R685.04-62

中国国家版本馆 CIP 数据核字第 20256VZ820 号

肌骨影像学生存手册

原　　著	[美] 本杰明·普洛特金（Benjamin Plotkin） [美] 贝内特·L. 戴维斯（Bennett L. Davis）
主　　译	张联合　张建军　张景峰　舒锦尔
责任编辑	李　鑫　赵晶晶　杨　淮
责任校对	罗章莉
责任监制	刘文洋
责任设计	孙达铭
出版发行	江苏凤凰科学技术出版社
出版社地址	南京市湖南路 1 号 A 楼，邮编：210009
出版社网址	http://www.pspress.cn
印　　刷	徐州绪权印刷有限公司
开　　本	787 mm × 1092 mm　1/16
印　　张	12.75
插　　页	4
字　　数	250 000
版　　次	2025 年 8 月第 1 版
印　　次	2025 年 8 月第 1 次印刷
标准书号	ISBN 978-7-5713-5448-0
定　　价	100.00 元（精）

“医学既历久弥新，又日新月异。尽管医学的本质恒久不变，但其技术与方法却在不断发展变化，时而循序渐进，时而翻天覆地。”

——改编自美国海军陆战队舰队陆战队手册

谨以此书献给
我们的老师和导师
我们的朋友和家人
我们的同事
我们的住院医师和主治医师
所有前辈和后来者

译者名单

主　审　龚向阳　丁建平　夏瑞明　朱希松

主　译　张联合　张建军　张景峰　舒锦尔

副主译　张峭巍　郑屹峰　刘　淼　顾晓丽　盛能洲

傅颖颖　魏剑锋　严小斌　江朝根　戴简吉

译　者（按姓氏笔画排序）

丁海军　浙江省皮肤病医院

于继锋　浦江县人民医院

方军杰　宁波市第二医院

王　浩　武警西藏总队医院

王小会　宁波市第二医院

王玉涛　宁波市第九医院

王利娟　武警内蒙古自治区总队医院

王贺新　武警天津总队医院

王晓玲　浙医健衢州医院

王琳虹　武警浙江总队医院

邓雪英　浙江省肿瘤医院

石鑫森　浦江县人民医院

龙德云　武警海警总队医院

刘　淼　解放军 903 医院

刘义平　嵊州市人民医院

刘平平　武警四川总队医院

华建明　浙江大学医学院附属第二医院

吕　彪　解放军 903 医院

吕晓勇　湖州市中心医院

孙　微　宁波市第二医院

朱占英　解放军 903 医院

朱修良　浙江大学医学院附属第二医院

许　轲　宁波市镇海区龙赛医疗集团

严小斌　浙江遂昌县人民医院

严栋航　浦江县人民医院

何宏伟　东部战区总医院第一派驻门诊部
何剑星　武警浙江总队医院
何淑玲　金华市中医医院
何筱妍　金华市人民医院
余优志　开化县中医医院
余艳凤　武警浙江总队医院
张丹妮　复旦大学附属华山医院
张巧丽　浙江医院
张贞义　浦江县人民医院
张建军　浙江医院
张峭巍　浙江大学医学院附属邵逸夫医院
张晏境　杭州师范大学附属医院
张晓丹　浙江大学医学院附属妇产科医院
张敏伟　宁波大学附属第一医院
张景峰　宁波市第二医院
李诗婷　武警浙江总队医院
李思茵　浙江医院
李思瑢　武警浙江总队医院
杨　岗　杭州明州脑康康复医院
杨　路　杭州明州脑康康复医院
杨立光　诸暨市人民医院
杨建峰　绍兴市人民医院
沈丽君　德清县人民医院
芦一鸣　武警浙江总队医院
邱雷雨　诸暨市人民医院
陈　帅　武警浙江总队医院
陈　勇　杭州师范大学附属医院
陈　诺　浦江县人民医院
陈　露　浦江县人民医院
陈罗斌　武警浙江总队医院
周　敏　解放军 903 医院
周丽敏　武警海警总队医院
郑屹峰　湖州市中心医院
郑寅峰　宁波市第二医院
金张霖　杭州明州脑康康复医院
侯　爵　湖州师范学院医学院附属中心医院
施云华　湖州市中心医院
胡　亮　金华市中心医院
胡碧波　宁波市第二医院
赵　建　解放军总医院第二医学中心
赵留法　浦江县人民医院
徐　超　武警浙江总队医院
徐万里　湖州市中心医院
徐忆宁　湖州市中心医院
钱惠盈　湖州师范学院医学院附属中心医院
顾晓丽　上海市光华中西医结合医院
高　超　武警浙江总队医院
高玉婷　武警浙江总队医院
高智琴　萧山区中医医院
商德胜　浙江大学医学院附属第一医院
曹　易　浙江中医药大学第五临床医学院
盛能洲　浦江县人民医院
黄　瑛　浦江县人民医院
黄丹清　浦江县人民医院
黄崇权　浙江省温州市中心医院
黄朝晖　浙江省东阳市人民医院
傅颖颖　浦江县中医医院
喻　骏　武警吉林总队医院
彭守坤　武警云南总队医院
舒锦尔　金华市人民医院
葛祖峰　宁波市奉化区人民医院
谢胜宇　武警浙江总队医院
虞晓菁　浙江大学医学院附属邵逸夫医院
赖　灿　浙江大学医学院附属儿童医院
潘江峰　金华市中心医院
潘国平　宁波市第六医院
颜　兵　上海全景医学影像诊断中心
穆学涛　解放军总医院第三医学中心
魏剑锋　绍兴市中医医院

作者介绍

本杰明·普洛特金　加州大学洛杉矶分校放射科学　临床副教授

贝内特·L. 戴维斯　科罗拉多州科罗拉多斯普林斯　科罗拉多大学健康中心诊断放射科医师

原著前言

本书是一本指南、一本手册，也是一种工具。

书中包括很多知识，而且有许多可能是没人能够正式传授给你的。

学习是随机和偶然的，可能取决于所遇之事、所读之书以及所共事之人。

本书并非肌骨影像学的完整论述，也不是绝对权威的手册。有很多内容你可以自行探究，我们也鼓励你参考其他资料获得不同的观点。根据多年经验，我们相信本书所涵盖和强调的内容涉及了肌骨 X 线检查的解读和报告方面所需的绝大部分知识。充分理解本书中的病例将使你得到良好的培训。

我们希望这本手册能针对你将遇到的疑难病例，给出常见、有价值且实用的答案。本书的病例，有些很简单，有些则很复杂，但都需要你的坚持不懈和任劳任怨。我们选择实用的、以结果为导向的方法，为你在瞬息万变、紧张忙碌的放射诊断工作中的生存和成长加油助力。

尽管也涉及其他影像学方法，但本书主要关注 X 线检查的表现和诊断。想全面深入了解磁共振成像和超声在肌骨方面的表现，还需要其他书籍来补充。

我们全力以赴，力求全面和严谨，确保本书收录的所有内容都是正确、实用和适用的。但书中错误、失误或遗漏肯定难免，是我们的失责，敬请谅解。

希望你们能学有所成，并乐在其中。

如有任何不足、失败、成功之处或建议，请告知我们。

本杰明・普洛特金（Benjamin Plotkin）
贝内特・L. 戴维斯（B. L. Davis）

译者前言

本书最先吸引我们的是书名中的“A Survival Mannual”，逐字逐句读完全书，不禁拍案赞叹：真是肌骨影像学的生存手册、实战宝典。

本书鲜明特点是贴近实战，既教肌骨影像的基础知识、诊断要点、诊断陷阱，又教观察要点、读片技巧、分析思路，有许多是我们第一次看到的知识和观点。

本书不是肌骨放射学的完整论述，也不是绝对权威的手册，尽管涉及其他影像学方法，但本书主要关注 X 线检查的表现和诊断，包含和强调的内容涵盖了肌骨 X 线检查的解读和报告方面所需的绝大多数知识。许多实际工作中的困惑，在本书中都能找到常见、有价值的实用答案。

无论是X线检查的解读，还是常见创伤、感染、肿瘤的诊断，本书都提供了清晰、简洁的指导。通过丰富的病例分析和实战演练，有助于读者掌握关键技能，提升诊断水平。无论你是初学者还是经验丰富的医生，细读本书，都将受益。

我们团队中的年轻人普遍认为学习了这本书之后，对肌骨系统影像诊断不再迷茫了。许多资深肌骨放射医师也表示受益匪浅，原来一直纠结的问题，读完本书后豁然开朗。

本书由权威放射学专家本杰明·普洛特金和贝内特·L. 戴维斯撰写，我们在翻译过程中全力以赴，力求细心和严谨，确保本书所有内容能够正确、无误地被转达。但由于我们才疏学浅，错误、失误或遗漏肯定难免，期待广大读者批评指正。

希望本书能够帮助你在肌骨影像诊断学的道路上披荆斩棘，所向披靡。

张联合　张建军　张景峰　舒锦尔

2025 年 5 月 1 日写于杭州

缩略词

AC	Acromioclavicular 肩锁关节
ACL	Anterior Cruciate Ligament 前交叉韧带
AP	Anteroposterior 前后位
AS	Ankylosing Spondylitis 强直性脊柱炎
AVN	Avascular Necrosis 缺血性坏死
BMD	Bone Mineral Density 骨密度
BMI	Body Mass Index 身高体重指数
BMT	Bone Marrow Transplant 骨髓移植
BUN	Blood Urea Nitrogen 血尿素氮
CK	Creatine Kinase 肌酸激酶
CMC	Carpometacarpal 腕掌关节
CP	Cerebral Palsy 脑性瘫痪
CR	Closed Reduction 闭合复位
CRPS	Complex Regional Pain Syndrome 复杂性区域疼痛综合征
CT	Computed Tomography 计算机断层扫描
CTS	Carpal Tunnel Syndrome 腕管综合征
DDD	Degenerative Disc Disease 椎间盘退变性疾病
DEXA	Dual-Energy X-ray Absorptiometry 双能 X 线吸收计量法
DIP	Distal Interphalangeal joint 远侧指（趾）间关节
DJD	Degenerative Joint Disease 退行性关节病
DMARDs	Disease-Modifying Antirheumatic Drugs 疾病修饰抗风湿病药
DTR	Deep Tendon Refex 深部肌腱反射
EMG	Electromyography 肌电图
ESR	Erythrocyte Sedimentation Rate 红细胞沉降率
FHO	Femoral Head Ostectomy 股骨头切除术
Fx	Fracture 骨折
GH	Glenohumeral 盂肱的
HNP	Herniated Nucleus Pulposus (Herniated Disc) 髓核突出（椎间盘突出）
IM	Intramedullary 髓内的
IMN	Intramedullary Nailing 髓内钉
IP	Interphalangeal joint 指（趾）间关节
IT	Iliotibial (as in IT band) 髂胫束（简称 IT 带）

IV	Intravenous 静脉内
IVD	Intervertebral Disc 椎间盘
JRA	Juvenile Rheumatoid Arthritis 幼年型类风湿性关节炎
LBP	Low Back Pain 下腰痛
LCL	Lateral Collateral Ligament 外侧副韧带
LE	Lower Extremity 下肢
LP	Lumbar Puncture 腰椎穿刺
MCL	Medial Collateral Ligament 内侧副韧带
MCP	Metacarpophalangeal joint 掌指关节
MD	Muscular Dystrophy 肌肉营养不良
MMF	Maxillomandibular Fixation 颌间固定
MRI	Magnetic Resonance Imaging 磁共振成像
MS	Musculoskeletal 肌（与）骨骼的
MTP	Metatarsophalangeal joint 跖趾关节
MTSS	Medial Tibial Stress Syndrome (Shin Splints) 胫骨内侧应力综合征（胫痛综合征）
NSAIDs	Nonsteroidal Anti-infammatory Drugs 非甾体抗炎药
OA	Osteoarthritis 骨关节炎
OP	Osteoporosis 骨质疏松症
ORIF	Open Reduction and Internal Fixation 切开复位内固定
PA	Posterior-anterior 后前位
PA	Psoriatic Arthritis 银屑病性关节炎
PCL	Posterior Cruciate Ligament 后交叉韧带
PEMF	Pulsed Electromagnetic Field therapy 脉冲电磁场疗法
PIP	Proximal Interphalangeal joint 近端指间关节
PMRI	Polymyalgia Rheumatica 风湿性多肌痛
PRP	Platelet-Rich Plasma 富血小板血浆
PT	Physical Therapy 物理疗法
RA	Rheumatoid Arthritis 类风湿性关节炎
RF	Rheumatoid Factor 类风湿因子
RICE	Rest, Ice, Compression, and Elevation 休息、冰敷、压迫、抬高
ROM	Range of Motion 活动范围
SC	Sternoclavicular 胸锁的；胸骨锁骨的
SCI	Spinal Cord Injury 脊髓损伤
SLAP	Superior Labrum from Anterior to Posterior 上盂唇自前向后损伤
SLE	Systemic Lupus Erythematosus 系统性红斑狼疮
SLR	Straight Leg Raise 直腿抬高
TBI	Traumatic Brain Injury 创伤性脑损伤

TEN	Traction Epiphysiolysis (or Slipped Capital Femoral Epiphysis) 牵引性骨骺溶解（或股骨头骨骺滑脱）
THA	Total Hip Arthroplasty 全髋关节置换术
THR	Total Hip Replacement 全髋关节置换术
TKA	Total Knee Arthroplasty 全膝关节置换术
TKR	Total Knee Replacement 全膝关节置换术
TMJ	Temporomandibular joint 颞下颌关节
UE	Upper Extremity 上肢
VCF	Vertebral Compression Fracture 椎体压缩性骨折
WB	Weight Bearing 承重
WNL	Within Normal Limits 在正常限度内

目 录

1 生 存

长夜漫漫，

任务繁重，

单枪匹马。

你盯着屏幕，满怀恐惧，但愿明白哪里是该观察的、什么表现是容易遗漏的、报告该怎么写。

恐惧和焦虑在内心涌动。

你需要生存下去。

那么，继续阅读，你将会安然度过并茁壮成长。

生存所需的一切都蕴含于此书。

生存是一种心态塑造，需要技能和训练。

有些技能可能你闻所未闻。

住院医师培训基于阅读、观察和学习。你跟随并效仿带教的主治医师，但他们可能无法一直教给你所需的技能。但愿他们能帮助你学习基础知识，但仅有基础知识是不够的。有些技能没人会教给你。

这本手册将为你提供这些技能以及生存思维。

生存行动

我们将 S–U–R–V–I–V–A–L 作为向导扩展每个字母，每个字母对应一项生存技能。

S – Size Up the Situation
评估工作环境

注意你所处的环境。你要保持头脑清醒、意识敏锐，为行动做好准备。先做好最基本的工作。

– 调整周围环境。

优化工作环境。

保持凉爽，太热会让你昏昏欲睡。

排除干扰。屏蔽或尽可能减少周围噪声、光线和其他干扰因素，使注意力能够高度集中在正在评估的图像上；关闭电脑浏览器，不要看手机；如果房间里有噪声或其他人，可以使用降噪耳机。

集中精力，保持专注。

注意力不集中会导致失误。

– 调整生理和精神状态。

准备食物和饮料，以备不时之需。

咖啡因有兴奋作用，可能有帮助。

如果你生病或受伤，请注意不要让这些分心因素干扰你的注意力，把它们赶到头脑的角落里。

– 调整设备。

显示器应与视线持平。

外围输入设备应根据个人工作流程进行定制和优化，以提高性能。这些工具可以帮助你提升工作流程和效率，不应成为干扰或让你分心。

U – Use Your Senses, Undue Haste Makes Waste
细致观察，欲速则不达

– 视觉是生存所需。
– 准备好观察内容清单。
– 观察先后次序。
– 需要注意哪些隐患、陷阱和危险？
– 观察和评估要全面。重复再重复。重

复会提升速度，但不要为了速度而省略评估步骤，这容易出错。随着经验积累、反复练习，速度自然会得到提升。

- 要善于观察！

细节决定成败。

- 要善于观察！

征象往往不止一个。

- 要善于观察！

间接和辅助征象可以帮助明确诊断。

R – Remember Who and Where 记住患者个人特点及其环境特征

- 记住患者个人特点及其环境特征。
- 患者临床背景很重要。
- 患者临床背景能指导观察，让你知道要观察什么。
- 患者刚刚被卡车撞了？那就不要再锲而不舍地观察阑尾了！
- 风湿病患者吗？重点观察关节，注意是否有关节炎。
- 通常不会在毫无信息的情况中评估患者，充分利用其他更多的信息。
- 查看病历。病历摘要内容是什么？实验室资料或辅助信息有帮助吗？
- 电话联系开申请单的临床医师，提出问题、了解详情。一次简短的对话可能使你恍然大悟。
- 记住，要利用所掌握的所有信息。

V – Vanquish Fear and Panic 克服恐慌心理

- 恐慌是心灵杀手！
- 恐慌是真实存在的。我们害怕犯错、害怕被起诉、害怕在同事和转诊医师的眼中显得无能。
- 恐慌是真实存在的，但不要被恐惧压倒。恐惧会让你瘫痪，坠入恐惧的深渊。
- 恐慌可以成为盟友，用以保持清醒、保持专注，但要驾驭恐慌，而不是被它压倒。
- 害怕犯错是真实的，但错误终究会发生。每个人都会犯错，不可避免。但犯错时，必须勇于承认错误、接受错误，并吸取教训。

I – Improvise 随机应变

- 有时，惯常的工作方式行不通。要善于适应，随机应变。
- 急诊影像学检查令人困惑时，亲自去接触患者，与其交谈，为其体检。
- 注意观察定位像上的信息。
- 如果操作过程中遇到困难，可以尝试换一种方法。

V – Value Your Report 重视你的报告

- 放射科医师在患者诊治过程中发挥着至关重要的作用。
- 这是一份沉甸甸的责任。
- 重视你的观察，可能关系到患者的生死存亡。
- 重视你的报告。
- 你的报告不应该是自由形式的、杂乱无章的段落。你的报告是工作的重要组成部分，请为之自豪。确保你的报告简洁、条理清晰，能够有效传达关键的影像学表现并回答临床问题。
- 强调关键征象，语言要清晰，尽可能避免歧义和疑问。
- 在最终完成报告之前对报告进行校对，以避免错误。任何错误都是自己造成的，不能将错误归咎于技术或他人。

A – Act Decisively
果断行动

- 你的观察和判断往往是决定患者管理的关键因素。
- 临床医师和患者都依赖于你清晰的理解。大多数情况下可以得到清晰诊断，但并不总是这样。只要可能，应该给出明确诊断。
- 不要在报告中使用模棱两可或含糊不清的术语，应该简单明了。
- 致力于影像诊断。如果你认为有异常，就说出来。放射科医师往往有一个坏习惯，那就是说话喜欢遮遮掩掩、优柔寡断。不要染上这种坏习惯！发现影像学表现或判断偶尔有误，但这并不应该妨碍你该有的果断。

L – Live by Your Wits and Learn Basic Skills
靠智慧生存，学基本技能

- 要生存和发展,就必须学习基本技能。
- 必须掌握基本的解剖学知识。
- 掌握常见病。
- 记住观察内容、观察时间。
- 掌握每一种检查项目的观察项目列表和观察模式。
- 这本手册将帮助你学习、指引你前进，并强化你的生存技能。

生存和发展。

阅读和学习。

S – Size Up the Situation 评估工作环境

U – Use Your Senses, Undue Haste Makes Waste 细致观察，欲速则不达

R – Remember Who and Where 记住患者个人特点及其环境特征

V – Vanquish Fear and Panic 克服恐慌心理

I – Improvise 随机应变

V – Value Your Report 重视你的报告

A – Act Decisively 果断行动

L – Live by Your Wits and Learn Basic Skills 靠智慧生存，学基本技能

生存心理学

在高压力环境中生存和发展是有规律可循的。压力是一个需要注意的重要因素，是工作中不可避免的一部分。压力来自许多因素，如大量的影像检查报告等着去书写、这些报告需要在规定的时间内完成，担心出错以及误诊或漏诊等。

这些压力会被其他因素放大，如孤独。当你是一个人，或者感觉自己是一个人，往往压力会增加。同事的肯定是重要的心理安慰因素。如果身边有同事，你可以寻求帮助或征求意见，即使你并不真的需要他们的意见，只是知道这就是得到认可和心理安慰。

其他压力可能来自睡眠不足或长时间工作造成的疲劳。缺乏足够的能量会导致注意力不集中，增加压力。

了解增加压力的其他因素很重要。

可能增加压力的因素

- 工作量大
- 快速读片的压力
- 恐惧
- 孤独
- 疲劳
- 营养不良
- 工作之外的烦恼

尽最大努力优化、减少或降低这些压力。要知道，消除所有压力是不可能的。但是，可以利用压力为自己服务。压力可以促使你更加警觉、更加专注、更加专心。压力迫使你去适应和应对压力，只要不是被压力彻底击垮，压力会使你变得更强大、更有能力。压力太小会让你自满、缺乏活力。确保工作中的压力不会太大，过大的压力会导致你犯

错误、优柔寡断和效率下降。学会使用压力这把双刃剑。

不要让压力使你“瘫痪”！你必须作出判断，必须对临床有帮助，必须努力做到正确。不要因为害怕出错而“瘫痪”。我们都会犯错。承认错误，从错误中学习，不要害怕错误。错误是人生的一部分。

制订计划，让自己保持最佳身心状态。为了生存，你必须坚强，必须让自己的身心做好准备，以应对阅片室里紧张的夜晚所带来的考验和磨难。

这不是什么特殊的放射学知识或建议，而是人生目标。要想在工作中表现出色并茁壮成长，就必须保持良好的状态。头脑是你的主要武器，但也不要忽视你的身体。脑力和体力相辅相成，缺一不可。

照顾好自己

- 吃好。
- 体育锻炼能让你身体健康、思维敏锐。
- 不要久坐不动。如果可以的话，间断站着工作，或在一天中进行运动休息。没有什么比每小时做几个立卧撑更能使人保持敏锐和清醒了。

这些非放射学知识，住院医师培训没有教你的软技能，会成为你生存和发展的额外优势。

要想生存下来，你所需要的不仅仅是书本知识，还需要适应能力、好奇心、所有资源和对资源的处理能力。要想成为工作中的佼佼者，做出色的决策者，敏锐观察细微征象，需要全身心投入。

必要时，从病历中收集所有必要的信息或者亲自询问病史；不要害怕亲自打电话联系，可能会了解到申请单中没有传达的关键信息。

了解转诊医师，与其建立信任和相互理解是有益的。值得信赖的临床同事提供的小线索可能会帮你避免漏诊。

建立清晰、独立、可重复的读片模式，并加以运用！

模式可以自我强化，但需要不断重复。一遍又一遍，要养成每次都以同样方式读片的习惯。练习得越多，就越根深蒂固，很快就习惯成自然。

我们会害怕错误的解读导致患者伤亡，或者使其去接受不必要的手术。有些决策是重要的，有些则无关紧要。要知道哪些决策很重要，可能会明显地改变临床处置。

控制你能控制的，接受不确定、不完美，怀疑永远存在。

孤立无援是困难的。寻求朋友，寻求帮助。你并不孤单，我们是一个团队，团结起来更强大。可以寻求队友的帮助，不要害怕寻求帮助，这不是软弱无能的表现，而是力量的象征。越多的人关注同一个问题，就越有可能得到正确诊断。

恐惧、内疚和焦虑是自然的情绪。你无法抑制它们，但可以学会接受它们，从而不影响你的业务能力。

实事求是地评估自己的知识。要知道自己懂的部分，更重要的是要知道自己的不足。评估自身的弱点和盲点很难，但如果能做到这一点，就会避免许多麻烦。不要害怕说“我不知道”。我们总有不懂的，承认这一点很难也很可怕。我们不喜欢承认自己的缺点。但如果他人的生命和健康受到威胁，我们必须放下自我，承认我们所不懂的知识。这些情况下，我们可以提出一些有助于诊断的其他可能性，并在力所能及的情况下寻求帮助。

采取积极的态度。正如马库斯·奥勒留（Marcus Aurelius）告诫自己（也告诫我们）的那样——永远不要抱怨，哪怕是抱怨自己。抱怨急诊室医师、技师、扫描仪或患者的移动都于事无补，只会适得其反，分散注意力。专注于你能做的事情，集中精力做最好的放射科医师和内科医师，其他的事情就不要管了。

患者只能完成MRI中的一个序列。很好，这是你大显身手的机会。与其放弃，说图像无法用于诊断，不如再仔细看看。通常情况下，仅凭单个序列也可以收集足够多的信息进行分析，为临床解决问题。

这次检查没有任何病史。很好，这是你通读病历获取平时不会关注的信息的机会。

你内心的抱怨其实就是机会，利用它们。你周围的人会因此注意到你的力量、韧性和领导力，并从中受益。不要让他们失望。

学习。

训练。

学到。

重复。

路漫漫其修远兮，吾将上下而求索。

准备好了吗？

向目标前进！

拓展阅读

FM 21-76 美国部队生存手册

FM 21-76 US ARMY SURVIVAL MANUAL

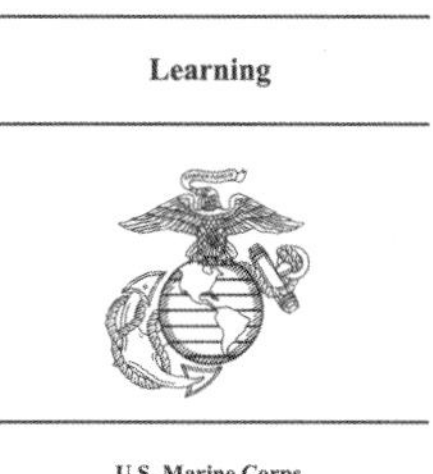

PCN 142 000016 00

手册封面来自美国海军陆战队

2 报告与沟通

报告结构

许多放射科医师在住院医师培训初期就采用高年级医学生的报告结构。这简单方便地解决了一年级住院医师面临的问题，但这样的报告通常质量一般，有时杂乱无章，难以理解。随着时间的推移，会慢慢有所改善。但直到临床医师尖锐地批评了报告的不足之处，或者经过书写了大量报告之后，才会真正发生改变。最好能够尽快解决这个问题，这里提供一些想法，希望能缩短这个历程。

任何报告都有一定的结构。标准的模板包括标题信息，如检查名称、临床指征、历史检查以及基本技术。描述性的正文内容通常紧随其后，诊断意见作为结尾。有时，诊断意见也会放在报告的最前面，以体现 “诊断意见是给临床医师看的，描述是给其他放射科医师看的 ” 这一理念。请按照所在机构的要求来做。除非要求将诊断意见部分放在最前面，否则从逻辑上讲，诊断意见部分应该是报告的结尾。

放射学报告真正的个人风格在于正文部分。一般来说，正文可以是自由格式，也可以是结构化格式。请遵循所在医院的惯例。如果没有标准，那就考虑以下几点：

- 肌骨 X 线平片或超声检查不必使用结构化报告。
- 肌骨 CT 检查偶尔得益于结构化报告。
- 大多数肌骨 MRI 检查采用结构化报告更容易阅读，报告的速度也更快。
- 骨折随访 X 线平片只需简单书写“表现 / 诊断”。

无论如何描述影像学表现，报告的诊断部分都是患者、临床医师和其他放射科医师都会阅读的内容，值得花时间学习如何从影像学表现中归纳总结和表述。以下是一些常用的方法。

- 避免重复描述影像学表现，而是直接说出疾病（如“左膝骨关节炎晚期”“肩袖大面积撕裂”）。
- 对于影像学检查中的偶然发现但具有重要临床意义的，必须明确说明其所需的随访方案。尤其是这些偶然发现来自先进的影像技术且超出了开申请单医生的执业范围时，这一点更为关键。
- 对于需要结合多种检查结果与临床经验的复杂检查报告，请不要害怕使用“我”这个词。可以这样说：“结合临床病史和实验室检查，根据以上的影像学表现，我的诊断是……”。
- 记录与谁（记下姓名）、如何、何时转达了关键信息或意外发现。

关键发现与偶然发现

关键发现可以回答临床提出的问题，评估最新的病情变化，或者指导治疗，包括提出使用其他影像学方法以及实验室指标等进一步检查建议。简而言之，就是本次影像学检查要解决的主要任务。

一些关键发现非常直观，如明显骨折，但有些却很难全面识别。例如，微小的Segond骨折就强烈提示前交叉韧带损伤，这时需要采取适当的保护措施并用MRI来确认或排除前交叉韧带损伤，后者更为重要。如果不这样做，即使只是部分撕裂，也有可能导致韧带完全断裂，同时无法排除半月板撕裂，最终延误治疗。

大多数临床医师可以分析X线平片上简单明显的异常，几乎不需要放射科医师的帮助。有经验的临床医师能发现CT上主要病变，外科医师通常也能解读其亚专业的MRI图像。无论临床医疗服务提供者的背景如何，大多数放射执业医师在接受培训的几年内解读的高级影像学检查的图像就超过了高年资临床医师。综合分析患者所有的影像资料得出诊断或简短的鉴别诊断，是放射科医师的重要价值所在。将细微的偶然发现与重要意义的发现加以鉴别是一种优秀技能，只有通过时间和反馈（经验）才能获得。套用一句俗话："……经验来自错误的判断"。

那么，在职业生涯的早期，或者在面对从未见过的临床和影像学表现时，该怎么办呢？安慰自己；你的最终诊断不一定要百分之百正确，但要百分之百合理。有疑问时，可以借鉴乳腺影像学的做法，进行短期复查。大多数骨折会在14天左右开始出现早期骨愈合变化。大多数侵袭性肿瘤会在4~6周内出现某种影像学变化。

偶然发现又是怎么回事呢？它们真的是偶然发现吗，还是许多征象集中的一小部分？这又需要良好的判断。幸运的是，大多数都是真正的偶然发现，其中绝大多数并不会影响临床治疗，而那些能改变临床治疗的通常表现明显。例如，肩关节MRI上发现T_2WI高信号的肺部肿块，或者腰椎MRI上发现不均匀T_2WI高信号的肾脏肿块，显然需要进一步的影像学检查和随访，这些偶然发现需要在报告的最终结论中明确说明。其他真正的偶然发现，如点状非梗阻性肾结石、小的含脂肪腹股沟疝和浅静脉曲张，最好在报告中进行描述，而无须进一步说明。放射科医师与经常开具申请单的临床医师形成了密切的专业关系之后，报告中哪些内容可以安全地省略也会逐渐清晰。

最后一点，保险公司和质量指标（通常与保险业共同制订）可能会规定，某些偶然发现必须体现在结论中，或在报告中指出具体的复查计划。在新诊所工作时，应该询问该诊所是否有此类要求。很少有新来的放射科医师会花15秒来问这个问题，最终只能花几个小时来补充报告。至少可以说，这是对时间的次优利用。

分类系统的使用与滥用

不仅仅是影像分类系统，绝大多数医学分类系统都被尘封在古老的医学图书馆中，这是有原因的。那些经久不衰的分类系统通常易于记忆，且有一定的临床实用性。大多数分类系统在这两方面都做得不好，所以它们随着时间被遗忘了。好消息是，你可能永远不需要对肌骨影像中的任何东西进行分类。但应该熟悉某一特定群体最常用的分类系统或共事的骨科医师所使用的系统。肌骨影像的分类系统主要涉及骨折。

出于报告的目的，在你的诊断结论中特别指出某个特定的分类。往好了说，作用有限；往坏了说，会让治疗团队陷入困境，尤其是当他们不同意你的观点时。为什么要让事情变得难上加难呢？熟悉特定分类系统的细节可以让你简明扼要地描述结果，并提供相关的否定意见。对于经常遇到的情况，细节需要死记硬背。至于其他情况，可以充分利用互联网查阅。

例如，Schatzker分类依据骨折片位移程度对胫骨平台骨折界定了6种不同类型，以0.4 cm为界限。你的影像描述可以写："胫骨外侧平台纯劈裂型骨折，关节面下陷约0.6 cm”，而你的诊断结论可以写“胫骨外侧平台塌陷性骨折”。只需根据分类系统来描述和总结影像表现即可。骨科医师可以从字里行间读出你对分类标准的认识，他们会因为你没有标注骨折分类和分级而在内心深处感谢你。

下面是几个常见的分类系统：

- 肱骨近端骨折的 Neer 分类法
- 肩锁关节脱位的 Rockwood 分类法
- 尺骨鹰嘴骨折的 Mayo 分类法
- 胫骨平台骨折的 Schatzker 分类法
- 踝关节骨折的 Weber 分类法

当你有疑问时，回到最基础的部分，描述影像表现。

知识要点必记

最后说三点。第一，归根结底，报告的意义在于传达影像学表现，以便制订出治疗方案。有说服力、合乎逻辑、简洁的诊断报告是放射学的“医学艺术”。结构化报告应以合理的方式组织，自由格式报告同样应合乎逻辑。从本质上讲，诊断报告有合理的叙事链，一切的影像表现的描述都应该支持你得出相应的诊断结论。

第二，格式也很重要。在听写软件中看起来不错的内容，发布到电子病历中后可能会变成无法阅读的垃圾。合理使用关键词可以快速定位结构化报告的各个部分。合理换行和分段会有助于诊断报告在电子病历中的整体呈现。你上一次打开患者的电子病历（不是 PACS）查看自己撰写的报告是什么时候？它是否为你所撰写的报告的最佳呈现？还是别的什么？请记住，标准就是卓越。

第三，分享一位写作技巧课教授对一位有抱负的年轻医师所说的至理名言。这位年轻医师期中论文成绩不理想，正在垂头丧气，教授注意到其表情后和蔼地弯下腰，低声说：“如果你能多花点时间，论文就能写得更短些。”

拓展阅读

Zinsser W. On writing well: the classic guide to writing nonfction. 30th anniversary ed., 7th ed., Rev. Updated. HarperCollins; 2006.

Anything by Kipling or Hemmingway

3 创 伤

培训是一种专业和道德上的必要之举。

是时候进行创伤培训了。

火力全开，火力全开！

出发吧……

创伤是一个大课题。在肌骨影像领域，我们评估的大部分情况都与创伤有关。从简单的绊倒摔伤到飞机失事，无一例外。这是一个残酷的大世界，到处都是锐器、硬物和钝器，可以各种方式造成撞击、伤害和致残。本书无法涵盖可能遇到的每一种创伤。有些情况是没有遇到过的，需要根据基本原则进行分析和处理。

我们的目标是让你对可能遇到的损伤有一个大致的了解。重点强调需要关注的关键部位以及诊断陷阱。我们将根据部位从上往下推进。

随机应变！

朋友们，保持灵活。

脊柱

脊柱的评估时应集中注意力，注意细节。漏诊趾骨骨折不太可能产生明显后遗症，但脊柱损伤的漏诊可能造成严重后果。

一般来说，任何重大事故或怀疑脊柱受伤时都应进行断层成像，X 线平片是不够的。X 线平片可以显示明显的损伤，较小、较细微但仍然重要的损伤 X 线平片往往难以显示。如果有任何疑问，可要求进行 CT 或 MRI 检查。

颈椎

颈椎评估清单

- C7~T1 交界区
- 脊柱前线
- 脊柱后线
- 椎板线
- 棘突线
- 椎前软组织
- 寰枢椎间隙
- 齿突与 C1 侧块之间的对称性
- 椎体高度
- 椎间隙
- 肺尖

X 线平片必须包括 C7~T1 交界处，这样的 X 线范围才合理，尤其是在外伤的情况下。

观察各条连线

– 脊柱前线（左二）

这应该是一条平滑的连续线，没有断裂或移位。任何向前或者向后的半脱位都是不正常的。在退行性脊柱疾病中，轻度向前或后移位很常见，这种情况应该被提及，不应被忽视。这可能是很有意义的，可能会引起神经症状。外伤时，可能反映外伤性韧带损伤或存在骨折。

– 脊柱后线（中间）

同样是一条平滑的连续线，在观察这条线时，要注意是否有骨折、断裂或半脱位。

– 椎板线（右二）

这条线与椎管后缘平行，应该是一条平滑、略微弯曲的线。在观察这条线时，要注意脊柱后部是否有骨折或分离。

– 棘突线（右一）

这是一条沿着棘突最后缘的弯曲线。通常情况下，C2 棘突突出更多一些，会打破这条平缓曲线，但不要惊慌，这是正常现象。除此之外，这条线的任何明显不连续性或中断都应引起关注。此时应再次观察棘突是否有骨折。

– 椎前软组织（左一）

一般来说，椎前软组织的厚度不应超过相邻椎体的宽度。椎前软组织厚度在颈椎上部较小，在颈椎下部逐渐变大。该区域任何异常的增大或突出可能是创伤或感染的征兆。

图 3.1a、b 为颈椎正常侧位和前后位 X 线平片。

> 要点

椎前软组织增厚通常是存在其他病变的警示信号。外伤时，可能提示隐匿性骨折或韧带损伤。也是感染的提示征象。

寰枢椎间隙

寰椎前弓后缘与枢椎齿突前缘皮质之间的距离。成人的测量值应为 2~3 mm（见图 3.2a），儿童的寰枢椎间隙可以达 5 mm。寰枢椎间隙增宽有几种潜在的原因。

寰枢椎间隙增宽的原因

- 外伤
- 类风湿（或其他炎症性关节病）。这是因为炎症导致韧带退化和破坏，而韧带有稳定作用。

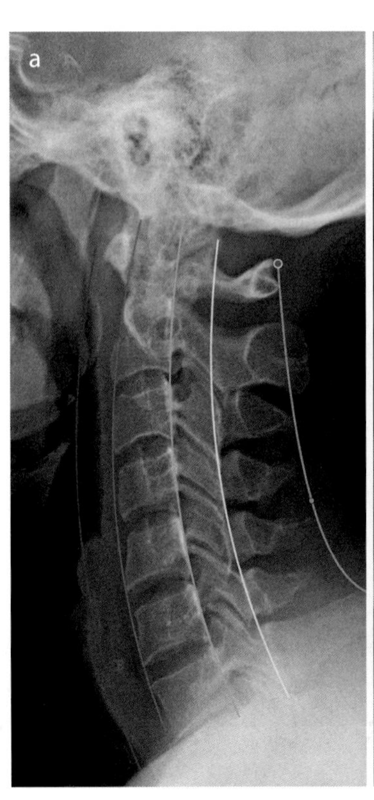

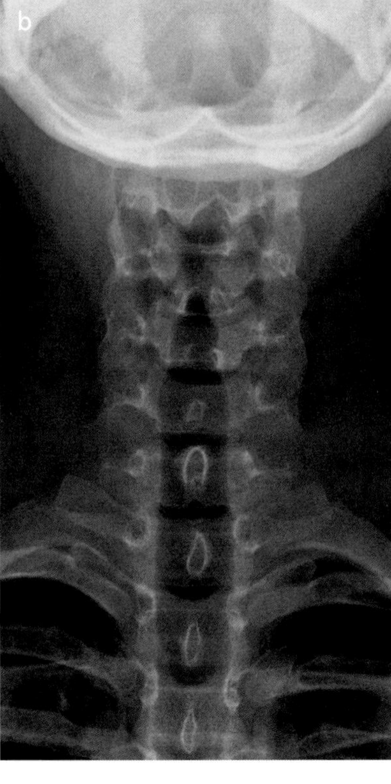

图 3.1　（a）正常的颈椎侧位片。左二：脊柱前线；中间：脊柱后线；右二：椎板线；右一：棘突线（注意 C2 棘突突出，这是正常的）；左一：椎体前软组织线，上部软组织较薄，远侧增厚。（b）正常的颈椎正位片。中线棘突排列整齐

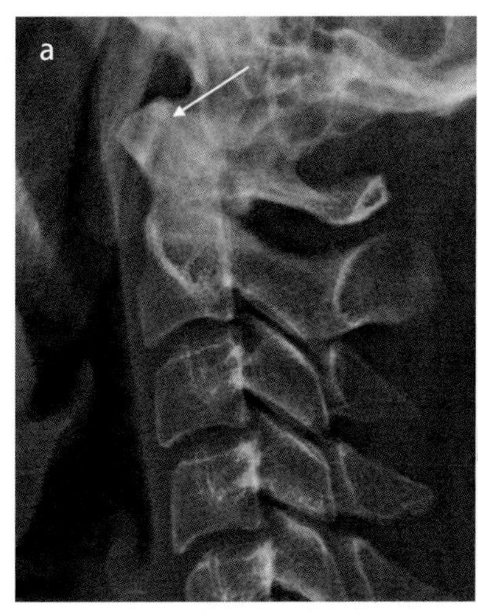

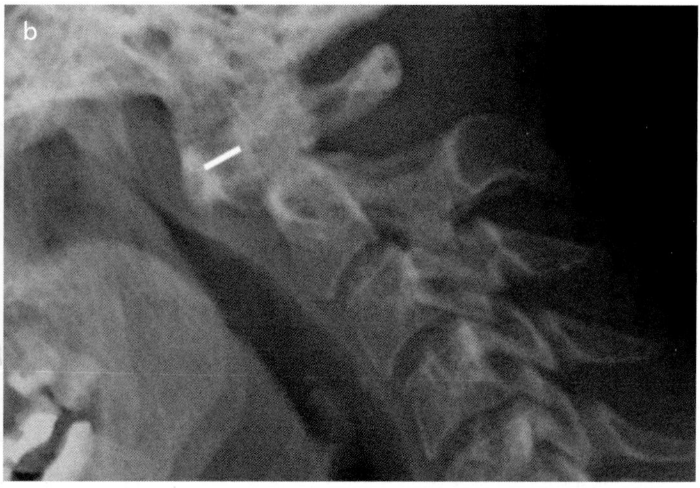

图 3.2 （a）正常的寰枢椎间隙。（b）寰枢椎间隙异常增宽（白线）。本例由类风湿关节炎引起。图 3.2a 是中立位，图 3.2b 是屈曲位，表明寰枢椎间隙增宽可能只出现在屈曲位。在脊柱评估中，屈伸位通常是评估动态不稳定性的关键

– Down 综合征。这种遗传病可能会出现韧带松弛和不稳定，导致关节增宽。还有其他更罕见的先天性疾病也会导致这种情况，但 Down 综合征比较常见。

图 3.2b 显示寰枢椎间隙异常增宽，本例由类风湿性关节炎所致。这是一个屈曲位 X 线平片，中立位 X 线平片该距离是正常的。寰枢椎间隙增宽可能是动态的，并且仅在屈曲位时出现。屈伸位 X 线平片在脊柱评估中通常至关重要。

创伤可导致寰枢椎间隙增宽伴相关韧带断裂（图 3.3）。还要注意与损伤相关的血肿引起的椎前软组织的明显增厚。

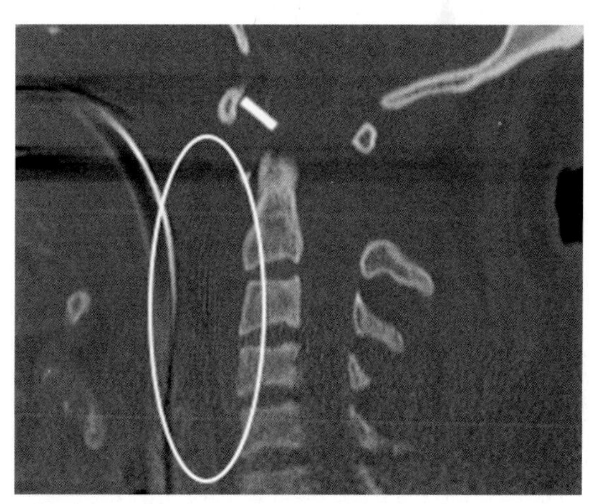

图 3.3 创伤导致寰枢椎间隙增宽（白线）。血肿（椭圆）导致椎前软组织明显增厚

小关节脱位

小关节脱位在 X 线平片上可能不易发现（图 3.4）。

请注意，异常表现位于图像的下部，如果不按照检查清单、逐步检查线条，很容易被漏诊。当沿着椎板线查看时，发现有中断。这是关键的 X 线平片表现，应该建议用 CT 和 MRI 进一步检查。MRI 可检查脊髓损伤，CT 可更好地了解骨骼损伤和错位情况。

齿突骨折

齿突骨折可能很隐蔽且不易察觉，X 线平片常难发现。有疑问时需要 CT 或 MRI 进一步检查（图 3.5a）。

当然，有些齿突骨折在 X 线平片可以显示，屈伸位摄片有助于评估不稳定。图 3.5b 和图 3.5c 显示了一例不稳定的齿突骨折。中立位图像显示齿突骨折片与 C2 的其他部分对位良好，但屈曲位发现明显前移。

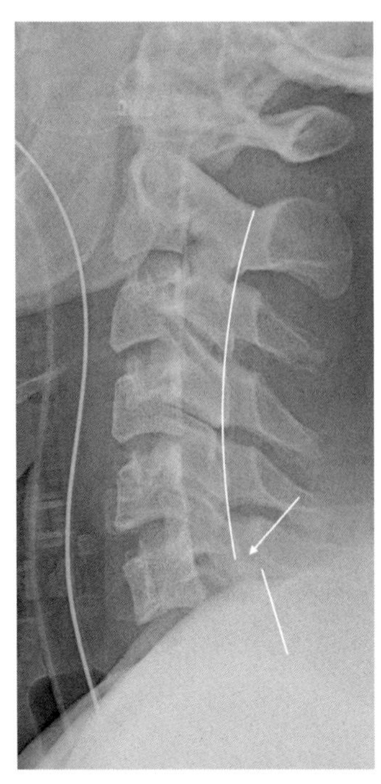

图 3.4 C6～C7 椎关节脱位。沿着椎板线观察，发现受伤平面该线不连续，呈阶梯状（箭）

C1 环骨折（Jefferson 骨折）

指 C1（寰椎）椎体环的骨折和断裂。

X 线平片检查常用张口位观察齿突。C1 环多处骨折在 CT 上很明显。与颈椎中的其他损伤相比，这类损伤通常不伴有神经损伤。

C1 两侧块与齿突之间的距离应该是对称的，并且不应该有任何阶梯状错位（图 3.6a）。骨折线在 CT 上很清晰（图 3.6b），齿突与 C1 环两侧块之间的距离明显不对称。

图 3.6c 是另一例 C1 骨折的患者，CT 表现相同，与齿突 X 线平片表现一致。C1、C2 环排列失常，C1 环骨折片向外移位。

屈曲型泪滴样骨折

过度屈曲导致颈椎椎体的前下部发生骨折，表现为小的、移位的三角形骨碎片，并

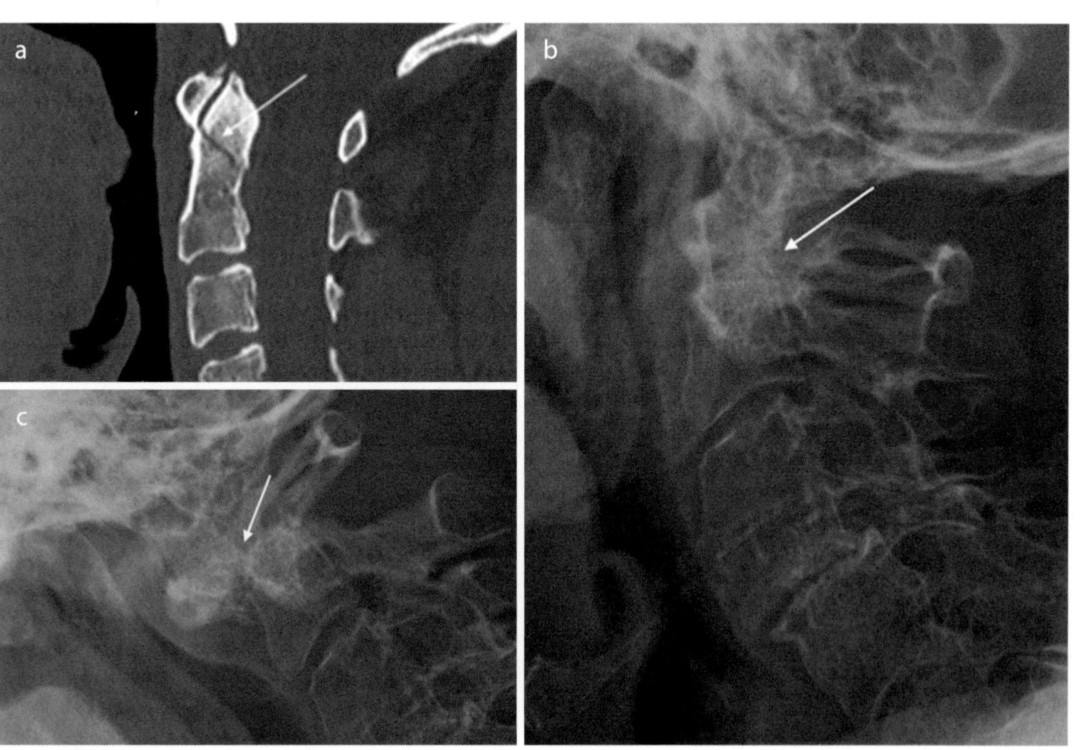

图 3.5 （a）X 线平片未能显示的齿突骨折（箭），CT 在评估颈椎损伤方面远远优于 X 线平片。（b）齿突骨折非常细微，但仍然可以显示。（c）屈曲位图像骨折更明显，上方的齿突碎片相对 C2 其余部分可见明显移位

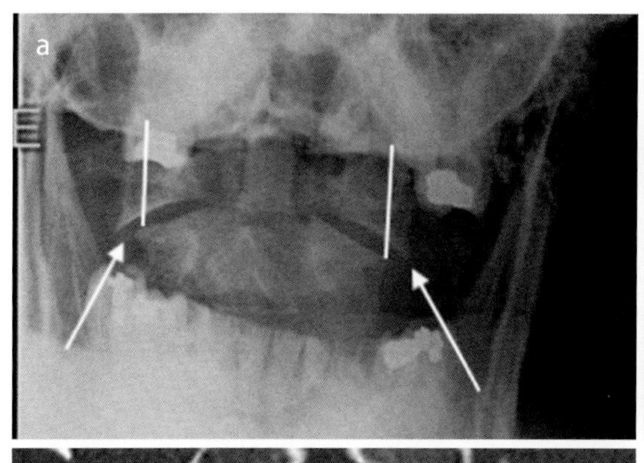

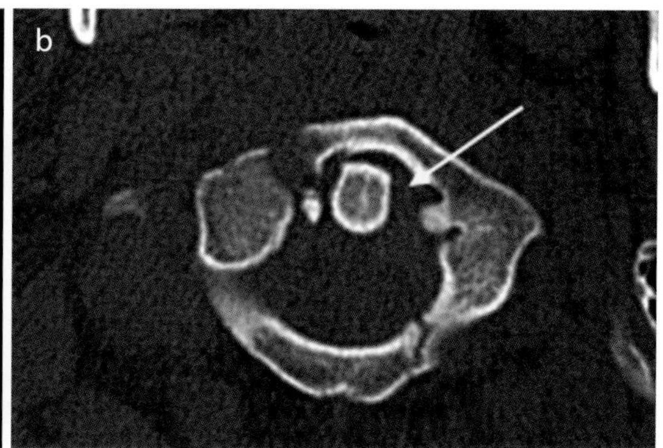

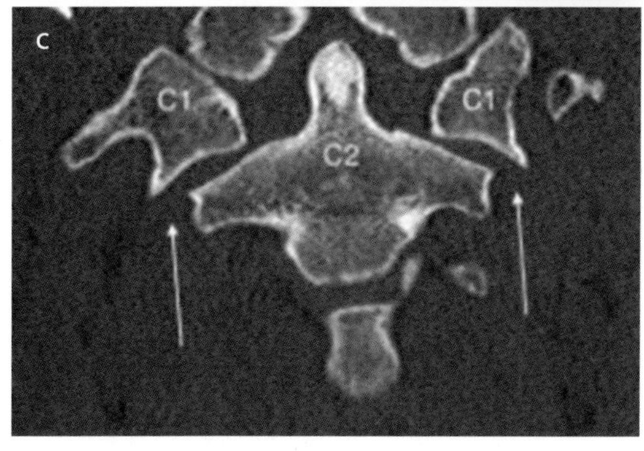

图 3.6 （a）根据 C1 基底部与 C2 之间的阶梯状对位关系，可以得出 C1 爆裂性骨折的诊断，C1 环应该位于白线处，白箭所指为骨折后移位。（b）CT 横轴位显示 C1 环前后均有骨折，齿突与 C1 侧块间距不对称增宽（箭）。（c）另一患者的 CT 冠状位显示 C1 两侧侧块与 C2 之间的阶梯状外观

且与韧带损伤相关。

图 3.7 展示的是 C3 椎体前下部的屈曲型泪滴样损伤。虽然没有对位异常，由于此类骨折与韧带损伤有关，所以需要 MRI 检查进一步评估。

绞刑骨折

听起来很糟糕。

确实很糟糕。

绳子套住脖子，身体坠落时施加在颈部的力导致的损伤。不过在现代，通常是高速损伤导致脊柱过度伸展所致。

这种损伤的特点是脊柱双侧关节突间部骨折，常常伴有外伤性椎体前滑脱。关节突间部的损伤在最初的 X 线平片上可能不明显，但椎体前滑脱容易发现。这种骨折需要 CT 或 MRI 进一步检查，评估损伤的范围和严重程度。

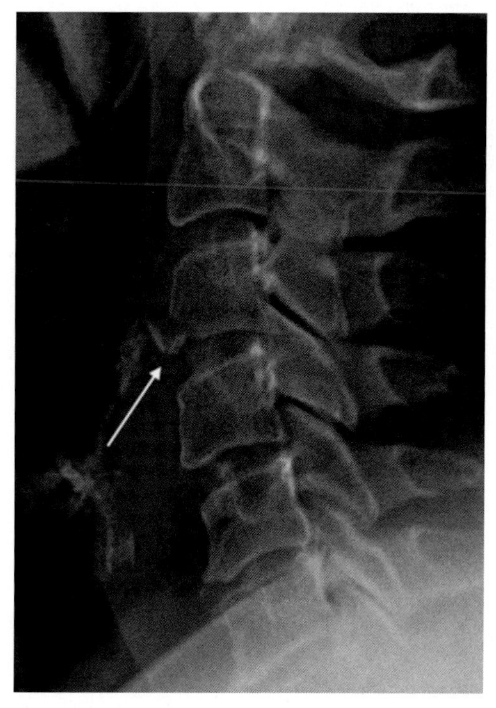

图 3.7 屈曲型泪滴样损伤，C3 椎体前下部有移位的骨折碎片（箭）

图 3.8a～c 是一个“绞刑骨折”案例，C2 关节突间部骨折伴外伤性椎体向前滑脱。此外，C3 椎体的前上部分还有一处骨折，这提醒我们脊柱损伤非常复杂，并不总是如我们在书中所写的那样简单。

铲土者骨折

这是一种相对良性的脊柱损伤，属于棘突撕脱骨折，常见于 C7 的稳定性损伤，不需要手术治疗。虽然有疼痛，但不会引起任何神经并发症或脊髓损伤。这是少数不需要进行断层成像的脊柱损伤之一。

图 3.9 展示了典型的例子。损伤处于图像的边缘位置，如果不按照评估模式和检查清单进行观察，很容易被忽略。沿着棘突线观察，就会发现这种损伤。

警告

弥漫性特发性骨质增生症（DISH）和强直性脊柱炎出现强直时要特别警惕，脊椎完全或部分融合时，更容易损伤，而且往往是灾难性的损伤。

图 3.10 展示了一例 DISH 患者伴颈椎前部广泛融合所发生的灾难性损伤。

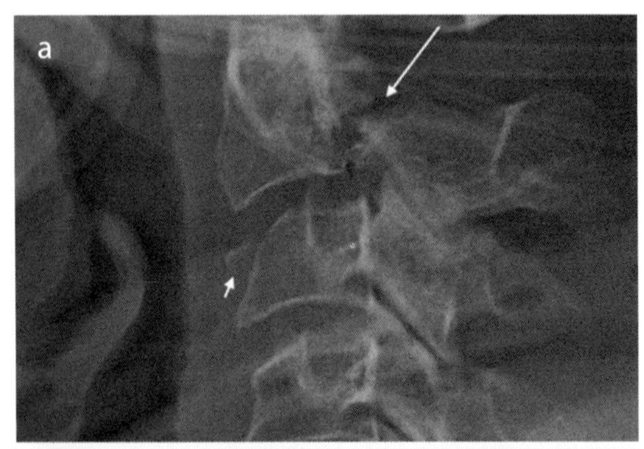

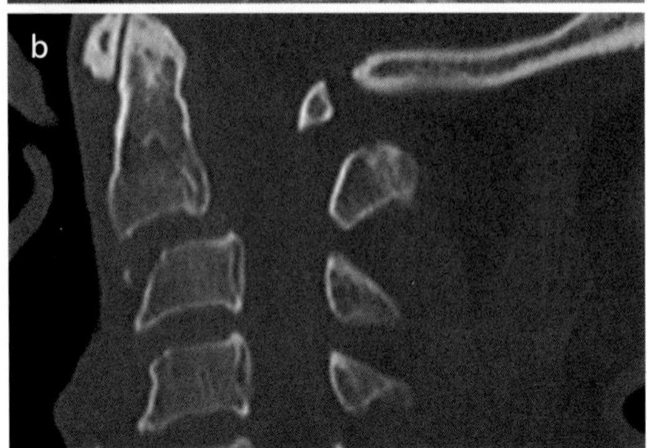

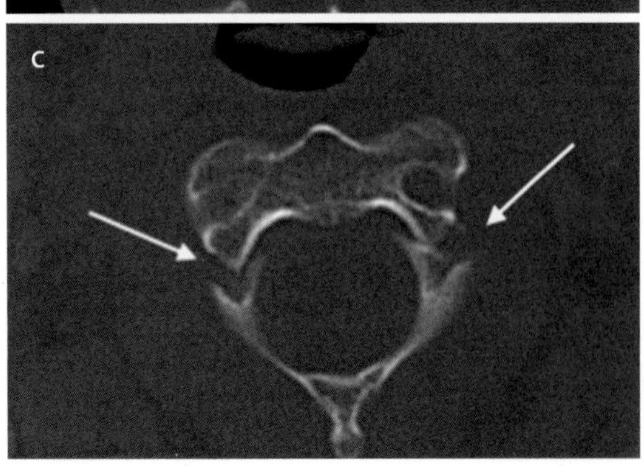

图 3.8 （a）C2 关节突间部骨折（长箭）伴有向前滑移，C3 椎体骨折（短箭）。（b）同一患者 CT 显示 C2 前移和 C3 椎体前部小骨折片。（c）CT 轴位图像显示关节突间部骨折更清晰（箭）

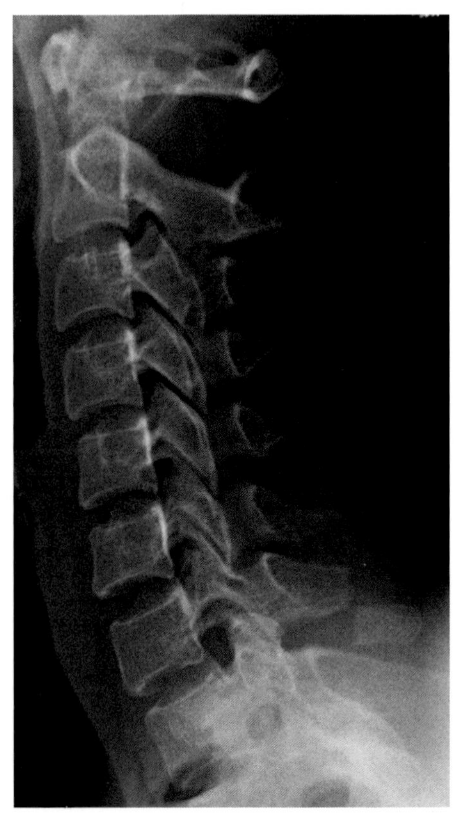

图 3.9 C7 棘突骨折、移位。没有用箭指示，就像现实阅片一样，找到这个损伤

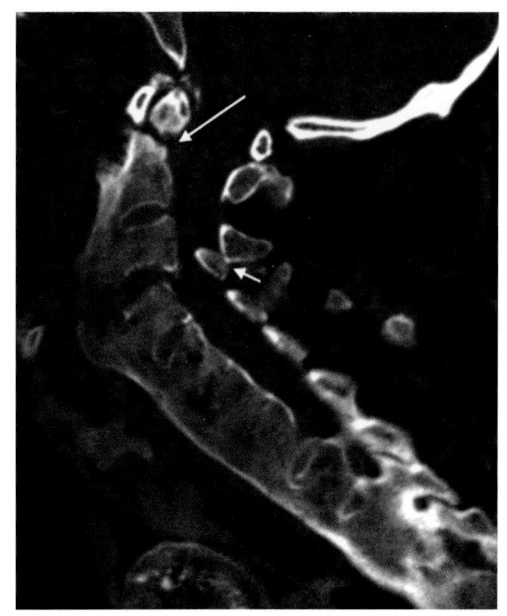

图 3.10 DISH 伴脊椎前部融合患者多发损伤。C3～C4 椎间盘间隙水平骨折、断裂，还有齿突骨折（长箭）、C3～C4 错位和断裂伴后部结构分离（短箭）。注意相应平面椎管明显狭窄，可以确定伴有脊髓损伤

> **要点**
>
> DISH 和强直性脊椎炎出现脊柱融合时，脊椎顺应性差、特别容易损伤。评估时要特别小心，通常需要 CT 和（或）MRI 检查以充分排除损伤。

胸椎和腰椎

胸腰椎的评估与颈椎类似。需要检查的内容有：

- 对位对线，查看前部和后部是否有阶梯状错位
- 椎体高度
- 椎间盘间隙
- 后部附件

压缩性骨折

可能是胸腰椎中最常见的损伤。在骨质减少的老年人中常见，当骨骼变弱时，即使受到很小的力也容易被压缩而骨折。正常骨骼受到较大暴力也可以发生压缩性骨折。

这些损伤累及椎体导致椎体压缩，程度可以从轻微到严重，严重时椎体高度几乎完全丧失。

> **要点**
>
> 注意观察是否有椎体后缘后移导致椎管狭窄，压迫脊髓或神经根，从而导致神经功能受损。

由于这些是常见的损伤，有时就诊并非急诊状态，区分陈旧伤和急性伤富有挑战性。

评估急性程度的技巧

- 对比既往影像资料，这个表现是否新出现的。
- 是否看到明显清晰的皮质断裂？如果是，很可能是急性损伤。
- 终板边缘硬化和模糊表明是亚急性损伤。
- 陈旧性损伤时间较长，边缘光滑。
- 在 MRI 上，是否急性损伤更加清晰，因为急性的损伤伴有水肿，水肿会随着时间逐渐消散。

图 3.11 展示了一个 L1 的陈旧压缩性骨折。椎体后部有轻微的后移。虽然很难确定，但这是旧伤的典型表现，没有急性的骨质断裂，也没有亚急性损伤愈合时的硬化。

急性损伤中，要寻找终板处明显的皮质断裂。

图 3.12a 展示了一个压缩性骨折，比较细微，但可以看到椎体轻度变扁以及上终板的断裂。图 3.12b 是几周后，出现了早期愈合的硬化，这个细微的发现可以帮助确定损伤的时间。影像学复查时一定要评估椎体是否进一步塌陷，是否有新的后移或后移加重，或者脊柱排列对位有无变化。

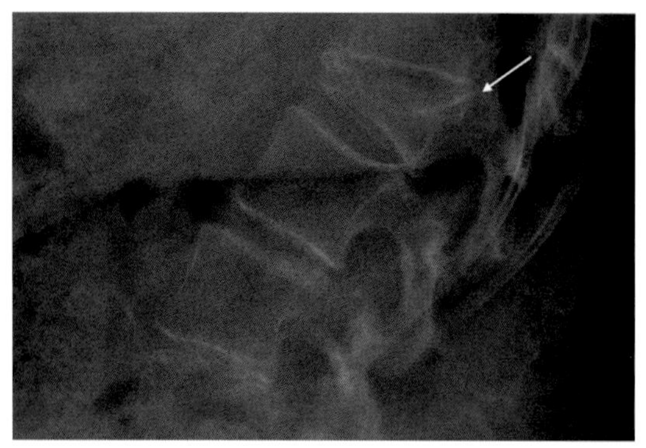

图 3.11　L1 压缩性骨折，椎体严重变扁且有轻微后移（箭）。本例是陈旧性骨折，但如果没有既往影像资料或 MRI，就很难确定

使用 MRI 检查，更容易确定损伤的急性程度。图 3.13 显示了急性压缩性骨折相关的水肿。随着时间的推移，水肿会减轻，亚急性时水肿减轻，陈旧性骨折没有水肿。

爆裂骨折

爆裂骨折是压缩性骨折的一种更复杂形式，椎体骨折成多个碎片，通常伴有明显的前后移位，神经损伤的概率更高，通常需要手术治疗。当你看到这些情况时，请与主管医师或团队联系并进行沟通，这种损伤需要当面沟通。

图 3.14 和图 3.15 展示了 L4 椎体的爆裂骨折，椎体破碎成多个碎片。这是另一种有相关神经损伤风险的损伤，需要与医护团队紧急沟通。

Chance 骨折

这是另一种严重的损伤，通常是在车祸等情况下因高能量的屈曲和牵张力导致。这些损伤可能不稳定，需要手术干预。注意观察后部结构的断裂和骨折。这类损伤通常伴发腹腔内损伤。

要留意椎体骨折以及后部结构的牵张和断裂，因为这会导致脊柱不稳定（图 3.16）。

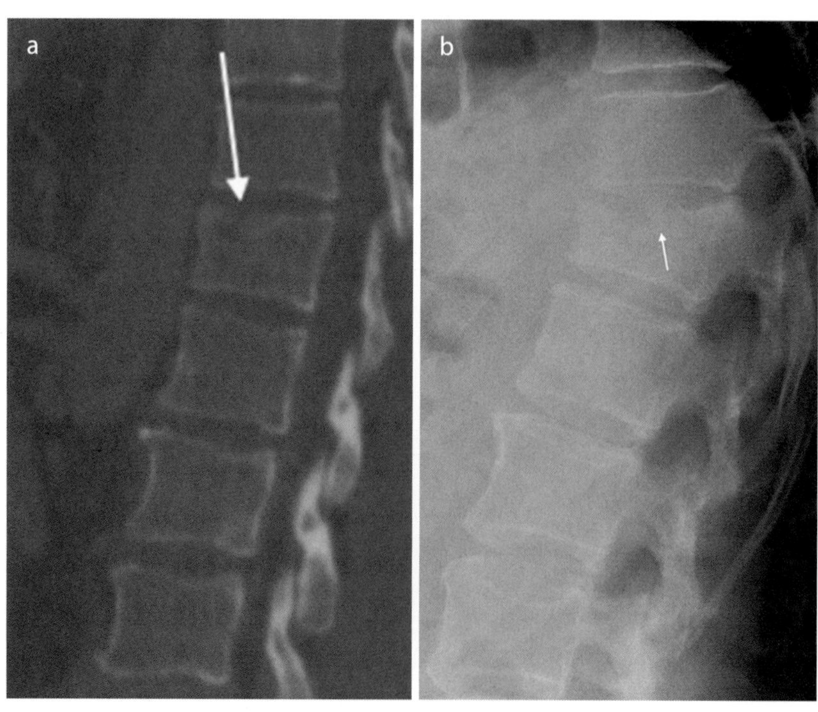

图 3.12　（a）T12 椎体急性骨折，椎体轻度变扁且有皮质断裂。（b）三周后的 X 线平片复查显示轻微的早期愈合硬化，上终板压缩得更加明显

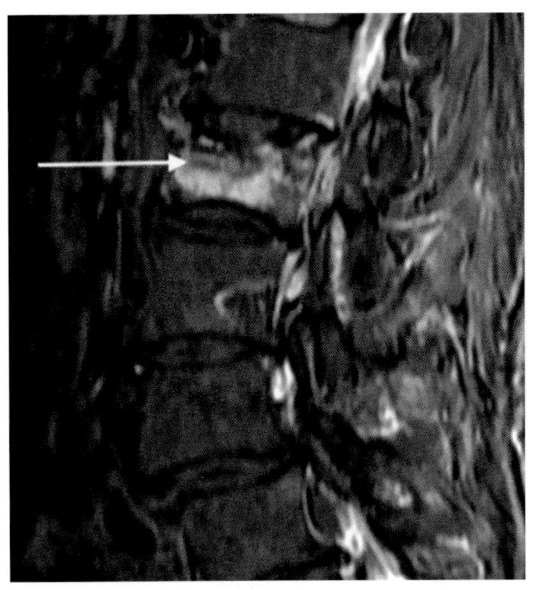

图 3.13 高信号提示异常，椎体压缩性骨折表现为椎体变扁和 T_2 加权像上的高信号水肿，这是急性损伤的典型表现

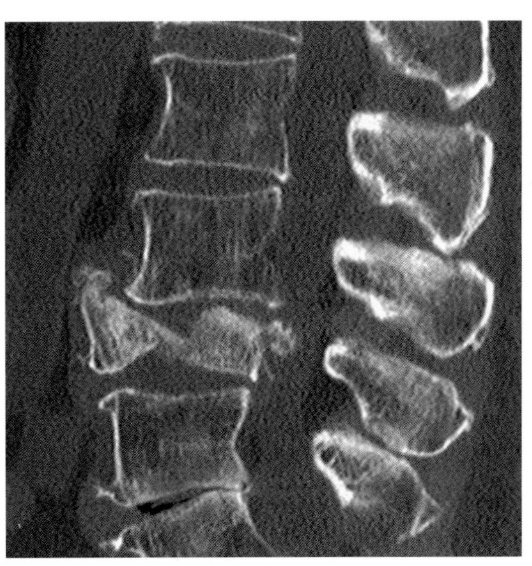

图 3.15 同一患者的 CT 图像，能更好地显示骨折细节。请注意向后移位的骨折碎片延伸到椎管内。MRI 是评估椎管和神经根的好方法

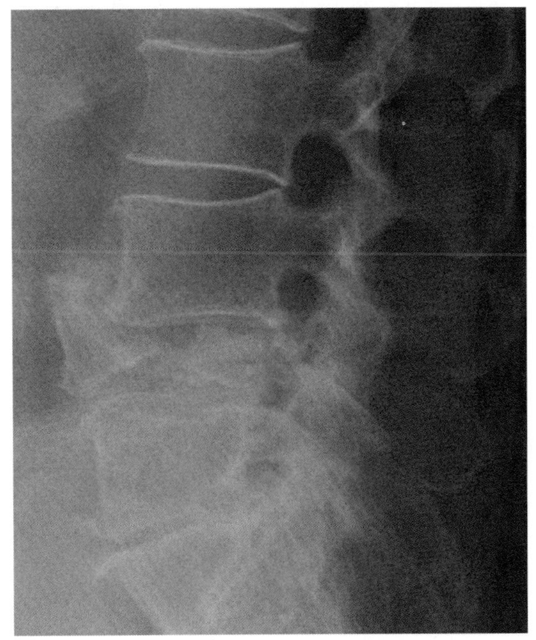

图 3.14 L4 爆裂骨折，椎体碎裂且严重塌陷

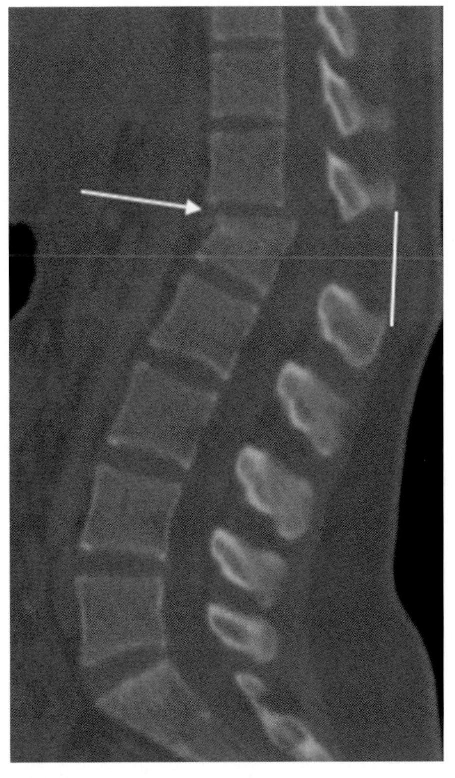

图 3.16 Chance 损伤伴有 L1 上终板骨折（箭）以及后部结构的牵拉损伤（线条）。注意棘突之间的距离加大，这种牵拉分离导致脊柱不稳定，并且需要手术治疗

肩关节

评估任何关节损伤，X 线平片至少需要两个互相垂直的投照体位；对肩关节而言，第三种体位投照，即经腋位来显示肩胛骨的 Y 形通常也很有帮助。

肩部 X 线平片评估内容
- 盂肱关节对位
- 肩锁关节间距
- 肱骨大、小结节
- 关节间隙
- 软组织，特别注意钙化
- 邻近肺部情况

肩关节前脱位

前脱位是一种常见的损伤。对于所有人（包括患者）而言，这种脱位都显而易见。值得注意的是与脱位相关的其他损伤，常包括肱骨头后缘的压缩性骨折（Hill-Sachs 损伤），以及关节盂前下部骨折——Bankart 损伤。

图 3.17 为典型的肩关节前脱位。

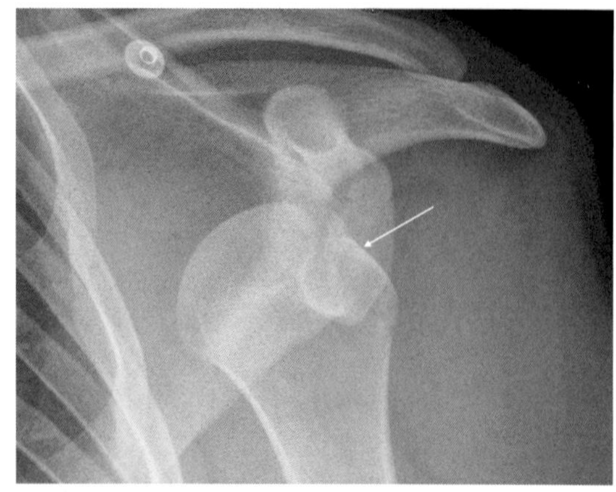

图 3.17　肩关节前脱位。你可以看到肱骨头后缘的 Hill-Sachs 损伤（箭）

经腋位 X 线平片（图 3.18）非常适合评估盂肱关节的对位，亦用于检查 Hill-Sachs 损伤。这些损伤在该体位常比其他体位显示更佳。

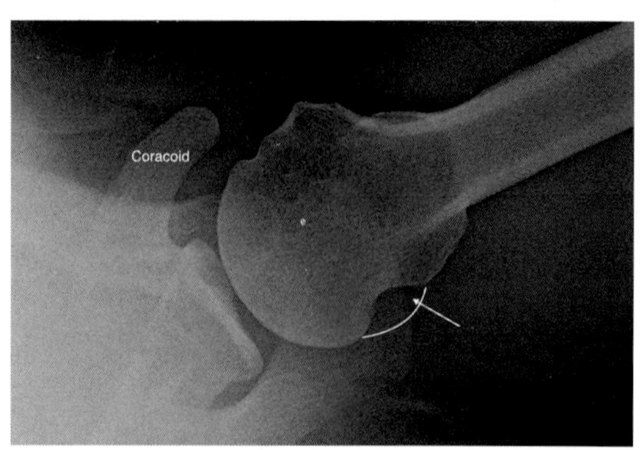

图 3.18　肩关节经腋位图像，肱骨头后缘有较大范围的 Hill-Sachs 撞击损伤。曲线大致展示了肱骨头外伤前的正常轮廓。喙突位于前方，是一个很好的定位标志。确保你能够正确识别喙突

快速测试一下。请查看这两幅图像（图 3.19a、b）。你观察到了什么？虽然两者都是脱位，但脱位的方向是什么？在报告中出现错误可不是一件好事。请把你的答案写下来，并请上级医师进行核查。

你的诊断是否正确？

图 3.19a 是前脱位，伴有较大范围的 Hill-Sachs 损伤。你可以看到肱骨头后缘紧贴于肩胛盂前缘，这可以解释为什么在发生脱位时会出现 Hill-Sachs 损伤。图 3.19b 是后脱位，希望你能够利用喙突来定位肱骨脱位的方向。记住：喙突始终位于前方。喙突就像肩部的灯塔，将引导你穿越岩石密布的海滩。后脱位通常伴有反向 Hill-Sachs 损伤以及肱骨头前缘骨折。

请查看带注释的图像（图 3.20a、b）以对照你的诊断。

肱骨大结节骨折

肱骨大结节的骨折通常与跌倒有关，是一种常见的损伤，常常被漏诊。当肱骨大结节骨折同时伴随肱骨颈骨折时，诊断相对容易，但孤立的肱骨大结节骨折则常常难以察觉。请仔细观察（图 3.21）。

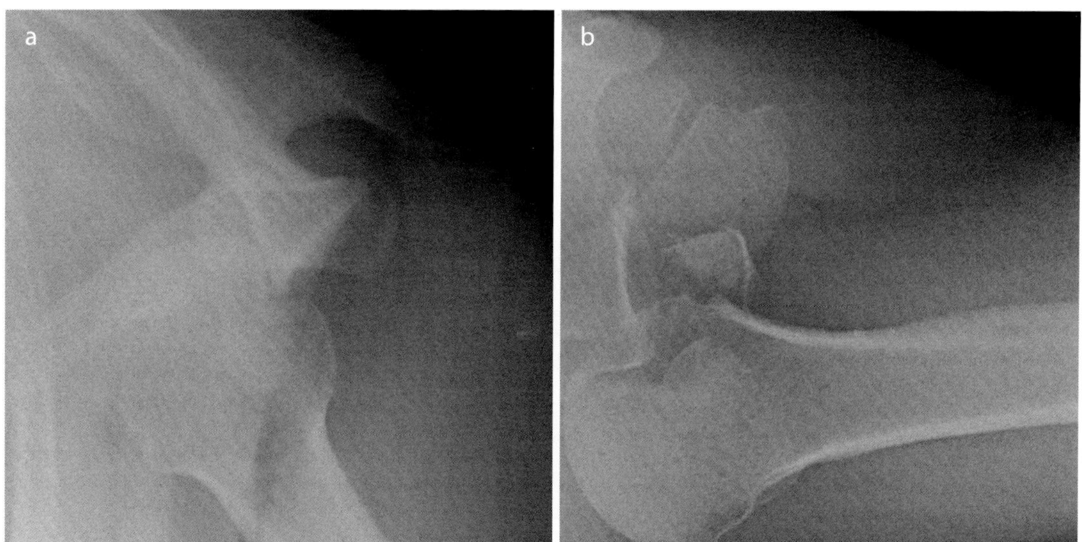

图 3.19 （a）描述创伤的情况。（b）描述创伤的情况

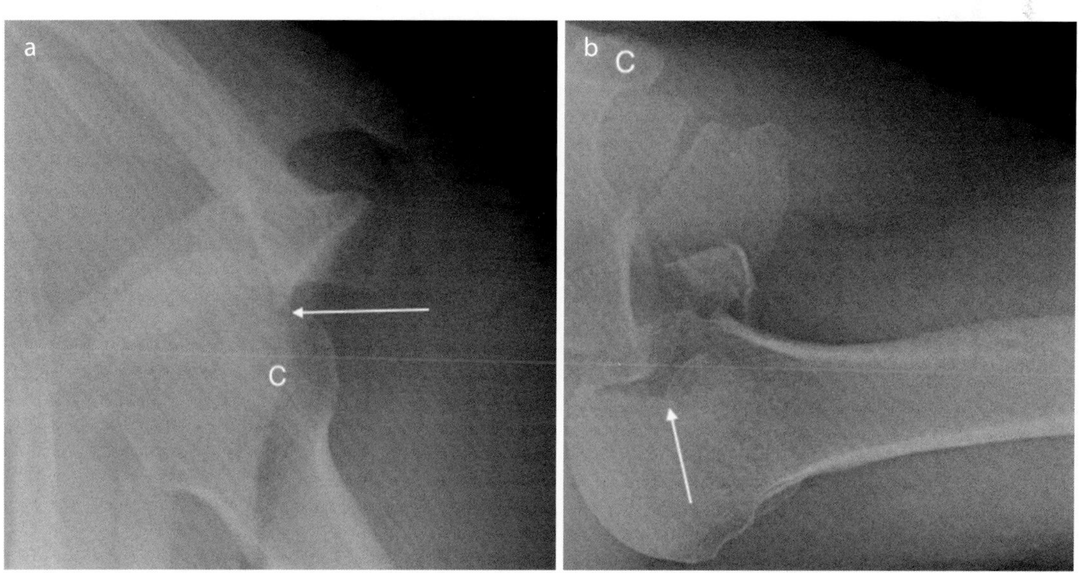

图 3.20 （a）韦尔波位 X 线平片，这是改良的经腋位。我们通过找到喙突（C）来进行定位，可以观察到肱骨头前脱位，卡压并紧贴于肩胛盂前缘（箭）并引起 Hill-Sachs 损伤。（b）后脱位的经腋位 X 线平片。同样，我们通过找到喙突（C）来定位前方。本例肱骨头向后脱位，卡压、紧贴于肩胛盂后缘，导致肱骨头前缘出现大范围的反向 Hill-Sachs 损伤（箭）。可以看到，分离的骨折碎片与肩胛盂保持对位

> **要点**
>
> 孤立的肱骨大结节骨折可能非常隐匿且轻微，因此一定要仔细观察该区域，有时仅表现为微小的皮质中断或不规则。

肩胛骨骨折

肩胛骨骨折是另一种易被漏诊的损伤。

请查看图 3.22a。你能发现损伤吗？希望你能。这是临床漏诊病例，前车之鉴，引以为戒。

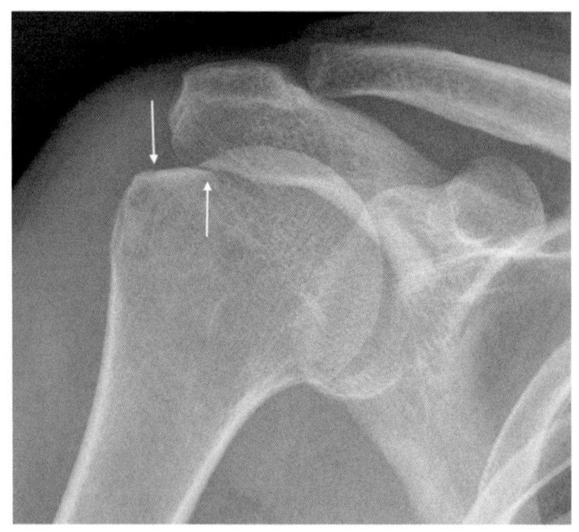

图 3.21 孤立的肱骨大结节骨折（箭）。我们能看到的只是骨折导致的细微皮质中断。实际上还有比这个例子更细微的骨折。保持警惕

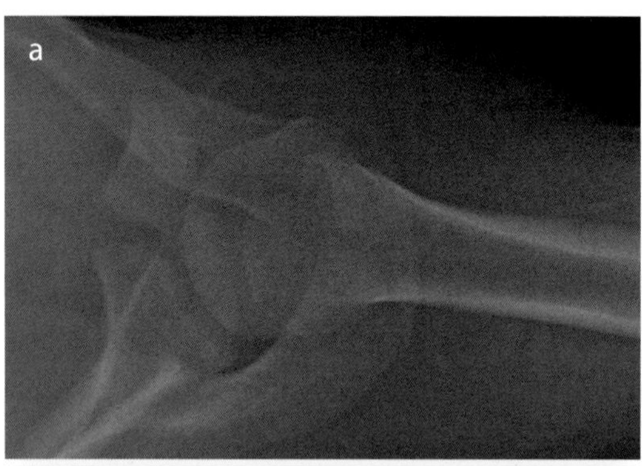

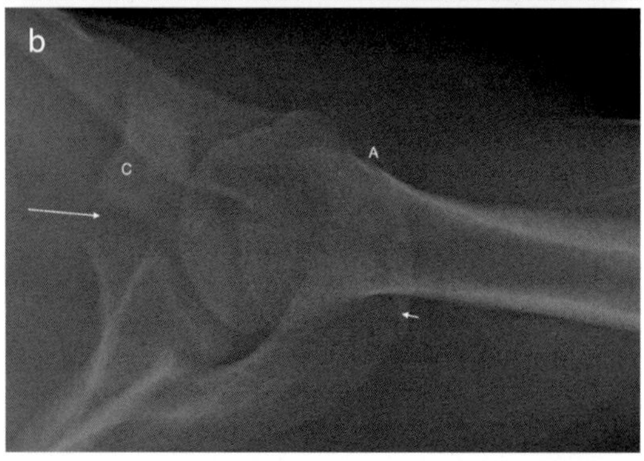

图 3.22 （a）请你作出诊断！（b）喙突（C）基底部的骨折（长箭）被漏诊了。更复杂的是，这位患者只有 14 岁，肩峰（A）的未闭合的骨骺（短箭）可能会被误诊为骨折

肩锁关节损伤

也是一种常见的损伤，常不伴有骨折。可以通过 X 线平片上肩锁关节和喙突 – 锁骨间隙宽度来诊断相关韧带的损伤。可以直接观察到宽度的异常。对于倾向于测量的人来说，正常的肩锁关节间隙为 5~8 mm，而正常的喙突 – 锁骨间距为 10~13 mm。图 3.23 显示肩锁关节和喙突 – 锁骨间距的增宽，提示肩锁韧带和喙锁韧带同时损伤。有时可以将无症状侧的影像作为对照，任何两侧的不对称都可能代表存在损伤。

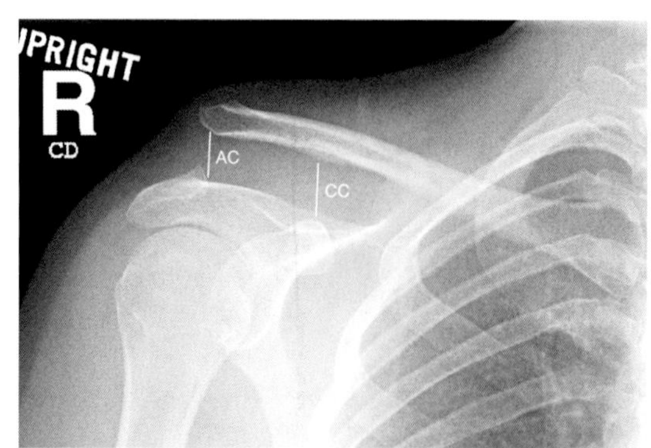

图 3.23 肩部韧带损伤，表现为肩锁关节间隙（AC 连线）增宽，喙突 – 锁骨间距（CC 连线）增大。肩锁韧带、喙锁韧带均已撕裂

锁骨远端的应力性损伤

很高兴，人们在努力锻炼身体，但如果锻炼过度，可能会出现这种损伤。这种损伤很常见，健身房奋力锻炼的人群尤甚。典型的损伤场景是中年人过度进行卧推，但任何在肩锁关节的重复性应力都可能导致锁骨远端的应力性损伤。常见的症状是锁骨远端的局部疼痛。

X 线平片上，这种损伤的早期表现往往是细微的，也容易被漏诊。你需要注意的是锁骨远端的轻微骨吸收、不规则及囊肿形成，肩锁关节的另一侧常缺乏任何退行性关节炎表现（图 3.24）。MRI 上，锁骨远端会出现

局部水肿，有时隐约可见细小的骨折线（图 3.25）。

> **> 要点**
>
> 锁骨远端的应力性损伤在 X 线平片上难以发现。仔细观察该区域，并结合病史，这可能会有所帮助。

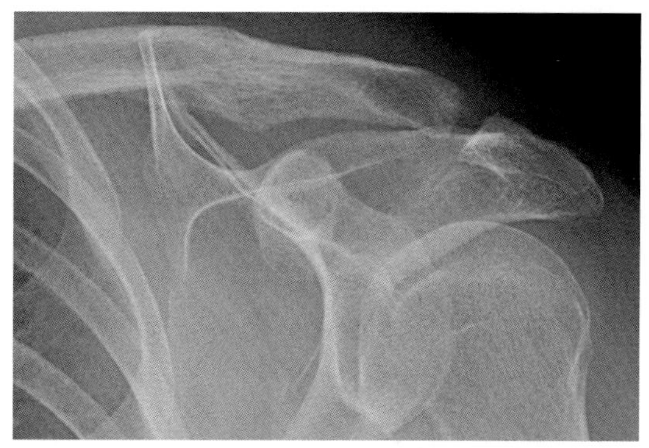

图 3.24 锁骨远端骨应力性损伤的典型表现：锁骨远端的吸收和不规则。没有关节炎表现，肩峰正常

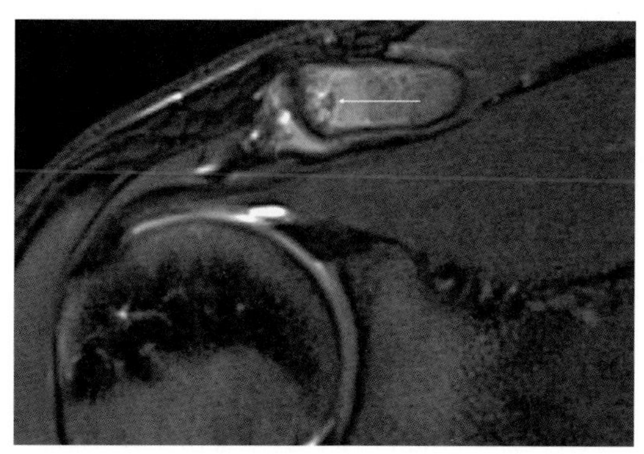

图 3.25 另一例锁骨远端应力性骨折的 MRI 图像。锁骨远端的骨髓水肿和不规则，可见细小而清晰的低信号骨折线（箭）

慢性肩袖病变

肩袖肌腱病（包括肌腱病和撕裂）是肩部疼痛极为常见的原因。尽管 X 线平片无法准确指出肩袖的具体问题，但我们可以清楚地看到一些异常表现。根据肱骨大结节肌腱附着点的异常可以推测慢性肩袖病变（见图 3.26），这些肱骨大结节的异常可以表现为多种形式：硬化、增生及囊肿形成。如果你观察到这些现象，可以判断为慢性肩袖病变。当肱骨头上缘与肩峰下表面之间的距离显著缩小时，可以推断出该处存在肌腱撕裂，使肱骨头位置比正常更高。

MRI 或超声进行评估急性撕裂更佳。通过这些影像技术寻找肌腱的连续性中断，局部断裂处常伴有积液。

图 3.27a、b 展示了相对急性的肩袖撕裂，表现为冈上肌肌腱的完全撕裂，撕裂的肌腱已缩回至关节线处。同时，冈下肌肌腱也存在完全撕裂。

肱二头肌腱脱位

肱二头肌长头腱脱位需要通过 MRI 或超声进行诊断。MRI 上可能造成诊断陷阱，因为脱位的肱二头肌腱看起来可能像中盂肱韧带。确保你沿着肱二头肌长头腱追踪到其盂唇附着点。当你看到结节间沟是空的时，需要思考这个肌腱去了哪里。图 3.28 显示了向内侧脱位的肱二头肌长头腱。注意：结节间沟是空的，肌腱本应位于其内。这种损伤通常与肩胛下肌腱的撕裂相关，因为肩胛下肌

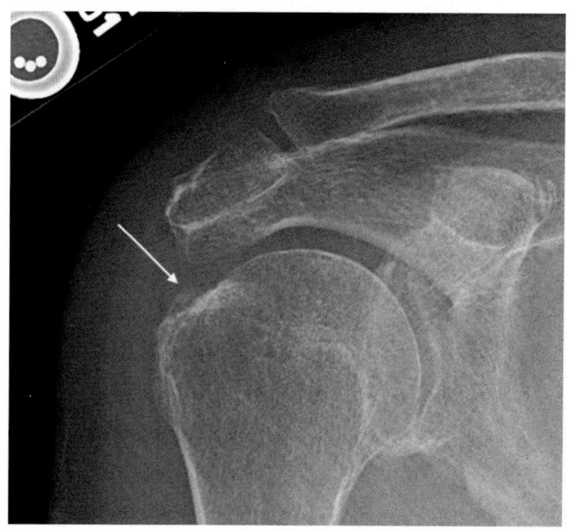

图 3.26 肱骨大结节处的不规则，提示存在慢性肩袖病变，但 X 线平片上无法确定损伤的确切程度

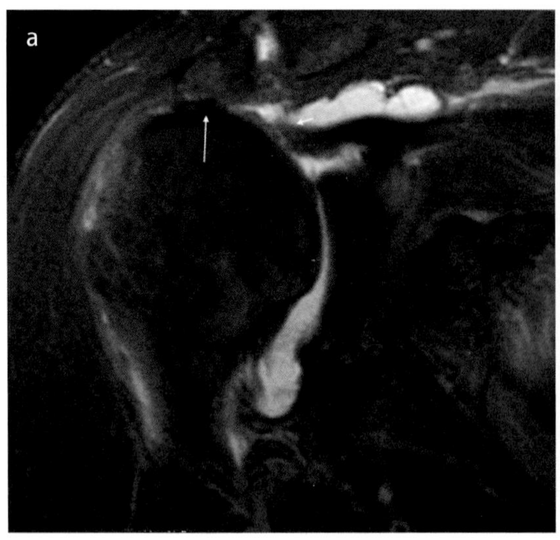

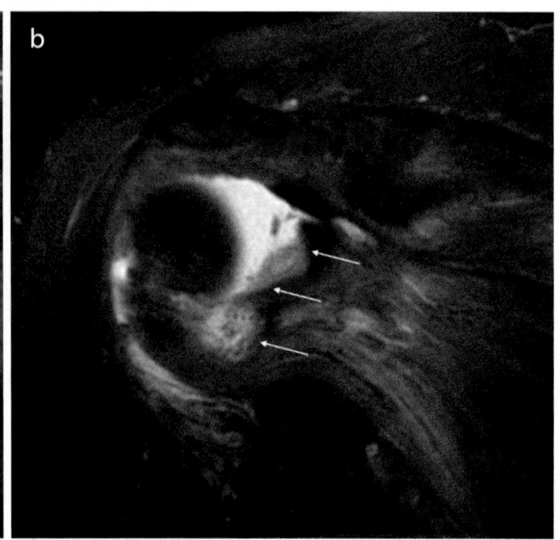

图 3.27 （a）MRI 显示冈上肌腱的全层全宽撕裂。肩峰与肱骨头之间的距离减小，肱骨头与肩峰的下表面接触。如果你在 X 线平片中看到这种表现，可以推断必定存在撕裂。（b）在同一患者的较后部的冠状位影像中显示冈下肌腱的全层全宽撕裂，撕裂的肌腱已缩回

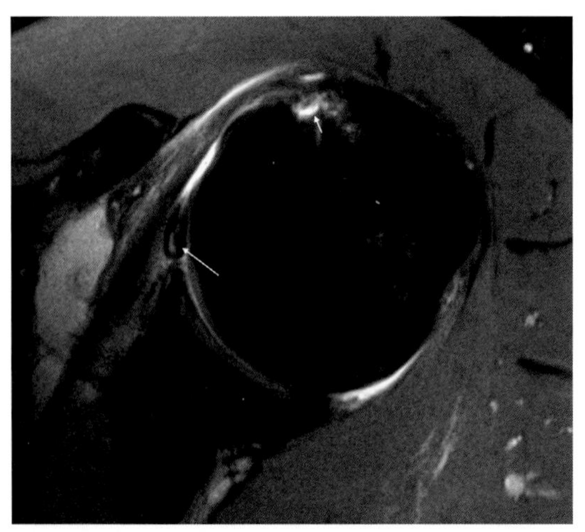

图 3.28 肱二头肌长头腱向内侧脱位（长箭）。该肌腱也并不正常，因为肌腱内有一些高信号 / 撕裂。肱骨结节间沟（短箭）是空的

腱的一些纤维跨越肱二头肌肌腱，并帮助其稳定在结节间沟内。

胸骨和胸锁关节

较严重的创伤才会导致胸锁关节脱位。X 线平片上可能很难发现，通常需要进行 CT 或 MRI 全面评估。胸锁关节前脱位比后脱位更为常见，临床危害较小。后脱位可能损伤纵隔或血管损伤。锁骨内端骨折也常被漏诊，X 线平片上难以发现。胸锁关节的评估，以 CT 更优。

图 3.29a、b 显示右锁骨在胸锁关节处的慢性前脱位。如果你细心的话，可以在 X 线平片上发现胸锁关节的不对称，相较于左侧、右锁骨呈上方半脱位。CT 诊断应该是一目了然的。

> **要点**
>
> 锁骨内侧段骨折和胸锁关节脱位的诊断通常需要 CT 或 MRI，X 线平片可能很难发现。

肋骨

是否有肋骨骨折都需要明确诊断。肋骨骨折会剧烈疼痛。X 线平片评估肋骨骨折常效果不佳，细小的骨折很难被发现。范围较大且严重移位的肋骨骨折则更容易被找到。注意是否伴有气胸。轻微的继发征象，如胸

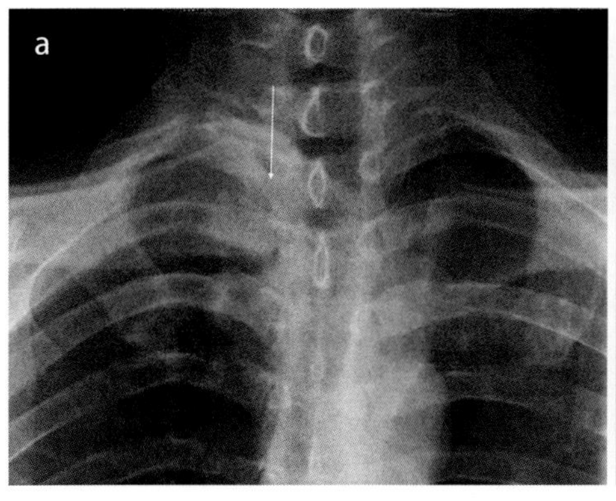

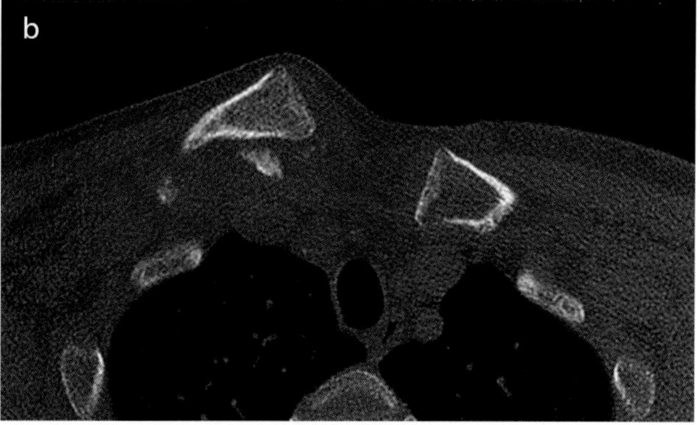

图 3.29 （a）敏锐的观察者会发现右锁骨内侧端的不对称（箭）。（b）同一患者的 CT 图像，右胸锁关节的前脱位清晰可见，这属于陈旧性损伤，右锁骨内端后方有细小骨折碎片

腔积液、肺挫伤或皮下气肿，可能是骨折的线索。

请查看图 3.30。能看到细微的腋段肋骨骨折吗？胸腔积液和胸壁气肿应该引起你的注意。

> **要点**
>
> 注意胸壁损伤的继发征象，如胸腔积液、软组织气肿或气胸，可能提示肋骨骨折。

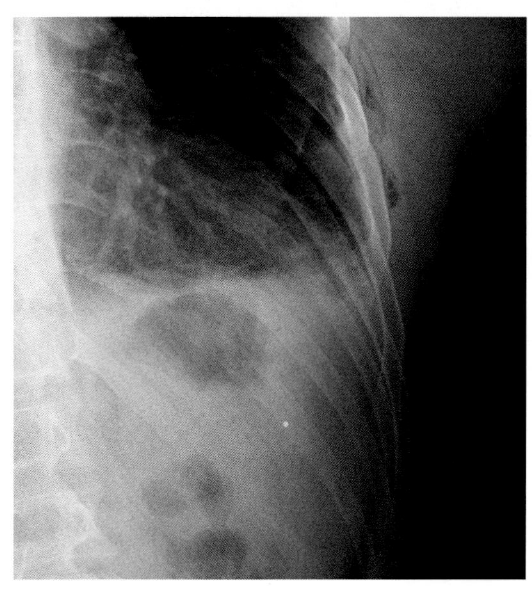

图 3.30 可以发现少量胸腔积液和沿侧胸壁的气肿。你能否找到骨折

肘关节

评估肘部 X 线平片是否有损伤时，首先寻找积液的征象。积液应该高度警觉，损伤可能是严重的，并且很可能存在骨折。如果没有积液，急性骨折的可能性就不大。

请查看图 3.31a。

希望你能自己发现这类明显的积液，当然，我们也添加了有用的箭头来帮助你。积液会导致前后脂肪垫的位移，这些脂肪垫是位于冠状窝和鹰嘴窝的可以移动的脂肪组织。积液向外推移脂肪垫，X 线平片可以清晰显示，从而推断出积液的存在。看到如此明显的积液时，务必要保持警惕，很可能存在骨折。

请查看图 3.31b。同一位患者的正位片。你看到桡骨颈皮质的细微褶皱了吗？这就是骨折。如果没有积液的提示，很容易就会漏诊。

即使你没有看到骨折，创伤出现积液时，最好还是认为存在桡骨头或颈部隐性骨折，对成人而言，这种推测是合理的。儿童骨折以隐性肱骨髁骨折或肱骨髁上骨折的可能性较大，如图 3.32a、b 所示。

> **要点**
>
> 创伤伴肘关节积液高度提示骨折！

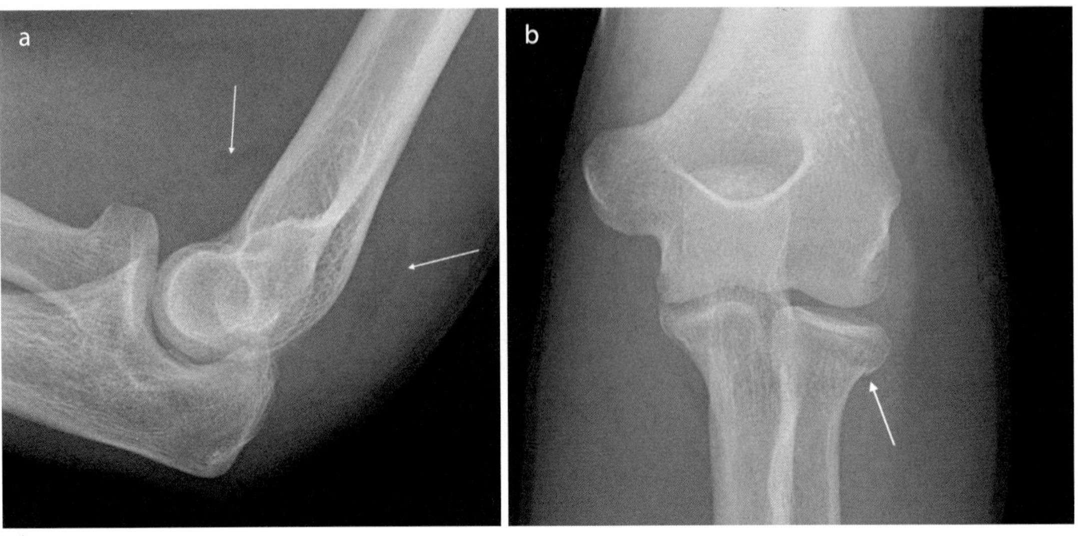

图 3.31 （a）大量积液，前后脂肪垫的移位清晰地勾勒出积液的边界（箭）。（b）同一肘关节的正位片，显示了细微的桡骨颈骨折（箭）

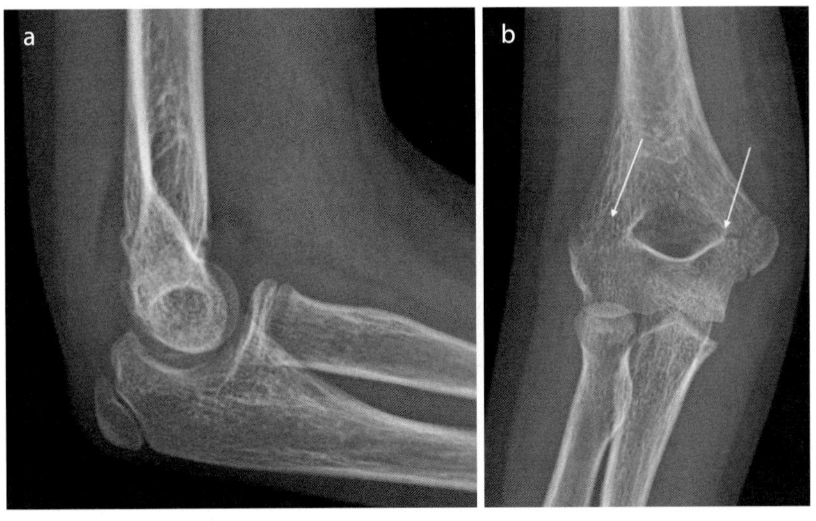

图 3.32 （a）一名10岁儿童，未及时终止危险动作而受伤。看到积液了吗？肘关节肯定有问题。（b）这张X线平片，可以发现经髁骨折

恐怖三联征

听起来恐怖。

也确实恐怖。

恐怖三联征是一种常见的肘部损伤形式，它有三个主要组成部分。

- 脱位（后外侧脱位）
- 桡骨头骨折
- 冠状突骨折

这是一种严重的损伤，因为一旦打碎“鸡蛋”，就很难将其重新拼凑起来。可以想象，这种损伤通常会导致肘关节的几乎所有韧带断裂。常常导致肘关节活动度下降和创伤后关节炎。

脱位应该是明显的，了解与这种损伤相关的两种骨折是桡骨头骨折和冠状突骨折，这一点很有帮助。要仔细寻找有无这两种骨折。通常 CT 扫描可以更好地显示损伤，也有助于术前计划。图 3.33a、b 展示了一个经典病例，很难判断骨折片来自哪里，但你知道这是桡骨头骨折和冠状突骨折。

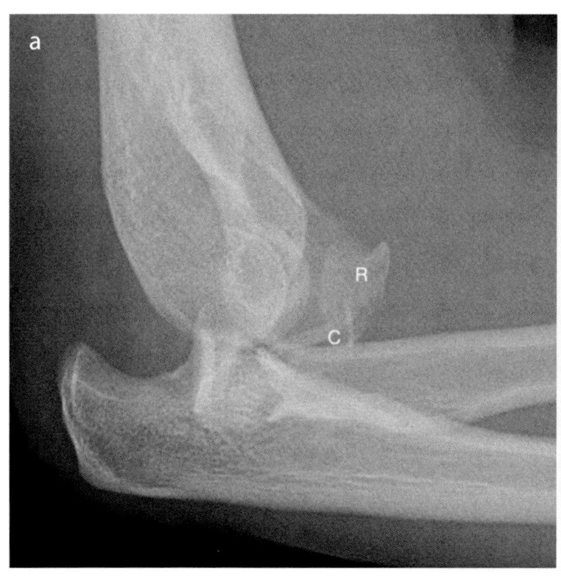

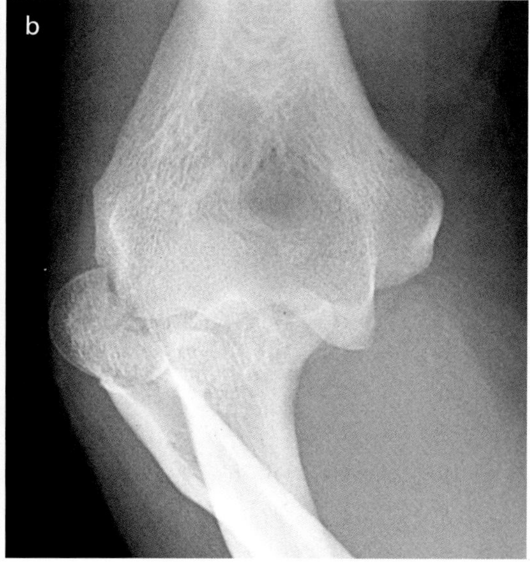

图 3.33 （a）恐怖！本例有后脱位。位移的骨折片段来自冠状突（C）和桡骨头（R）。（b）另一个体位，具体骨折状态比较难判断，但可以清楚地看到桡骨头的骨折及变形。通过正侧位片知道脱位是向后和向外的

鹰嘴骨折

骨折不难诊断，但请记住鹰嘴骨折非常常见。在这个例子中，鹰嘴骨折是由跌倒直接撞击肘部导致的（见图 3.34）。

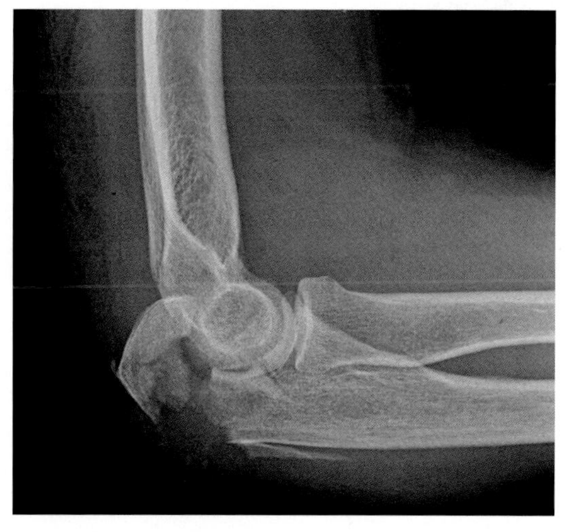

图 3.34 尺骨鹰嘴骨折，一目了然

肱骨小头骨折

这是相对少见的损伤，如果有移位，通常需要手术。这是关节内骨折，因此，我们会看到与之相关的关节腔积液，正如我们所知道的，关节腔积液是肘关节骨折的征象。图 3.35 是一个典型的肱骨小头骨折伴移位的病例，这种损伤必须骨科会诊。

肌腱损伤

本书的目标并不是提供一个全面的肌腱和韧带损伤指南，但急诊医师有可能会在凌晨申请 MRI 检查，以了解肱二头肌撕裂的情况。因此，这里列出了两种可能需要评估的较常见损伤。

MRI 解剖的相关知识通常很容易获取。诊断这些损伤的快速简易指南是寻找解剖结构的局部裂隙或中断，周围常伴有积液或水肿。高信号就是损伤！要努力找到高信号区域。

二头肌肌腱撕裂

肱二头肌腱附着于桡骨粗隆。撕裂可以是部分性的，也可以是完全撕裂伴近端回缩。根据肌腱区的积液和水肿，急性撕裂（图

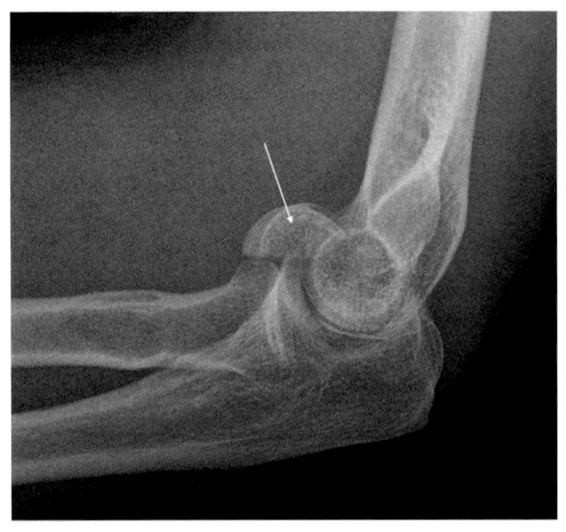

图 3.35　肱骨小头骨折伴移位（箭）。你很幸运能看到这张图像，因为这是一种不太常见的损伤。请注意关节腔内的积液

3.36a~c）通常很容易诊断，肌腱交界处的肌腹也常伴有一定程度的水肿。

伸肌总腱 / 屈肌总腱撕裂

伸肌总腱起源于肱骨外上髁、屈肌总腱起源于肱骨内上髁，可能出现部分或完全撕裂。相对急性的撕裂，注意观察局部纤维连续性中断、破坏及周围的水肿和积液。图 3.37a、b 显示了伸肌总腱的完全撕脱，撕裂的纤维沿肘部外侧移位并伴有明显的积液。与伸肌总腱密切相关的肘关节外侧韧带也可能会撕裂，但不属于本书的讨论范畴。屈肌总腱的撕裂表现相似，只是在肘关节内侧。

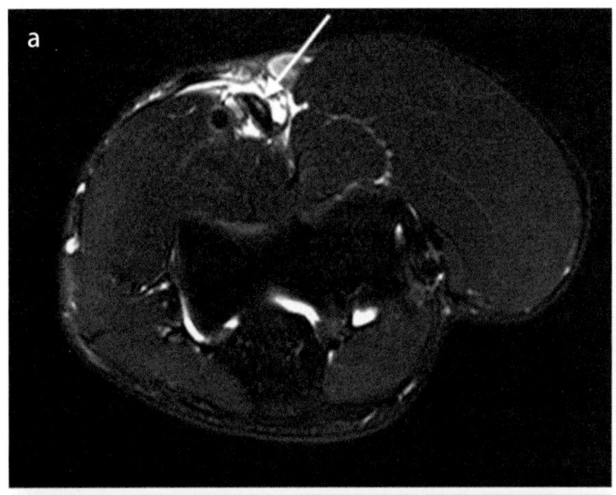

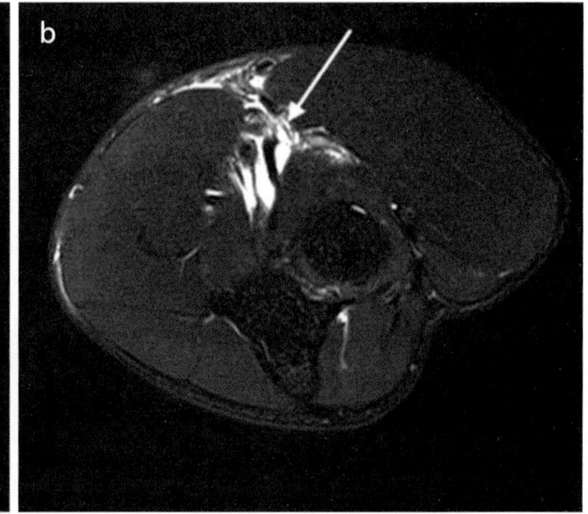

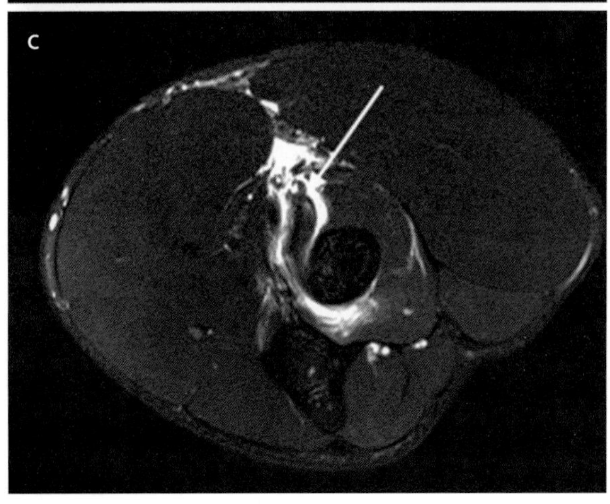

图 3.36　（a）肱二头肌腱的急性撕裂（箭）。图示层面位于肌肉 - 肌腱交界处的稍远端。肌腱周围有积液和水肿，肌腱内也有水肿。（b）更远端层面，肱二头肌腱周围有积液。（c）在桡骨粗隆的附着处，仍然有部分肌腱附着在桡骨粗隆上，但附着点上方可见的局部撕裂（箭）。附着处的肌腱纤维也可见水肿和不规则

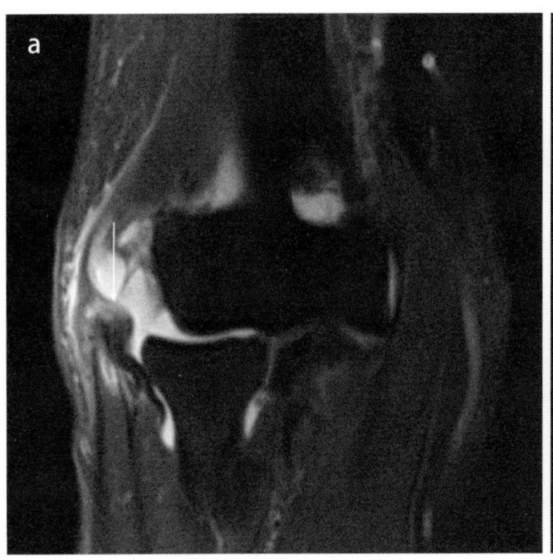

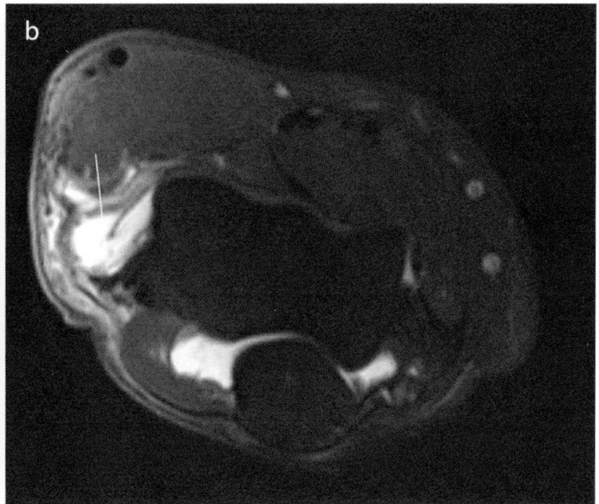

图 3.37 （a）完全撕裂的伸肌总腱（箭）伴周围积液。（b）横断面图像同样可以显示

前臂

关于前臂损伤和骨折，主要记住一点：可能伴有腕关节或肘关节的脱位。因此，发现骨折后不要掉以轻心，务必关注肘或腕是否有骨折或脱位，有时很明显，而有时可能仅有轻微异常，远侧尺桡关节的损伤更是如此。

Monteggia 骨折

尺骨近段骨折伴肘关节的桡骨小头脱位。这种损伤在儿童中更常见，但正如本例所见（图 3.38），也可见于成人。

> **要点**
> 前臂骨折时，请注意是否伴有肘或腕部关节脱位。

Galeazzi 骨折

这是另一种前臂骨折伴脱位模式。这种骨折是指桡骨远端骨折伴远侧尺桡关节损伤或脱位。远侧尺桡关节的损伤可能细微、易漏诊。如果看到了桡骨远端骨折，请务必花点时间详细全面观察，特别是远侧尺桡关节。

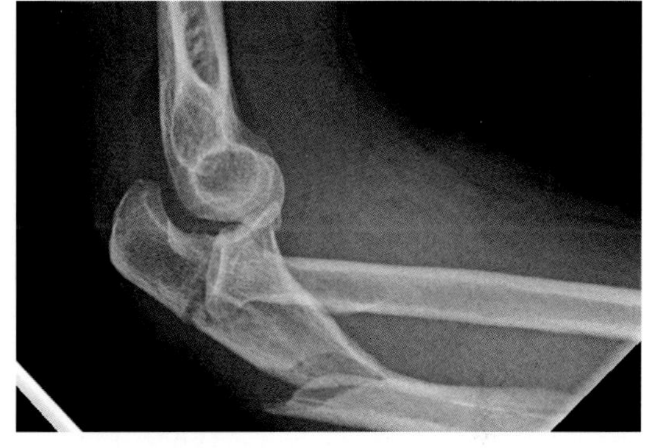

图 3.38 尺骨近端骨折错位伴桡骨小头脱位。侧位 X 线平片可见桡骨小头与肱骨小头之间正常关节的丧失，这需要手术治疗

图 3.39a、b 展示了这种骨折的一种情形，桡骨远端骨折以及尺骨远段骨折。这表明许多损伤和诊断并不总是遵循教科书的定义，现实情况比教科书更复杂和混乱，因此需要适应和克服。

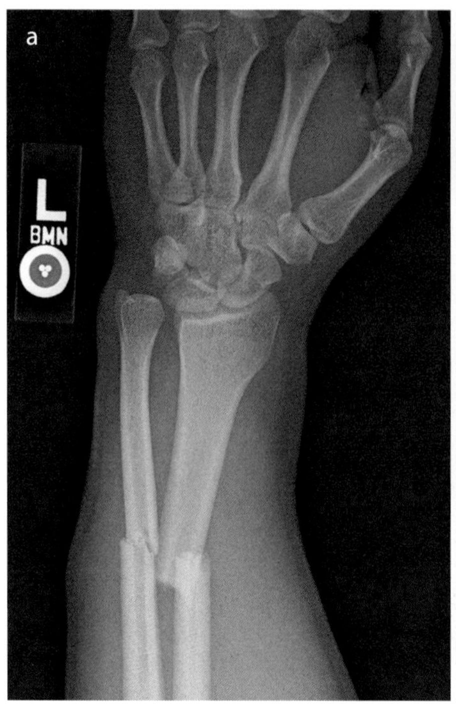

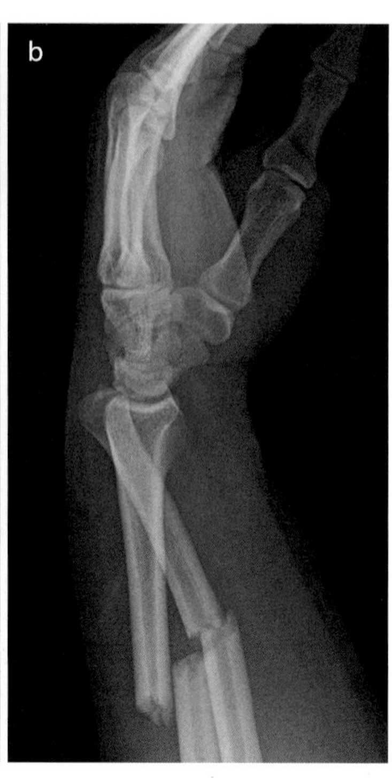

图 3.39　（a）尺桡骨远段骨折伴远侧尺桡关节脱位。（b）侧位片显示了骨折的移位程度以及远侧尺桡关节脱位

腕

医师通常会遇到许多腕部损伤。常见的损伤是桡骨远段骨折，且常伴尺骨茎突骨折。这些损伤通常很直观，不会造成诊断困难，但有些则表现轻微、具有挑战性。

三角骨骨折

如果不知道该观察哪里、观察什么，就会漏诊这种骨折。三角骨骨折相对常见，通常是跌倒导致的，需要查看腕关节背侧，腕关节侧位片可以显示。这也再次提醒我们，外伤的正确 X 线检查需要多种体位的 X 线平片。

移位的背侧骨碎片或小或大、也可以多个骨片（见图 3.40）。

> **> 要点**
>
> 诊断三角骨骨折，需要在侧位片中观察腕关节背侧。

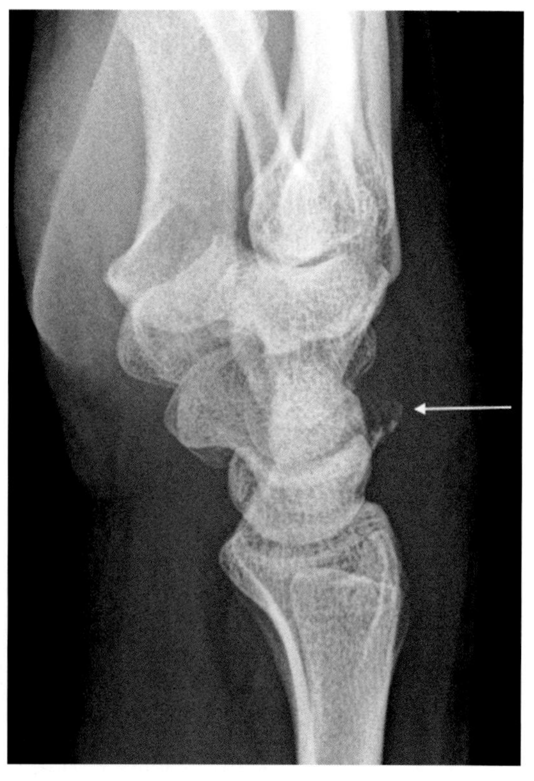

图 3.40　三角骨骨折的典型表现（箭），几乎总是位于腕部的背侧

舟骨骨折

另一种常见损伤，通常是跌倒所致。舟骨骨折的潜在陷阱是在首次X线平片表现隐匿，易被漏诊。评估舟骨骨折的一个关键因素是获取良好的显示舟骨的X线平片。怀疑舟骨骨折时，都必须进行专门的舟骨位X线检查。不拍摄舟骨位是非常容易漏诊的，必须拍摄这一特殊体位。

即使有了一整套的X线平片图像，骨折仍可能无法显示。尽管这类患者通常会被假定存在骨折而用夹板固定，并在短期随访以观察骨折愈合的征象，但这类患者通常仍需要通过MRI确诊。准确的诊断非常重要，以避免骨坏死和不愈合。

> **要点**
>
> 需要良好的专用的舟骨位X线平片来充分评估舟骨损伤。

图3.41显示了一个典型的舟骨骨折，X线表现细微。

图3.42展示了专用舟骨位X线平片的重要性。左侧是标准的PA位。你能看到骨折吗？如果能看到，那就放下这本书，申请转到狙击手学校。右侧的舟骨位X线平片清晰地显示了骨折。你需要舟骨位片来诊断！

图3.43展示了漏诊造成的后果。舟骨中部骨折未愈合、骨不连。此外，舟骨近侧密度明显高于其他部分，这是骨坏死的征象，不是好现象。

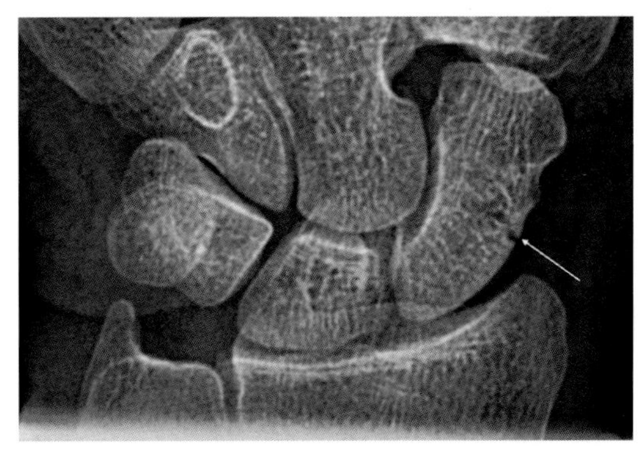

图3.41　腕部的舟骨位X线平片显示舟骨中部小骨折（箭）。请务必确保尽可能拍摄此特殊体位X线平片

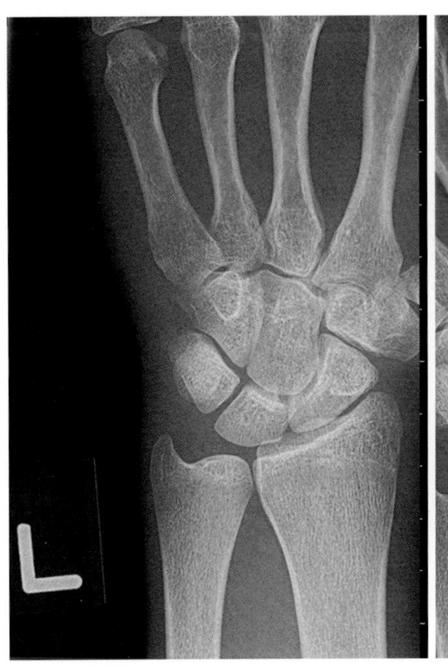

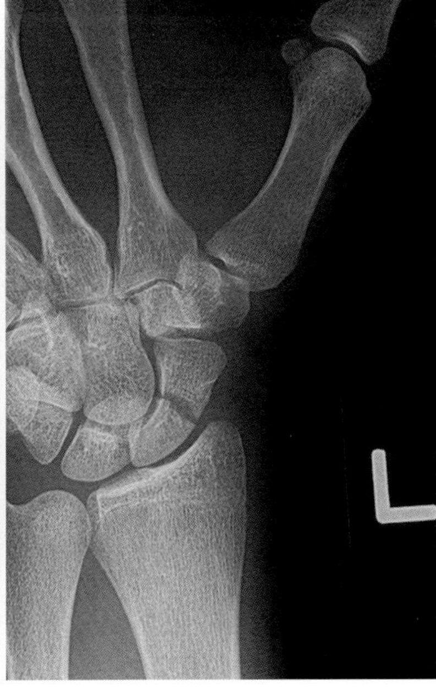

图3.42　左侧为标准PA位、右侧为舟骨位X线平片。舟骨中部骨折在舟骨位片清晰可见，但PA位很难作出诊断

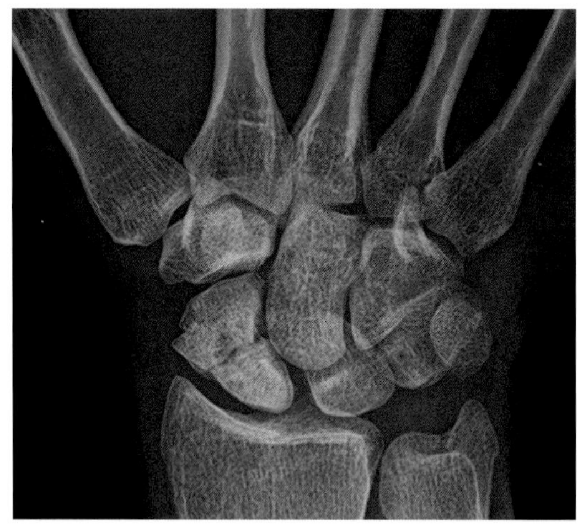

图 3.43 舟骨中部陈旧性未愈合骨折，这是我们不愿意见到的。舟骨近段硬化，提示骨坏死

桡骨远端骨折

桡骨远端骨折十分常见。明显移位的骨折任何人都能诊断，无须特别的技能。更细微的骨折才是你展示才华的时刻。这些骨折很常见，漏诊也很常见。

当然，这些骨折有分类系统和专属命名，但日常实践中，并不需要具备这些知识。确实需要时，也可以轻松查找到。只要能发现并描述骨折及相关损伤，那就足够了。

图 3.44a、b 展示了在最初 X 线平片上漏诊的桡骨远段骨折。我们都会犯错，也会漏诊骨折。但要从自身的错误中学习，更要从他人的错误中学习。

通常，腕关节的侧位片在诊断中至关重要，因为可能会发现桡骨远端背侧有轻微的皮质不连续或移位。请看图 3.45。而其他体位桡骨远端骨折并不明显。只有在侧位片中，才能看到桡骨远段背侧有轻微的皮质断裂。有时候表现很明显，但这个病例表现很轻微。必须保持专注，并了解应该注意观察哪个部位，以便作出诊断。

> 要点

通常，腕关节的 X 线侧位平片是细微的桡骨远段骨折的关键。要注意桡骨远端皮质的轻微移位或不规则。

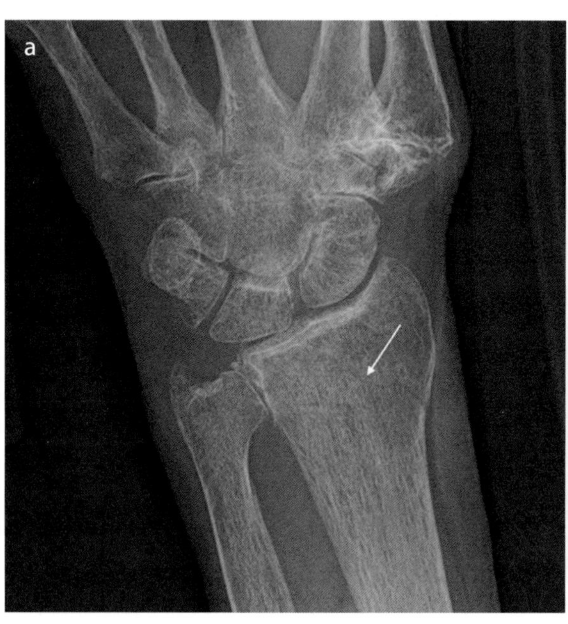

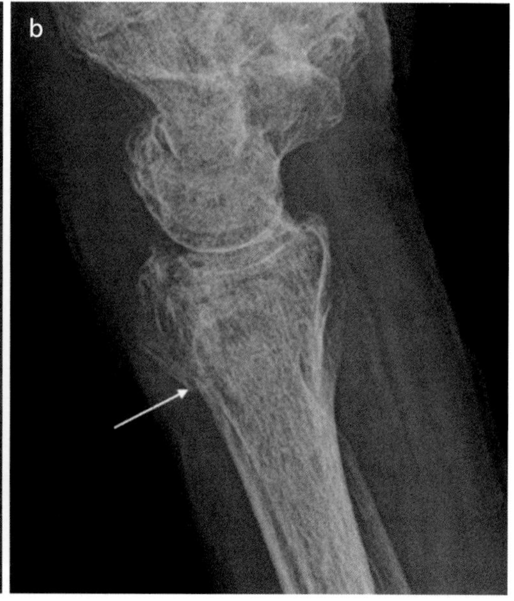

图 3.44 （a） 更为细微的桡骨远端骨折（箭）未能发现。（b）侧位 X 线平片可见轻微的皮质断裂和背侧移位

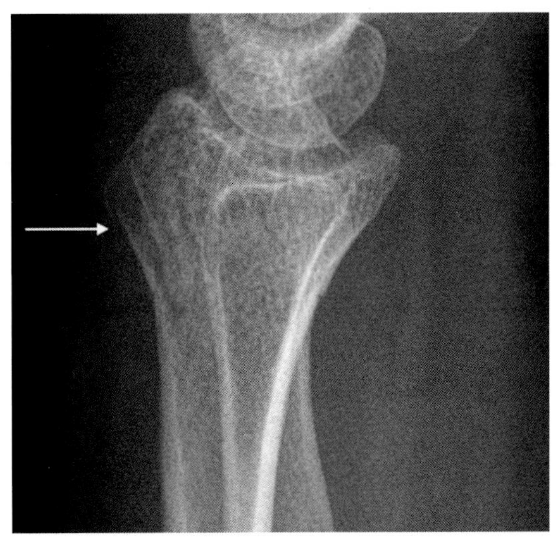

图 3.45 本例桡骨远端骨折仅在侧位 X 线平片中显示，呈非常细微的皮质断裂（箭）。幸运的是，一名眼尖的实习医师发现了它

豆状骨骨折

豆状骨骨折并不常见，但你也可能会遇到这种情况，了解它们是很有必要的，以便在需要时能够作出诊断。这些骨折通常是由于跌倒所致。X 线平片上可能难以发现。

这种豆状骨骨折（图 3.46）细微，正位 X 线平片可以清楚显示，但并不总是如此。

正位 X 线平片中豆状骨常与邻近的腕骨重叠，骨折显示困难。有时，斜位片（图 3.47）可以更好地显示豆状骨。

钩骨骨折

钩骨骨折在 X 线平片显示非常困难，通常需要 CT 或 MRI 检查。

但不要放弃，你仍然可能作出诊断。如果临床医师提示重点怀疑的部位及体征，有助于提示你仔细观察，防止遗漏。图 3.48 显示了钩骨尺侧细微的分离性骨折线。

腕掌关节脱位

腕掌关节的脱位很难发生，但确实可以发生，值得引起关注。脱位表现常较细微，因此可能会很难发现（见图 3.49）。脱位通

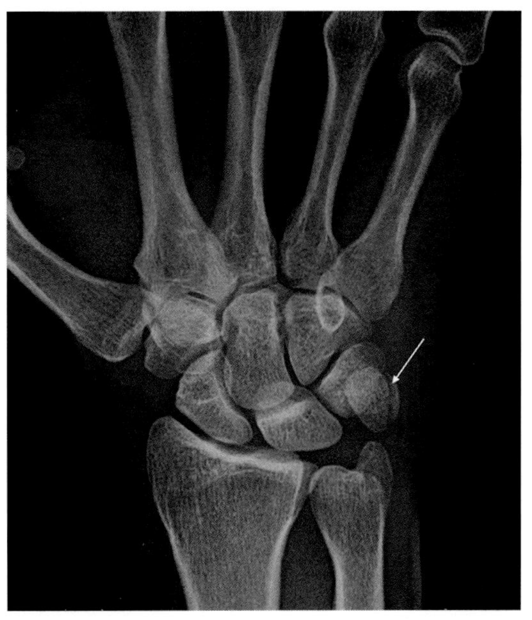

图 3.46 这种豆状骨骨折线与骨骼的尺侧皮质平行（箭）而容易漏诊，但仔细观察还是能准确诊断

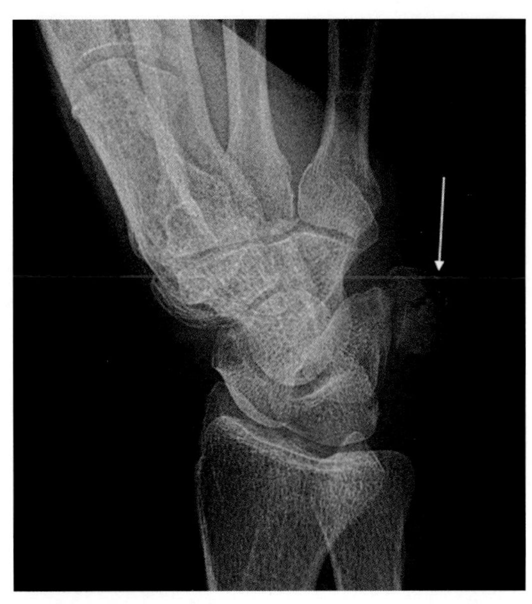

图 3.47 斜位 X 线平片上豆状骨凸显在腕关节前方，骨折线（箭）清晰可见，其他体位难以显示

常与骨折相关，因此这一点可能有助于诊断。斜位或侧位 X 线平片在诊断中非常关键，因为正位可能无法清楚显示阶梯状位移或错位。第 4、5 掌骨基底部脱位常与击打墙壁或其他坚硬物体有关。

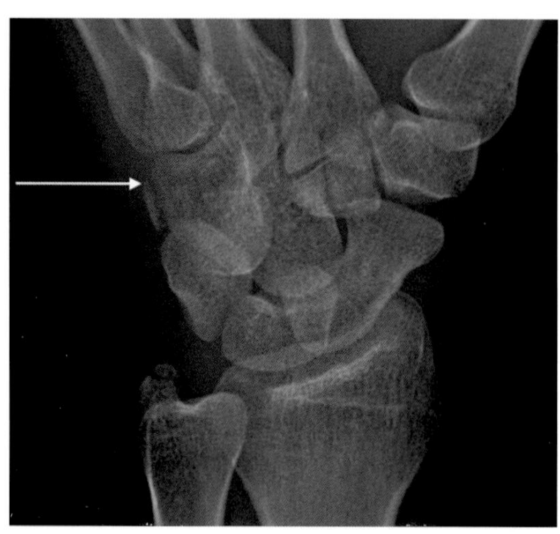

图 3.48　钩骨骨折（箭）表现十分细微，可能会被忽视，尤其是尺骨茎突骨折的干扰，可能会停止继续寻找骨折

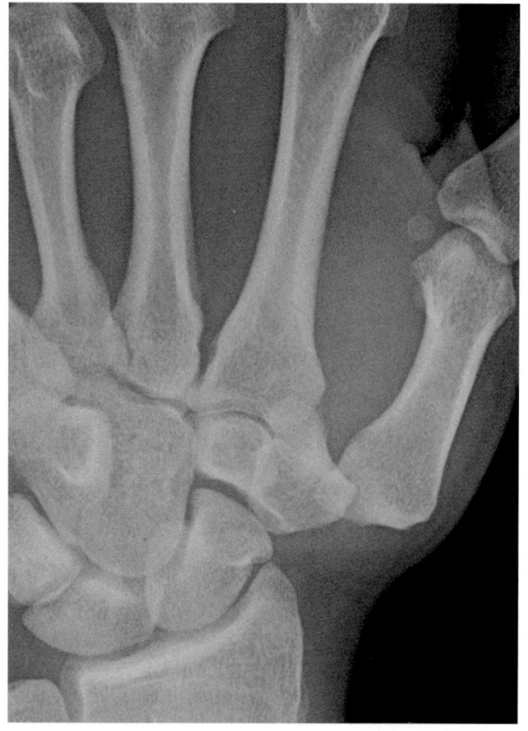

图 3.49　第 1 腕掌关节脱位，少见，易漏诊

应力性骨折

并非所有的创伤都是急性的。大多数应力性骨折和骨应力性损伤发生在下肢，但有一种类型，运动员的应力性骨折容易发生于腕部。

体操运动员

青少年体操运动员由于腕部过度使用，可能会出现骨应力性损伤和应力性骨折，这些损伤累及生长板。如果不清楚影像学应重点观察的内容，这类损伤可能不易察觉。病史在诊断中起着重要作用。应力性骨折并不会显示明显的骨折线，需要关注桡骨远端生长板的硬化和不规则（见图 3.50），这是骨骼对应力的反应。MRI 表现得更加明显，骨内会出现显著的水肿。

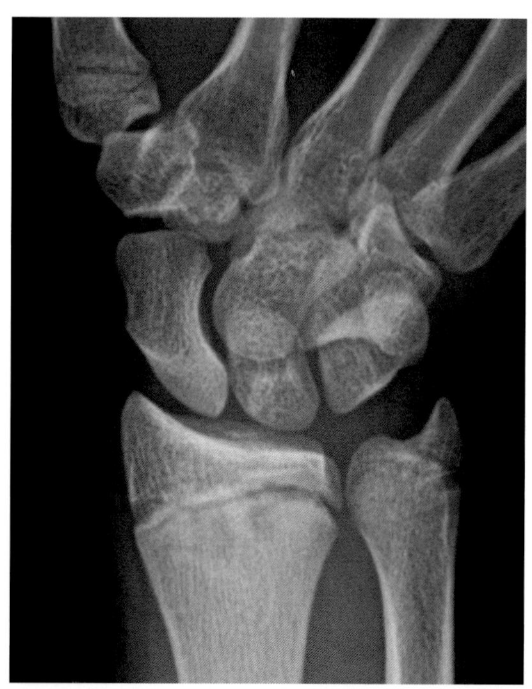

图 3.50　女性，13 岁。X 线平片显示桡骨远端的生长板处异常的硬化和囊性改变，这表明训练强度过大

腕关节脱位

腕关节脱位通常是由较大的外力引起的，因此日常生活中并不常见。尽管腕关节脱位是一种非常严重的损伤，但令人惊讶的是常得不到及时诊断。这非常不幸，因为这类损伤通常需要进行复位和干预，往往还需要手术治疗。

侧位X线平片在诊断这些损伤中至关重要，因为它能清晰地显示脱位的程度，而正位片可能不够明确。尽管后前位X线平片仍然重要，通常也是我们首先要观察的，在这个体位我们需要重点评估腕骨的弧度。

1977年，路易斯·吉卢拉博士描述了一种通过观察三个腕骨弧来评估腕部损伤的方法。

在此引用他论文的前言里令人信服的句子，值得我们加以体会。

"运用三个正常弧线、关节平行度和对称性、关节面的重叠以及其他相关原则，可以得到准确完整的诊断。诊断不正确或不完整可能引起本可避免的功能障碍。"

——Louis A. Gilula

《腕部损伤：分析方法与案例练习》

我们无法像他那样简洁地评估和描述腕部损伤的水平，因此，建议你直接阅读他的论文。

以下是我们的经验。

后前位X线平片上，沿着八块腕骨皮质的轮廓，可以画出光滑的弧线。图3.51展示了三条腕骨的弧线。近侧的腕骨弧线与三角骨、月骨和舟骨的皮质平行。

中间的腕骨弧线与三角骨、月骨和舟骨的远侧皮质相贴合。第三条（远侧）弧线与钩骨和头状骨的近侧皮质相贴合。

观察时，注意这些弧线任何阶梯状改变、中断或不规则。如果弧线失去连续性而不光滑，就说明存在问题。

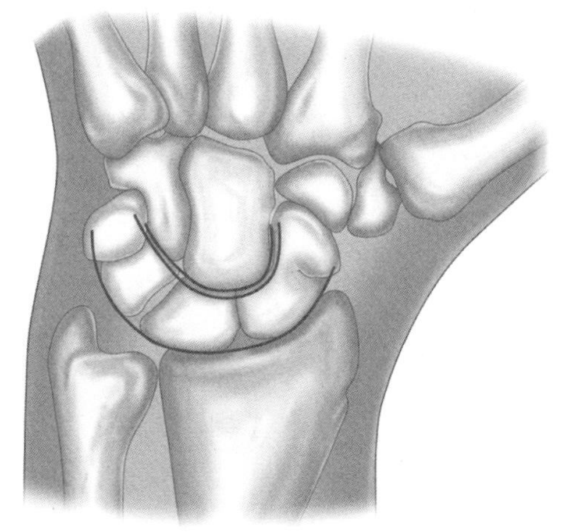

图3.51 从近侧到远侧的三条腕骨弧线

> **要点**
>
> 每一张腕关节后前位X线平片均需评估腕骨弧线，旨在发现腕骨错位。

腕骨损伤通常遵循一种特定的损伤模式，特定损伤会依次发生。

一般来说，我们可以将脱位分为两大类：月骨周围脱位和月骨脱位，此外还有一种介于两者之间的腕中关节脱位。

月骨周围脱位是指月骨与桡骨远端保持正常对齐，而其他腕骨则相对于月骨脱位，通常是向背侧方向脱位。

腕中关节脱位则是指月骨和头状骨都与桡骨远端失去正常对齐。这种损伤模式介于月骨周围脱位和月骨脱位之间。

月骨脱位是指月骨脱位并失去与桡骨的正常对齐。通常发生在掌侧方向，月骨会移位进入腕管，背侧脱位则较为少见。月骨脱位损伤更为严重，因为相比于月骨周围脱位，月骨脱位会造成更多的腕骨韧带撕裂。

腕骨脱位通常与骨折相关。在描述脱位时，务必提及所有相关的骨折并对其进行描述。

图3.52a展示了月骨周围脱位。侧位X线平片是我们观察腕骨如何脱位的最佳视角。后前位X线平片（PA）（图3.52b）的弧线显

著破坏表明损伤较为严重。此病例未伴随骨折，但一定要注意观察是否有相关的骨折。

经舟骨月骨周围脱位（图 3.53a、b）是指矢量力通过舟骨中部导致骨折，月骨与桡骨远端保持正常对位，而头状骨和舟骨远端碎片向背侧移位。

图 3.54a、b 展示了腕中关节脱位，其中月骨向掌侧半脱位，而头骨向背侧半脱位，但两者都没有完全脱位。本例伴有三角骨的骨折。

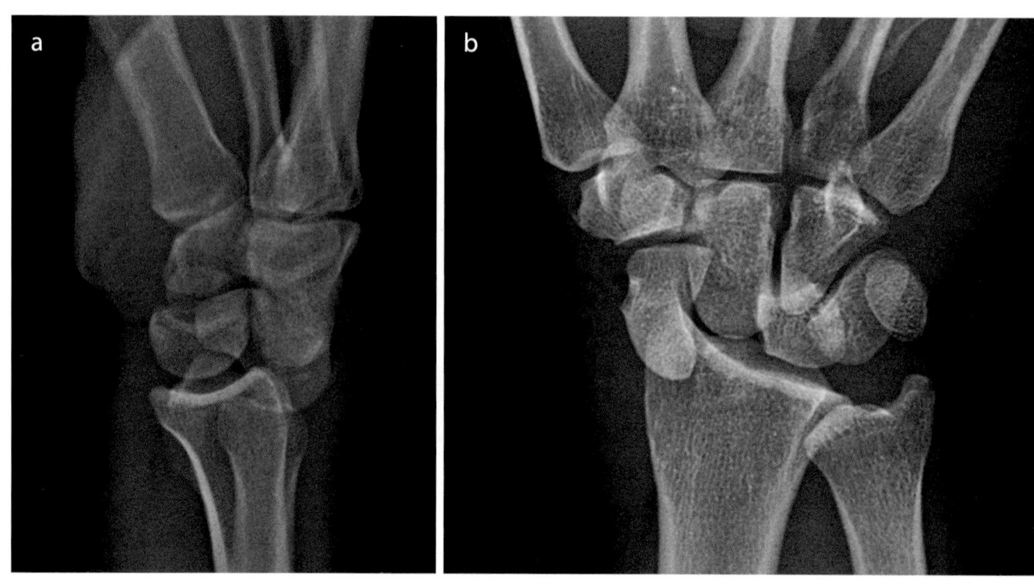

图 3.52 （a）侧位 X 线平片展示了月骨与桡骨对位正常，头状骨和手舟骨向背侧移位。（b）后前正位片展示腕骨弧线已被严重破坏

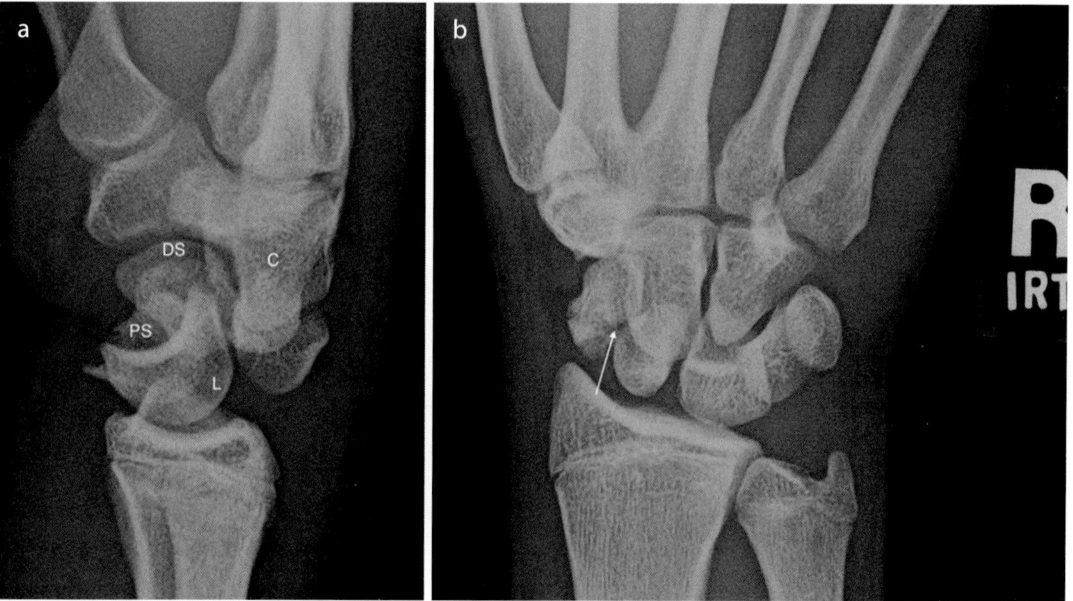

图 3.53 （a）侧位 X 线平片展示了经舟骨月骨周围脱位。舟骨的近端（PS）仍与月骨（L）相接，舟骨的远端（DS）和头状骨（C）向背侧脱位。（b）后前位 X 线平片（PA）展示了腕骨弧线紊乱，并伴有舟骨中部骨折、断端移位

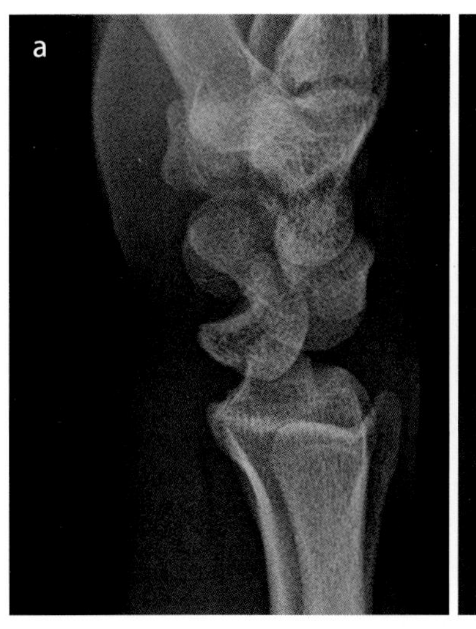

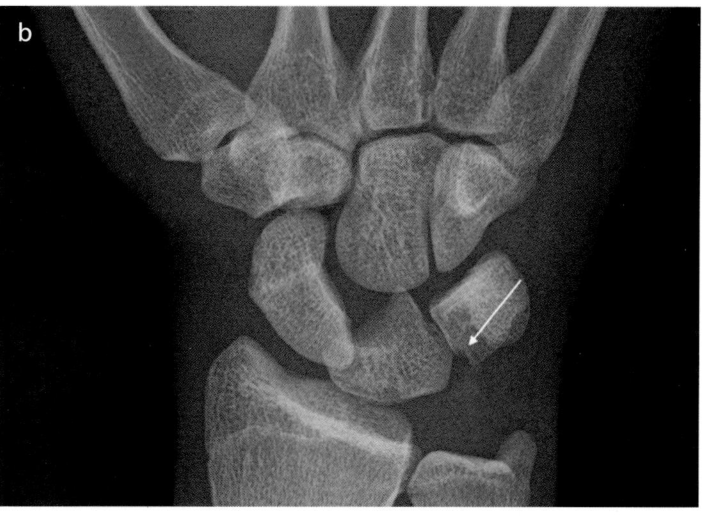

图 3.54 （a）腕中关节脱位，介于月骨周围脱位和月骨脱位之间。月骨向掌侧半脱位，而头状骨向背侧半脱位。（b）后前位 X 线平片（PA）展示了腕骨弧线的破坏，伴有细微的三角骨骨折（箭），以及头状骨近端还有一个骨折碎片

图 3.55 清楚地展示了月骨脱位，月骨脱位并向掌侧移位。月骨进入了腕管，这可能会损伤正中神经。同时，头状骨与桡骨远端的对位如常。

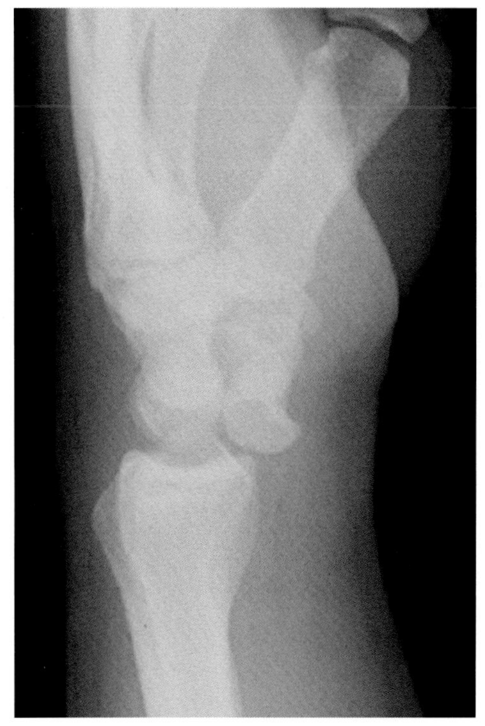

图 3.55 月骨脱位并向掌侧移位

手

提醒一下，评估骨骼或关节至少需要两个相互垂直方向的 X 线平片，见图 3.56a。有什么特别之处吗？看到骨折了吗？如果诊断为正常，也无法指责。但如果再看侧位 X 线平片（图 3.56b），骨折线就一目了然了。这很好地说明了相互垂直方向的 X 线平片的重要性和必要性。有些骨折在一个体位无法显示，在另一个体位却清晰可见。

掌骨骨折

如果你击打墙壁，墙壁会赢，并且墙壁总是会赢。撞击引起第 5 掌骨骨折常表现明显（图 3.57）并常伴有成角畸形，需在报告中进行描述，部分也可发生在第 4 掌骨。相对不明显的是掌骨基底部的骨折，这些骨折通常难以发现，并可能在初诊时漏诊（图 3.58a、b）。请记住，不要击打墙壁，把力气留给敌人！

发现（图 3.58a、b），记住，不要打墙，把拳头留给敌人吧！

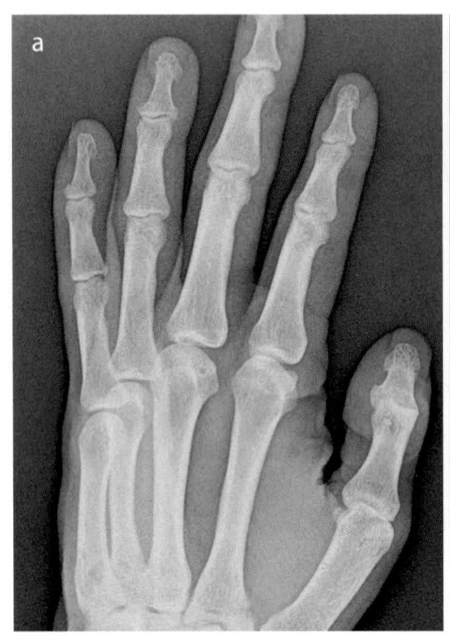

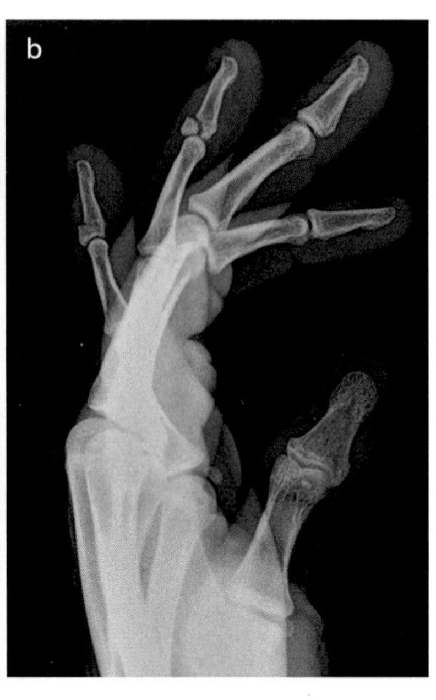

图 3.56 （a）骨折很难显示。（b）侧位 X 线平片清晰显示第 4、5 指远节指骨基底部背侧骨折

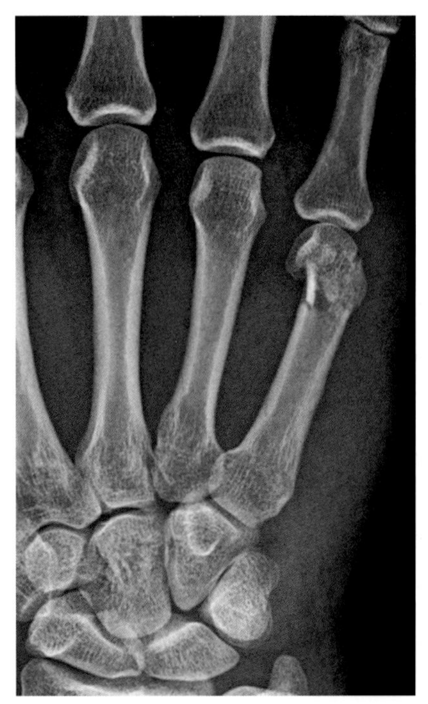

图 3.57 典型的第 5 掌骨远端骨折，有时被称为拳击手骨折

> **要点**
>
> 注意观察第 4、5 掌骨基底部骨折，可能单独发生，也可伴发于掌骨远端骨折。

指骨损伤

这是更常见的损伤，其中有些漏诊比率较高。

图 3.59a、b 所示为第 5 近节指骨基底部骨折，这是跌倒后手部骨折的常见部位，很容易漏诊。相信我们。

掌板撕脱性骨折也常见且常被漏诊，有时候只是表现为中节指骨基底部掌侧的细小骨片（图 3.60）。骨片碎片越大，越容易发现。观察时应尽可能使用图像放大功能。

关节脱位，诊断通常没有难度（图 3.61），但单个体位 X 线平片可能掩盖脱位的程度。关节脱位时一定要注意是否伴有骨折。

拇指尺侧副韧带损伤

通常与运动相关，典型的损伤与滑雪有关，可能只是韧带损伤，X 线平片无法显示，近节指骨基底部尺侧的韧带撕脱可以伴有骨折片。

Stener 损伤是一种潜在的并发症，撕裂、移位的尺侧副韧带固定在内收肌腱膜的表面，这需要通过 MRI 或超声进行评估（图 3.62）。

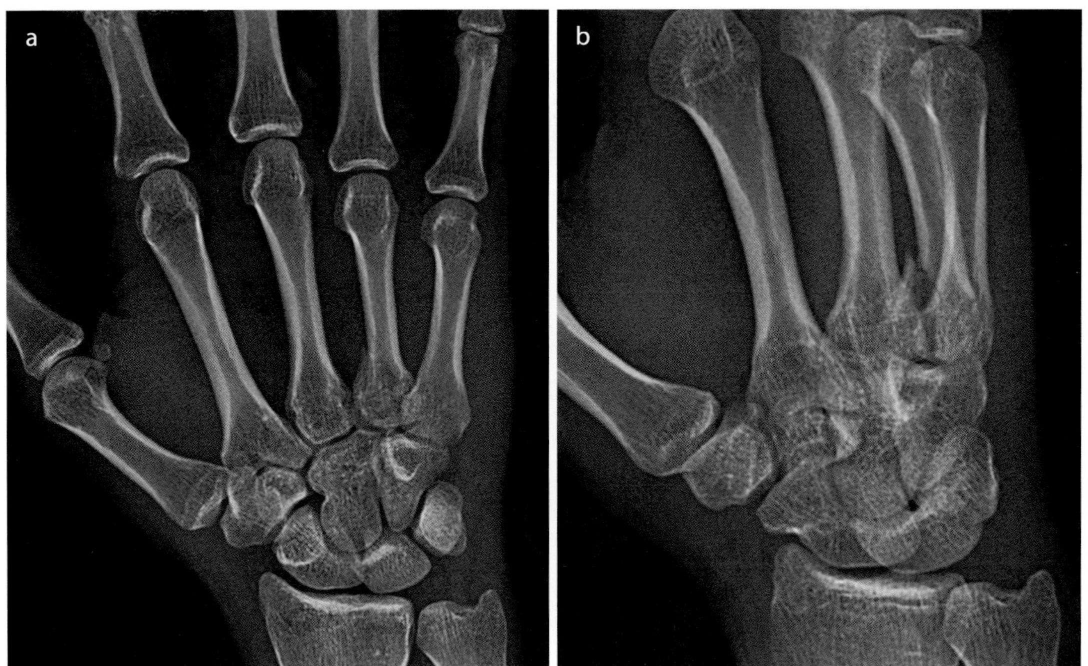

图 3.58 （a）第 4 掌骨基底部的骨折较为隐匿，你能看见吗？记住要特别注意掌骨基底部，因为经常被漏诊。（b）斜位 X 线平片显示清楚

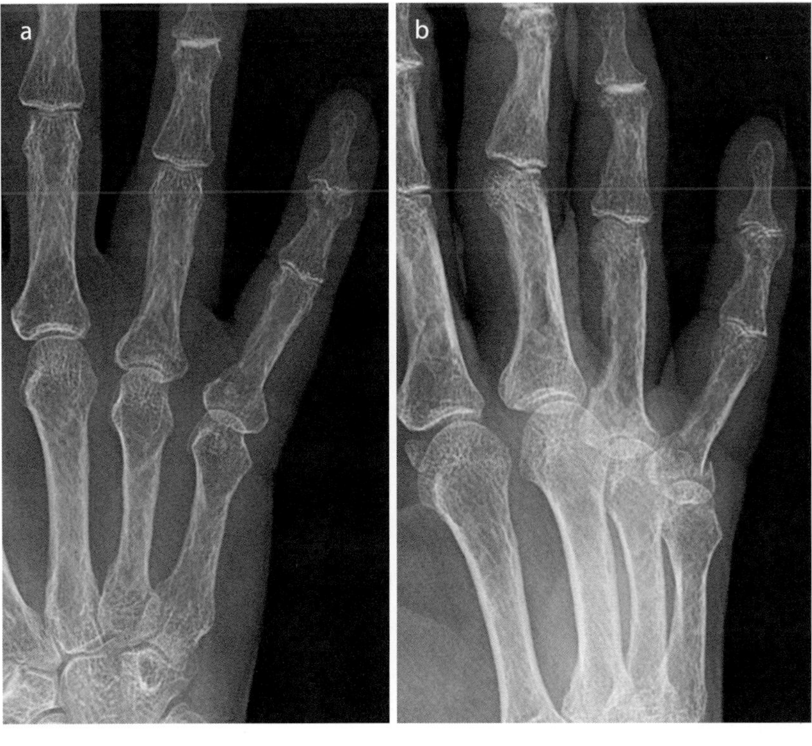

图 3.59 （a）第 5 指近节指骨近端骨折，本体位 X 线平片表现细微，可见轻微嵌插、骨折线隐约可见。（b）斜位 X 线平片骨折显示更明显，嵌插和成角畸形使其易于诊断，但并非总是如此

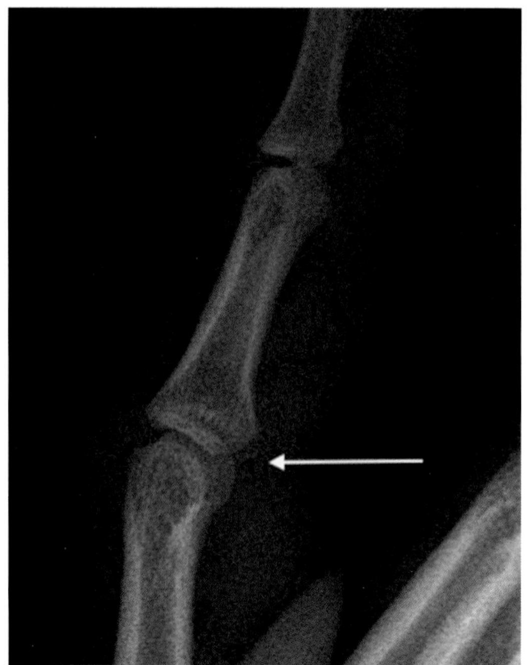

图 3.60 掌板撕脱处的小骨片

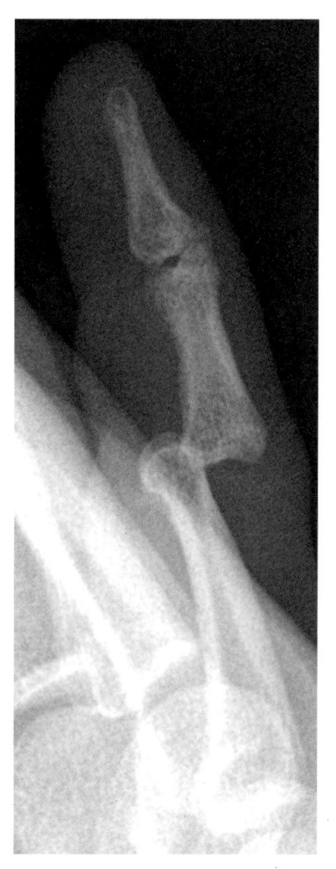

图 3.61 近端指间关节（PIP）向背侧脱位，本例没有伴发骨折，但务必留意观察

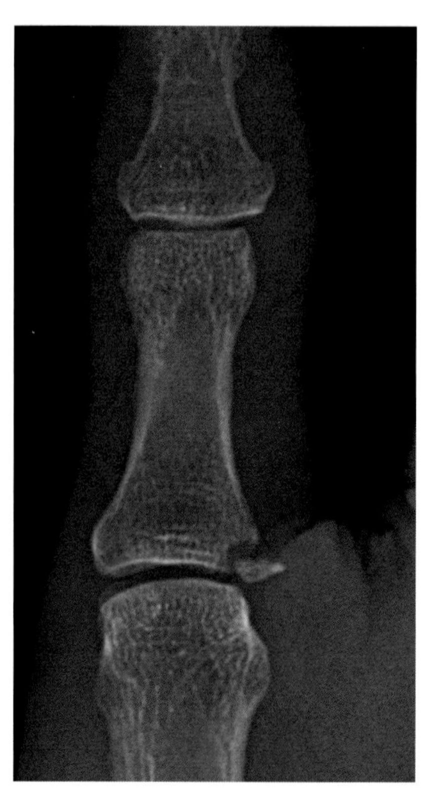

图 3.62 第一指近节指骨基底部尺侧撕脱骨折

超声

超声是一种能快速准确评估肌肉骨骼损伤的极好手段，操作快捷，可及性高。受伤部位通常较浅表，探头可以直接放置在病变上方获得很高的图像分辨率。肌骨超声可以专门写一本完整的手册，涉及内容很广，这里不做充分阐述。

在此，提供了两种简单直观的病种，急诊可能会遇到。

体外异物

超声是一种很好的工具，通常是检查和评估异物的最佳方式，特别是四肢浅表异物。虽然X线平片可以显示金属和其他致密异物，但无法显示许多有机物和其他材料的异物。超声能显示所有异物。所有类型异物的超声表现相似，木屑、金属、海胆刺的回声都相似，形态显然取决于异物形状。

图3.63是嵌在大鱼际区域的大玻璃碎片。随着时间的推移，异物周围将形成低回声的肉芽组织。

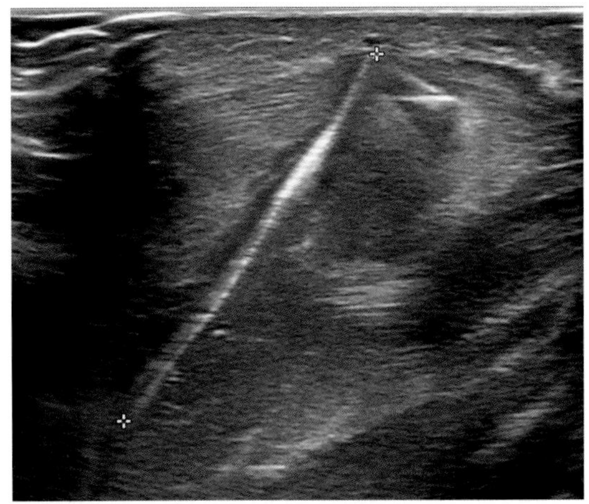

图 3.63 手掌大鱼际的一块大玻璃碎片，表现为强回声，周围伴有黑晕，黑晕代表急性期的出血或慢性期的肉芽组织

肌腱撕裂

手部肌腱的损伤很容易通过超声检测出来。如果知道肌腱的正常表现，那只需要寻找肌腱的缺损或裂隙。肌腱非常表浅，距离探头通常只有几毫米，空间分辨率能满足诊断要求。

图 3.64 显示了刀切割伤引起的屈肌腱全层撕裂，正常肌腱在长轴像上有轻度回声，内部呈线性结构。

肌腱缺损或撕裂为低回声，正常肌腱纤维中断或不连续。

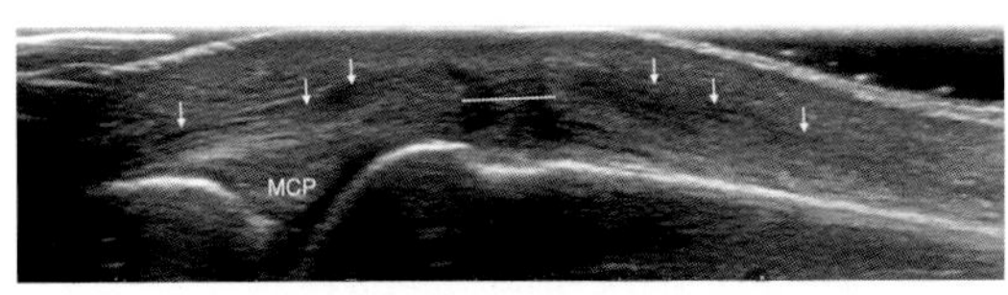

图 3.64 显示了 MCP 关节近端的屈肌腱撕裂（线段）。箭示为损伤近、远侧的正常肌腱

骨盆和髋部

骨盆和髋部损伤常较严重，常见于重大创伤。有些类型的损伤需要手术治疗，有些可以保守治疗。最好能了解一下这些特殊损伤的处理原则，以便提供治疗意见，需要时参与骨科手术。

一般治疗指南：

- 股骨颈、转子间和转子下股骨骨折采用手术治疗。
- 骨盆环和闭孔环的轻度骨折可以保守治疗。
- 孤立的大转子骨折（没有向转子间延伸）可以保守治疗。

股骨近端骨折

股骨近端骨折是最严重的骨折之一，致残率和死亡率高，尤其是老年患者。常见于骨量减少的老年患者，骨量减少时骨折可能性更大，也可以在 X 线平片上掩盖小骨折，从而使髋部骨折的 X 线平片诊断困难或不可能。这类严重的骨折 X 线平片不明显而容易漏诊，需要 MRI 或 CT 检查。

请看图 3.65，你看到骨折了吗？很难说有骨折，但确实有。精明的放射科医师建议了 MRI 检查，清楚地显示了损伤，表现为股骨转子间骨髓水肿（图 3.66a）。骨折线在 T_1 加权像上更清晰（图 3.66b）。如果没有 MRI，本例就会漏诊。MRI 在发现骨折方面优于 CT，如果只有 CT 设备时，CT 检查优于 X 线平片。需要注意的是，某些骨折 CT 也无法显示。

如果 X 线平片没有显示骨折，但临床仍然高度怀疑骨折，那么要做 MRI 检查或至少进行 CT 检查。需要高度警惕的信号是剧烈疼痛和无法负重及行走，老年患者和骨质疏松患者尤其如此。

并不是所有的骨折都是隐匿的，有的往往很明显。

股骨转子间骨折是常见的损伤(图 3.67)，这几乎总是需要手术治疗，不过也有例外情况，如原本就不能行走的患者。

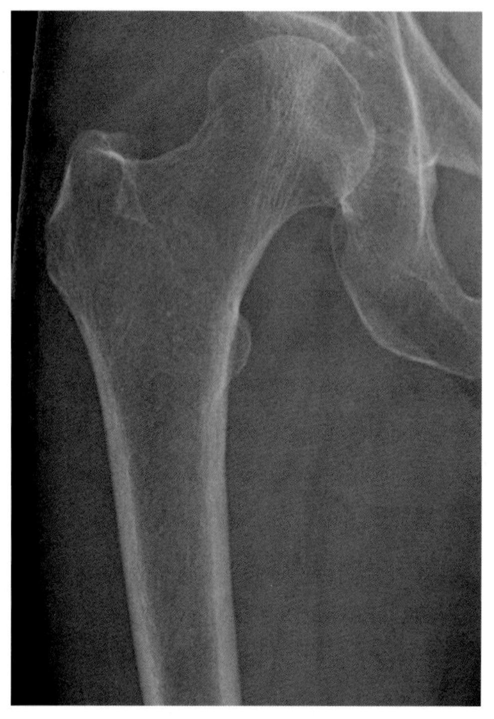

图 3.65　这张图像可以认为是正常的

股骨颈骨折常见，是另一种常需要通过手术固定的损伤。图 3.68a 中的股骨颈骨折 X 线平片表现很细微，但可以通过股骨颈的嵌插和皮质骨不规则而得到诊断，CT 上骨折线更明显（图 3.68b）。

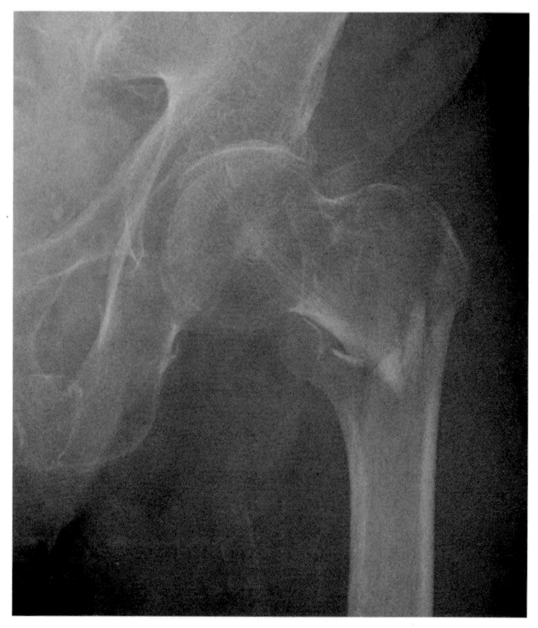

图 3.67　典型的股骨转子间骨折伴嵌插和内翻成角

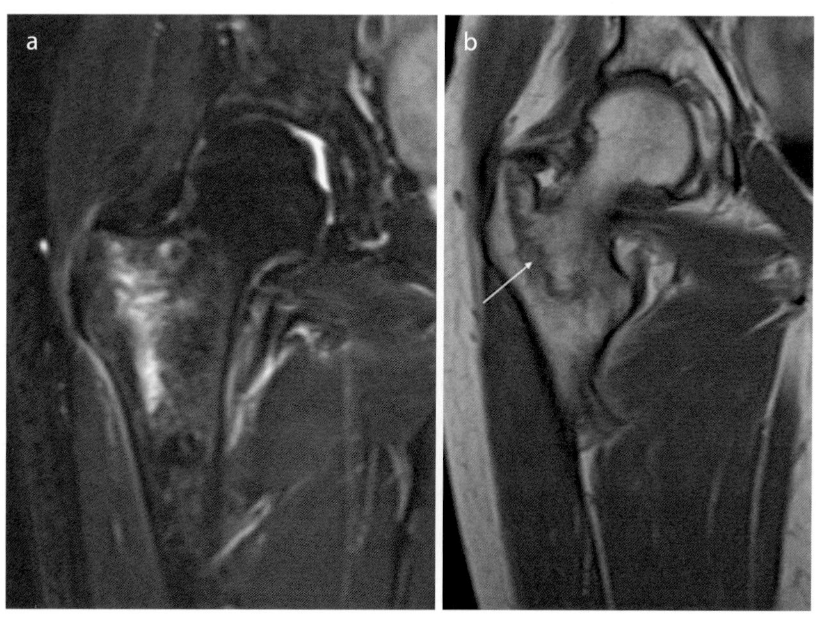

图 3.66　（a）股骨转子间骨髓水肿。（b）骨折线在 T_1 加权像上清晰可见（箭），跨越整个股骨转子间

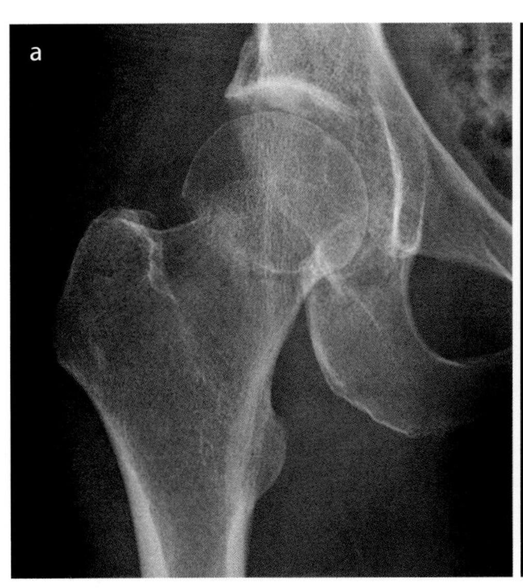

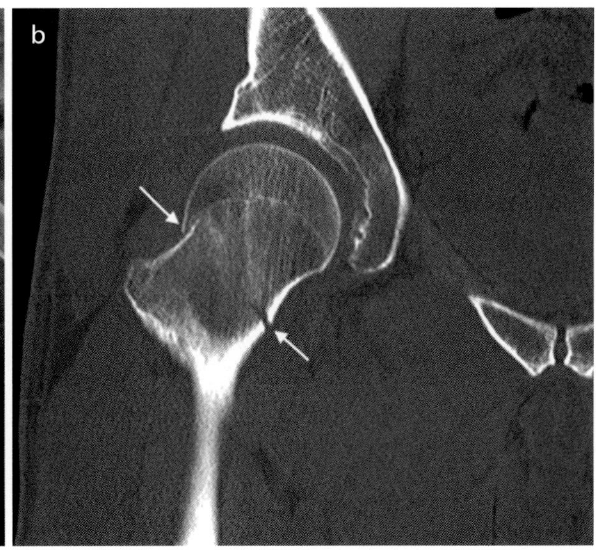

图 3.68 （a）股骨颈轻微骨折，X 线平片显示轻微嵌插提示骨折，有疑问时进一步检查。（b）CT 上股骨骨折线（箭）不明显，但清晰可见

孤立性大转子骨折，无转子间延伸的骨折可采用非手术治疗（图 3.69），这些是低能量损伤，通常因为跌倒所致，骨折可能很细微。X 线平片无法明确时，通常需要 CT 或 MRI 进一步检查以观察骨折是否向转子间延伸，这将改变治疗方式。

> **要点**
> 任何临床高度怀疑的股骨骨折都应该做 MRI。

孤立性小转子骨折是完全不同的情况，当发现成人的孤立性小转子撕脱骨折时，应该立即警惕：这不是一般的损伤，而是一个病理性骨折，可能是转移瘤所致，也可能是其他病变。即使没有看到与撕脱性骨折相关的骨病灶，再仔细观察—做 CT 或 MRI 检查，还是会发现病灶。

然而，儿童没有相关的骨病变时可以发生孤立性小转子撕脱骨折。记住，在成人中必须提高警惕。

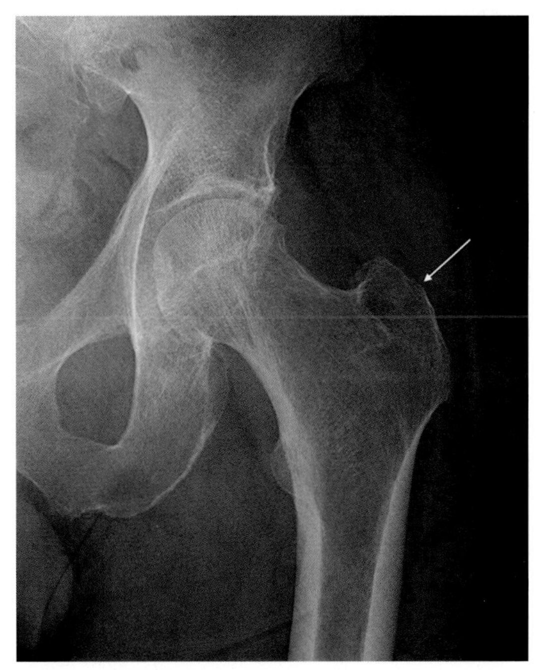

图 3.69 孤立性大转子骨折（箭），这是更细微的骨折

> **要点**
> 成人孤立性小转子撕脱性骨折是病理性骨折。

图 3.70 显示孤立性小转子撕脱骨折，本例的溶骨性转移瘤应该是明显的，但通常 X 线平片无法显示明显的病灶。

图 3.71 显示一例 14 岁足球运动员的孤立性小转子撕脱性骨折。对于儿童和青少年，这种损伤不需要恐慌，会愈合。

股骨应力性骨折通常在 X 线平片上无法显示，至少在早期或初始阶段是这样。这些都需要 MRI 进行准确诊断。病史对诊断这些损伤有很大帮助，常见于年轻运动员，尤其是跑步运动员，应该注意观察股骨颈内侧。X 线平片上注意观察轻微的骨硬化、骨膜反应和（或）骨皮质增厚。在极少数病例中可能看到明确的皮质骨折线。

在 MRI 图像上，寻找皮质和（或）骨髓水肿和骨膜水肿，如果有明显的骨折线，应该显示为明显的低信号线。

在这名新兵的 MRI 图像（图 3.72a）中可见股骨颈内侧典型的骨髓水肿以及非常早期的横向骨折线。几周后的随访的 X 线平片（图 3.72b）显示股骨颈应力性损伤的征象，但如果不仔细观察股骨颈，可能会漏诊。

> 非典型股骨骨折的要点

- 双侧常见，如果发现一侧骨折，必须检查对侧。
- 通常表现很细微，仅表现为股骨外侧皮质轻微皮质增厚或骨膜反应，应保持警惕。
- 可以发生在股骨转子下方外侧皮质的任何地方，但更常见于股骨近端。
- 轻微创伤发生的股骨转子下方骨折应该考虑与双膦酸盐使用有关，必须检查另一侧股骨是否即将发生骨折。
- 这些骨折通常被漏诊，可能导致引起严重骨折。应该仔细观察股骨转子下方的外侧骨皮质，以发现早期细微的变化！

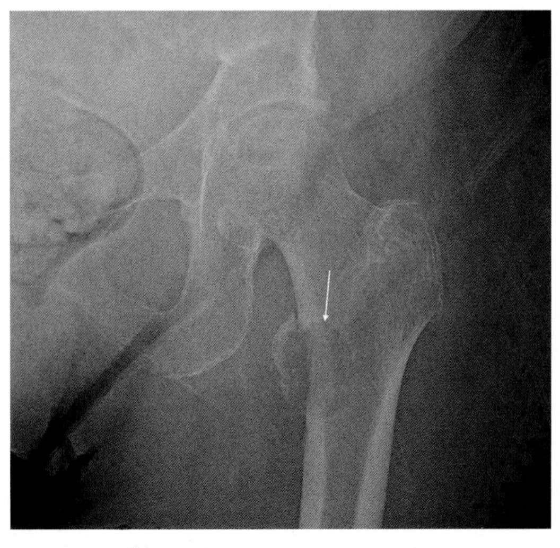

图 3.70　溶骨性转移瘤（箭）伴孤立性小转子骨折

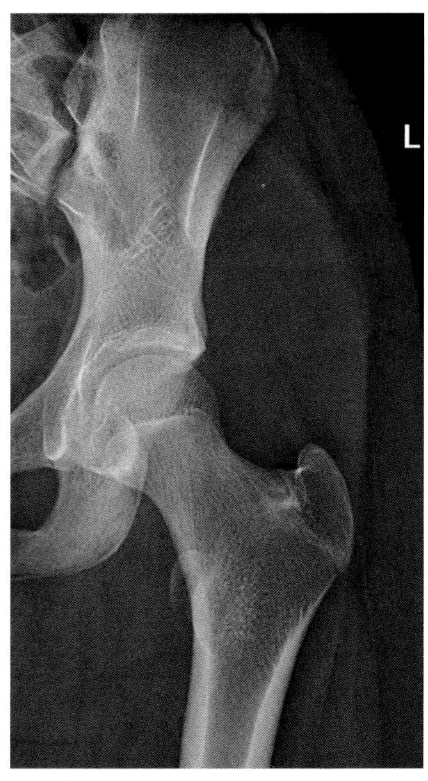

图 3.71　14 岁，女性，足球运动员，诊断为孤立性小转子撕脱性骨折，而不是肿瘤

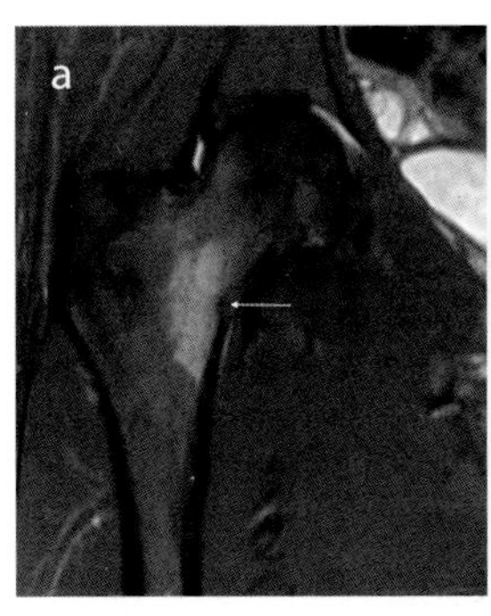

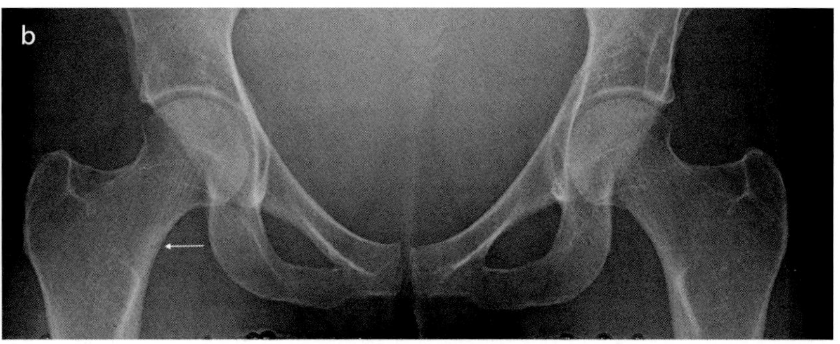

图 3.72 （a）股骨颈应力性骨折，股骨颈内侧的典型位置可见地图样骨髓水肿，其中心为内侧皮质小的横向低信号骨折线（箭）。（b）几周后的 X 线平片复查显示应力性骨折，表现为股骨颈内侧可见骨折愈合硬化及皮质透亮线，表现虽然轻微，但与正常对侧相比有助于观察细微变化。知道在哪里寻找应力性骨折很重要

非典型股骨骨折更加细微和隐匿，很容易漏诊，漏诊可能导致灾难性的股骨骨折。这类骨折是长期使用双膦酸盐的结果，通常发生在老年女性中。

长期使用双膦酸盐会导致股骨转子下方外侧骨皮质变弱，从而引起疼痛，如果不治疗，可能导致灾难性的股骨转子下骨折。早期发现后通常采用预防性固定治疗，以防止骨折。

图 3.73 是非典型股骨骨折的典型表现，股骨外侧皮质的特定部位有局灶性皮质增厚和骨膜反应，与之不同的是，应力性骨折发生在股骨内侧皮质。

上述病例不是特别轻微，应该可以发现并正确诊断，图 3.74a 的病例表现更轻微，股骨转子下方外侧皮质轻微增厚，这一表现最初被忽略了，幸好被更熟悉这一表现的医师发现了并得到 MRI（图 3.74b）证实，即将发生骨折的部位有骨髓水肿，与 X 线平片显示的皮质增厚相邻。图 3.74c 显示了预防性髓内钉，用于预防灾难性骨折，这张复查用的 X 线平片，离第 1 张 X 线平片 3 个月，皮质增厚更明显并可见骨折透亮线。

图 3.75a 显示的情况需要预防，转子下方股骨骨折错位伴内翻畸形。如果看到这种损伤，特别是轻微外伤时发生的话，应该马上想到非典型股骨骨折，条件反射性地去评估对侧股骨是否即将发生骨折。

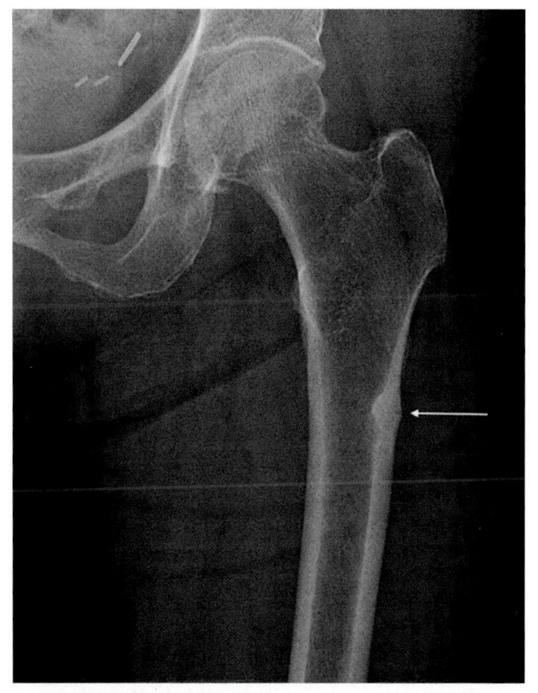

图 3.73 股骨转子下方外侧皮质增厚、硬化，本例即将发生骨折，甚至可见早期的横向透亮骨折线（箭）。在情况变得更糟之前，应尽快报告这个结果

本例中，训练有素的影像诊断医师也确实是这么做的，发现了左侧股骨的非典型股骨骨折（图 3.75b），比常见位置更远。这提醒非典型骨折可能发生在股骨转子下方的任何部位，仅观察股骨近端是不够的。

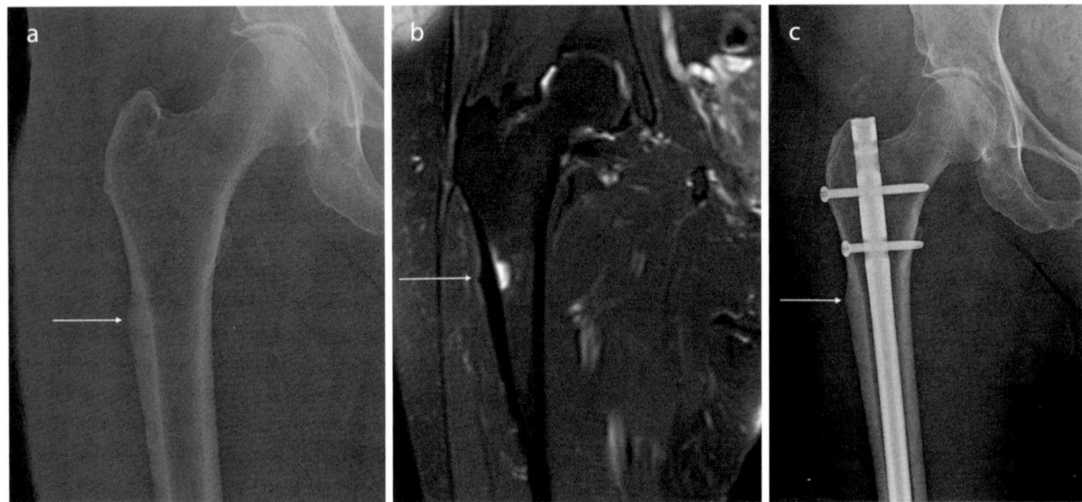

图 3.74 （a）即将发生的骨折仅表现为轻微的皮质增厚（箭），幸运的是被一名敏锐的医师发现了。（b）MRI 证实了这一表现，股骨转子下水肿和外侧皮质增厚。（c）髓内钉治疗后 3 个月，骨折线（箭）更加明显

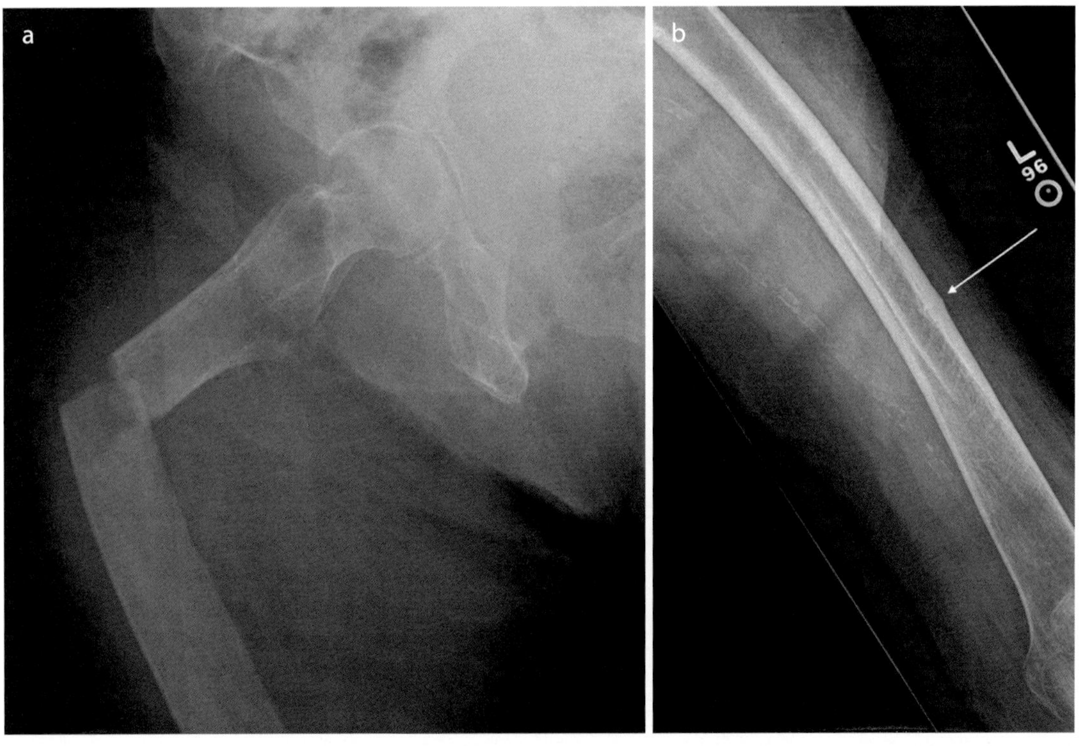

图 3.75 （a）灾难！转子下股骨骨折伴内翻畸形，这种骨折模式应该诊断为与长期使用双膦酸盐相关的非典型股骨骨折。（b）对侧损伤比常见的位置更远、更隐蔽，表现为局灶性皮质增厚、硬化和早期骨折线（箭）。采用预防性髓内钉治疗

骶骨机能不全性骨折

另一种老年人的损伤，与骨量减少有关，常由轻微创伤引起，X 线平片上几乎无法显示，需要 CT 或 MRI 进行准确诊断。通常，骨折累及一侧或双侧骶骨翼，骨折线沿着骶骨呈垂直方向，可能伴有穿过骶骨的横向骨折线，不需要干预。

图 3.76a、b 显示了一个典型的骶骨机能不全性骨折，骨折线累及两侧骶骨翼，X 线平片上骨折不明显。

骨盆和闭孔环骨折

骨盆和闭孔环骨折可能是高能量性冲击损伤或低能量性摔伤的结果，明显的移位性骨折通常是严重创伤的结果，很容易识别。评估整个骨盆很重要，因为通常损伤不止一处，一定要注意其他相关骨折或关节分离或脱位。

图 3.77 显示了左侧闭孔环的骨折，这是典型的跌倒或低能量损伤，常见于老年人。这些骨折的部位很常见且可反复骨折。我们看到左耻骨根部骨折伴左闭孔环下部骨折，右侧耻骨联合旁也有骨折。这些骨折是亚急性的，骨痂形成使得诊断更容易，但你可以想象急性期可能只是表现为细微的皮质断裂。为了发现这些骨折，需要沿着骨盆的皮质线仔细观察。

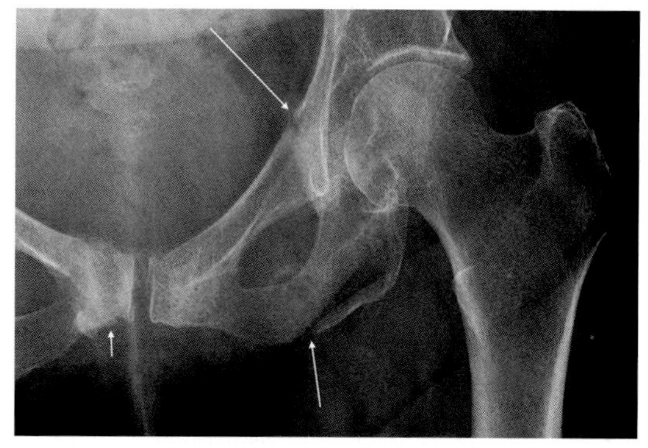

图 3.77 左侧耻骨根部（长箭）、左侧闭孔环下部（中箭）和右侧耻骨联合旁（短箭）骨折，这是老年人摔倒后典型的骨盆骨折。这些骨折是亚急性的

儿童和青少年容易发生骨盆撕脱骨折。两个较常见的部位是髂前上棘和髂前下棘。这些损伤往往较小，可能会被漏诊。

> **要点**
>
> 骨盆骨折通常不是孤立的，注意寻找其他骨折或分离。

髂前上棘撕脱骨折发生在缝匠肌和阔筋膜张肌的附着点。这种损伤通常发生在青少年运动员身上，成人较少见。图 3.78 所示为髂前上棘撕脱骨折的典型例子。

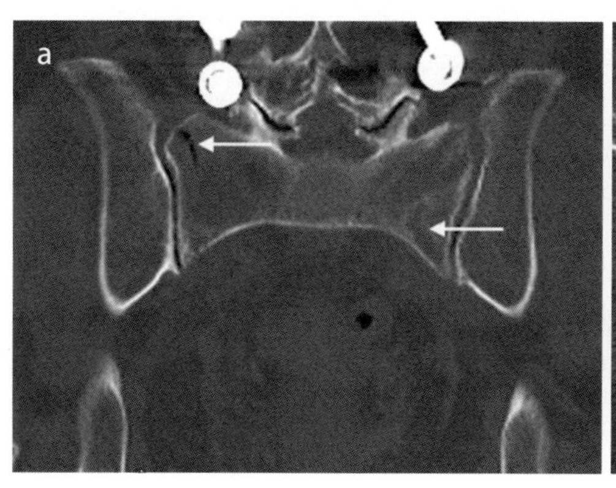

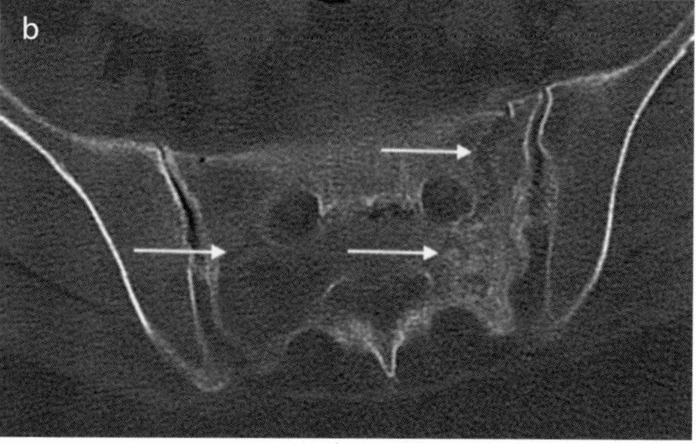

图 3.76 （a）骶骨双侧机能不全性骨折（箭）。（b）轴位可以发现骶骨翼骨折（箭），也可以发现更轻微的骶骨横行骨折线

髂前下棘撕脱骨折也见于青少年或年轻运动员，这种撕脱是在股直肌的起点。

图 3.79a 是一个例子。损伤位于左侧，可能很难发现。双侧对称是可以利用的特点，与正常的右侧比较，可以更容易地发现左侧的损伤。MRI（图 3.79b）清楚地显示了撕脱骨折，并能很好地显示损伤发生在股直肌肌腱的起点。

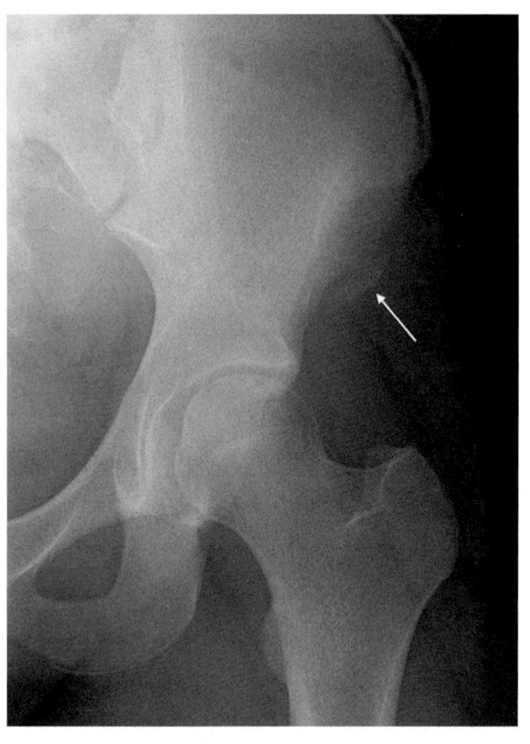

图 3.78　髂前上棘撕脱骨折

分离和脱位

耻骨联合分离可单独发生或并发于其他骨盆损伤；骶髂关节分离通常并发于其他骨盆损伤。因此，耻骨联合分离和骶髂关节分离时必须仔细观察骨盆其他部位骨折或分离。

图 3.80 所示为耻骨联合分离，大多数情况下表现为很明显的耻骨间隙扩大。更细微的病例可能表现为耻骨联合的轻度错位和间隙扩大，需要时可以参考耻骨联合距离的正常测量值。

图 3.81a、b 显示右侧骶髂关节分离，注意伴发的髂骨骨折。

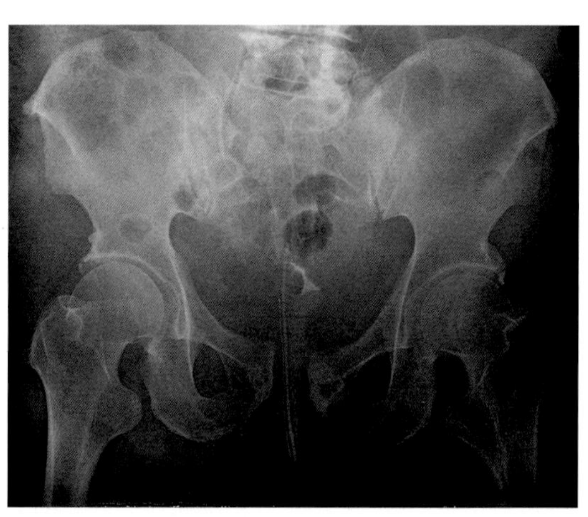

图 3.80　耻骨联合间隙有明显的扩大，一定要警惕其他相关的骨盆损伤

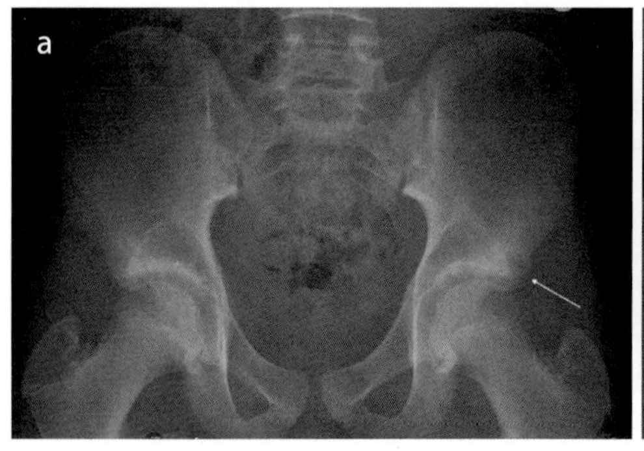

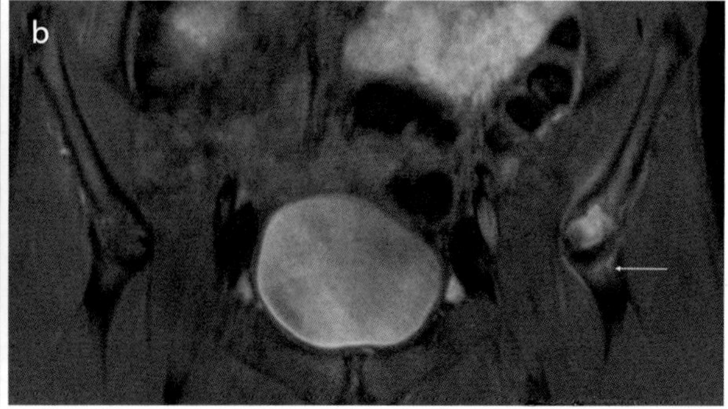

图 3.79　（a）左髂前下棘撕脱骨折（箭），本例损伤表现更轻微，需与正常右侧比较。（b）MRI 显示髂前下棘的水肿和损伤，股直肌肌腱的撕裂水肿（箭）

髋关节脱位不难发现，可以是前脱位或后脱位，后脱位更常见。重要的是要评估任何相关的骨折，特别是在脱位复位之前或之后位于关节间隙内的骨折碎片。

原来图 3.82a 中的脱位，图 3.82b 中已经复位，注意关节内的骨折小碎片仍在关节间隙内，这种骨折碎片需要清除。

> **要点**
>
> 髋关节脱位，必须寻找关节内骨折碎片。

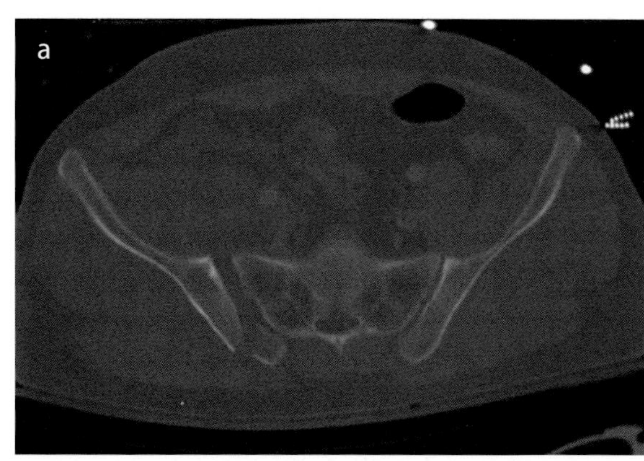

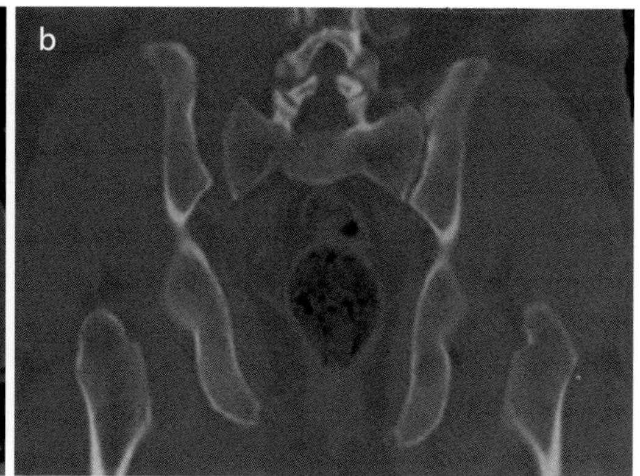

图 3.81 （a）右侧骶髂关节分离伴邻近髂骨翼骨折。（b）冠状位图像可以很好地显示右侧骶髂关节的错位和分离

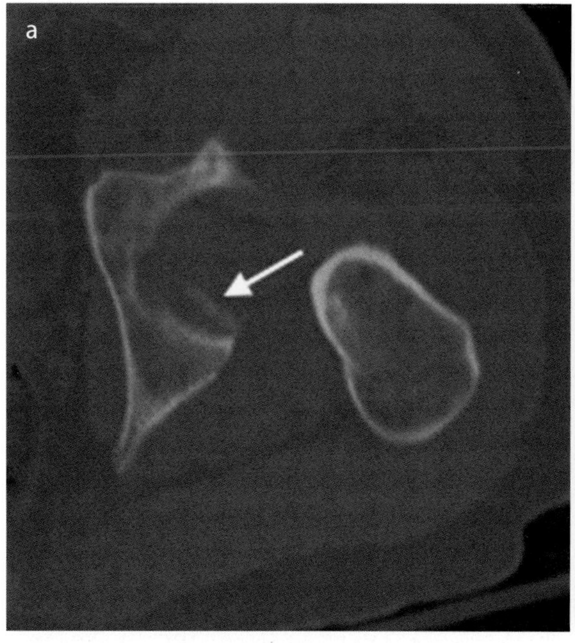

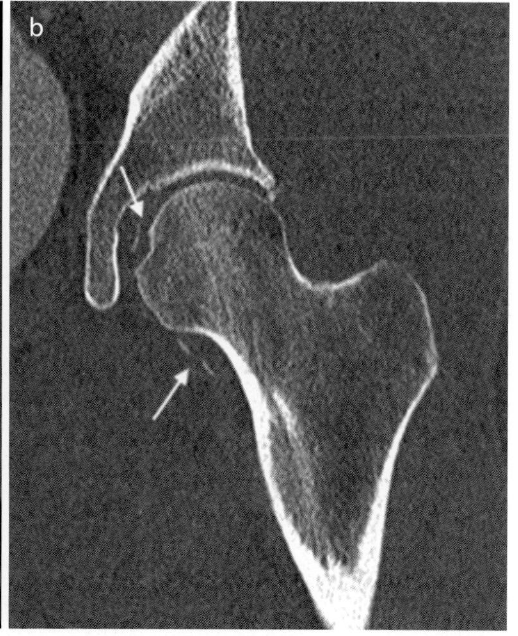

图 3.82 （a）左髋关节脱位，股骨头向后脱位，但该图像上未显示。重要的是观察到骨折碎片在关节间隙中靠近髋臼后缘。敏锐的观察者也会注意到在关节前部条带状的脂肪密度－关节积脂血征。（b）脱位已经复位，但关节内仍有骨折碎片（箭），这将导致后续的问题

膝关节

膝关节是可以发现积液的关节之一。创伤情况下较多的关节积液都应该引起关注，通常表明有损伤，可能有明显的骨折，也可能没有明显的损伤。但积液仍然提醒可能存在隐性骨折或骨挫伤，或者更常见的半月板或韧带等关节内部结构损伤。

一种特殊类型的关节积液，即关节积脂血征。这种积液分为三层：血液、液体和脂肪，但 X 线平片往往只能显示脂 - 液平面。

脂肪进入关节与积液混合时，脂肪大部分来自骨髓，这表明存在骨折。骨折 / 骨挫伤在 X 线平片上可能无法显示，但 CT 或 MRI 可以清楚显示。

图 3.83a、b 为关节积脂血征，X 线平片显示大量关节积液使髌上囊膨胀，积液的上部可见脂 - 液平面，关节积液的三种成分在 CT 上更清楚，其中低密度脂肪层位于最上层、中间层是血浆，最底层是最致密的红细胞。最后的分层效应是由血液分离成血浆和红细胞所致，称为红细胞沉积效应。本例存在胫骨外侧平台骨折，没有展示相应图像。

> **要点**
>
> 关节积脂血征 = 骨折！

关节开放性损伤

膝关节（或任何关节）的任何穿透性或撕裂性损伤都可能延伸到关节内，放射学检查显示关节内气肿，如果在创伤的情况下看到这一点，必须提到它，因为关节开放性损伤是需要通过关节冲洗治疗的，否则发展为化脓性关节炎的风险很高。

关节内气肿在 X 线平片上很难发现，但 CT 却很容易。

图 3.84a、b 是关节内气肿在 X 线平片上清晰可见的例子，髌骨骨折的同时伴有外侧软组织损伤 / 撕裂，这个伤口需要手术冲洗。

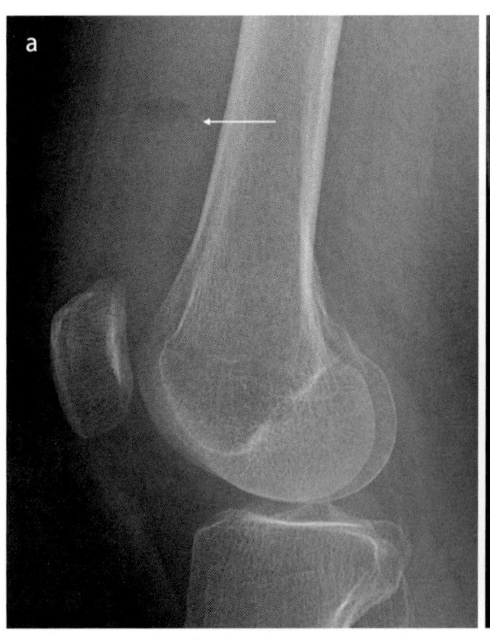

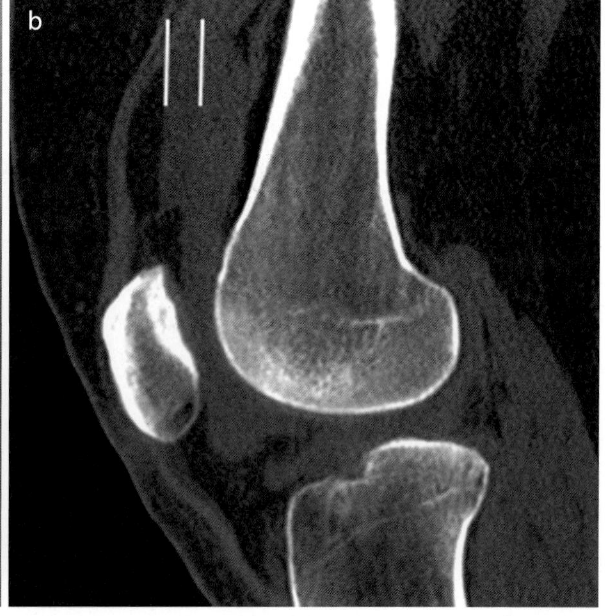

图 3.83　（a）大量高密度的关节积液使髌上囊膨胀，根据上方的脂 - 液平面（箭）可以判断为关节积脂血征，一定有骨骼损伤使脂肪进入关节间隙。（b）关节积液分为三个不同的成分，最上层为低密度脂肪、中间层为稍低密度的血清、最底层为红细胞

不太明显的膝关节损伤

大的、移位的骨折显而易见，你的专业知识在这些情况下可能不会有太大的价值，有机会让你脱颖而出的是识别更小、更微妙的损伤，其中许多都预示着更严重的韧带损伤。这些损伤都可能被漏诊，需要对这些损伤好发部位进行专门的评估，以防止漏诊。

不太明显的膝关节损伤包括：

股骨沟征或切迹征：股骨外侧髁的骨软骨凹陷，在侧位X线平片上可见，与前交叉韧带撕裂有很强的相关性（图3.85）。

Segond骨折：胫骨外侧小撕脱性骨折，也与前交叉韧带撕裂密切相关（图3.86a、b）。

反Segond骨折：内侧副韧带附着处胫骨内侧撕脱性骨折。这可能伴有内侧半月板和内侧副韧带损伤，也可能伴有后交叉韧带损伤（图3.87）。

前交叉韧带（胫骨棘）撕脱骨折：通常发生在青少年或年轻人，前交叉韧带附着处撕脱骨折，前交叉韧带完整（图3.88a、b）。

后交叉韧带撕脱骨折：胫骨平台后交叉韧带附着处撕脱骨折，与前交叉韧带撕脱骨折一样，后交叉韧带通常不会撕裂（图3.89a、b）。

弓形征：腓骨头撕脱骨折，与关节内紊乱和前交叉韧带损伤有关（图3.90）。

Stieda骨折：股骨内侧髁内侧副韧带起始处的撕脱性骨折，随着时间的推移，关节内侧出现异位骨化，是损伤更明显的标志。这种陈旧性损伤很常见，被称为Pellegrini-Stieda病变，这个过时的术语应该会逐渐消失（图3.91a、b）。

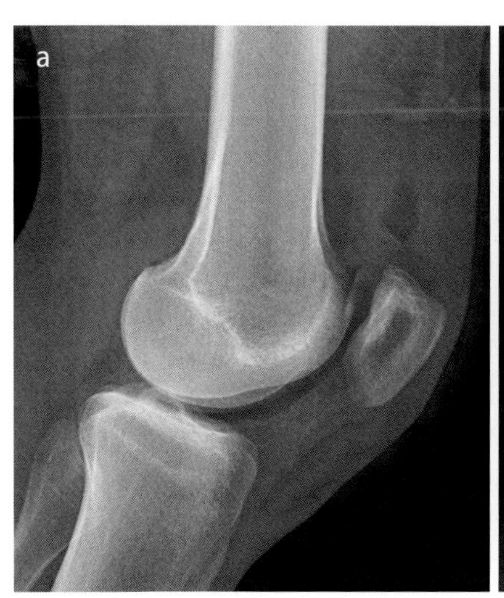

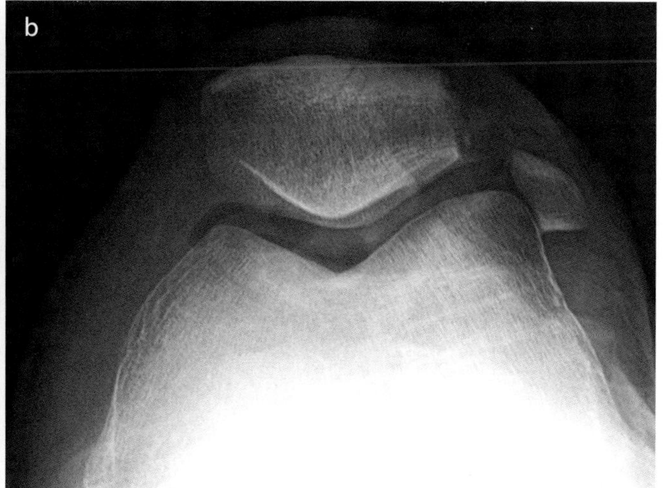

图3.84 （a）关节上方的低密度灶为关节内气肿，单独一个体位的图像无法精确地将其定位到关节，但幸运的是，我们还有另一个体位图像。（b）Merchant位（即髌骨轴位）图像中，我们可以清楚地看到沿着关节外侧缘的气肿并延伸到关节内，与外侧软组织损伤相关，髌骨外侧骨折错位

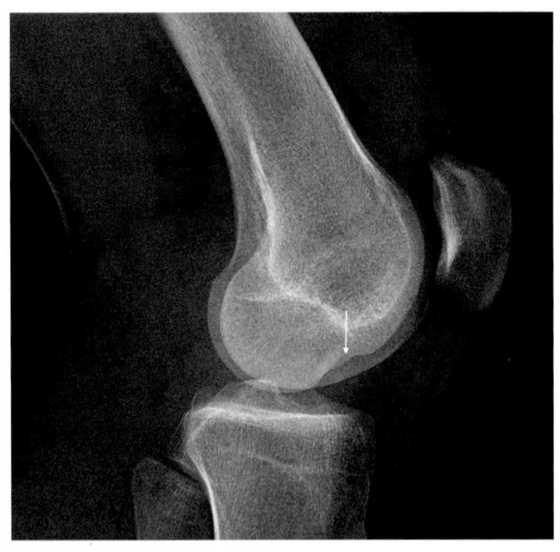

图 3.85　箭头所指为股骨外侧髁的软骨下撞击征，与前交叉韧带撕裂相关的外翻损伤模式

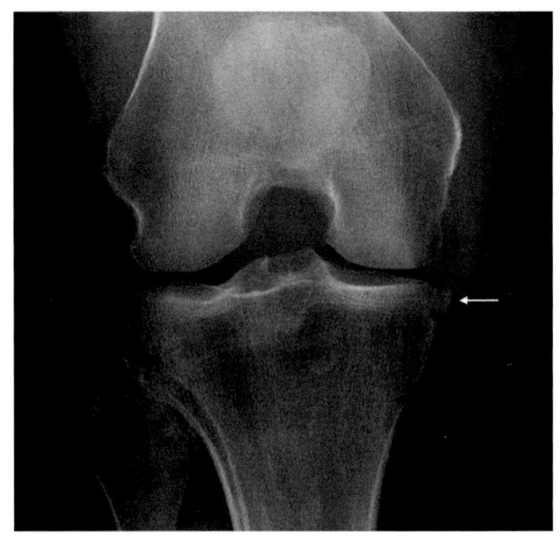

图 3.87　反 Segond 骨折，胫骨平台内侧撕脱骨折

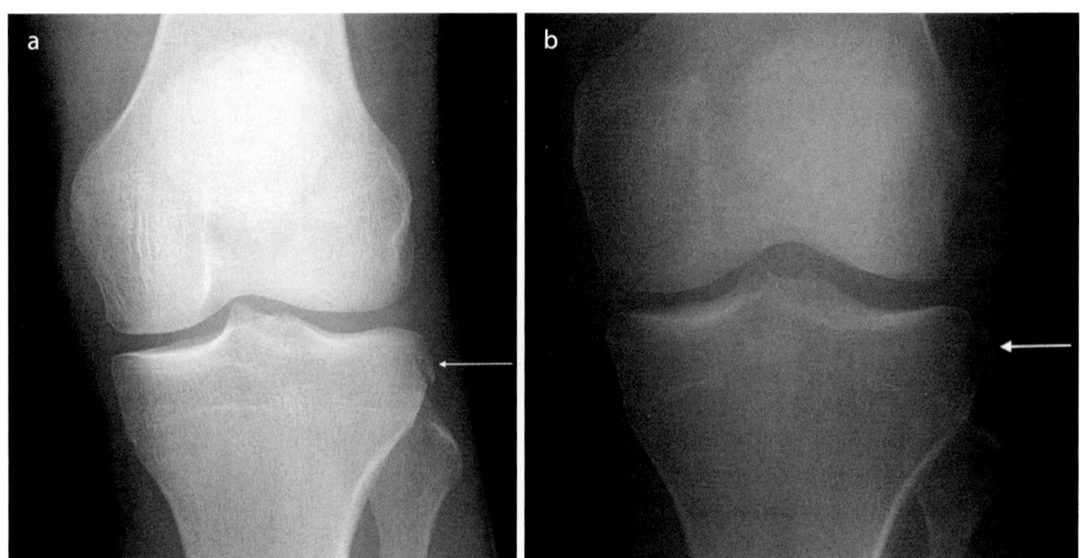

图 3.86　（a）Segond 骨折，胫骨平台外侧缘的小骨折，看起来没什么大碍，但前交叉韧带撕裂的可能性很大。（b）另一个 Segond 骨折的例子，骨折侧向移位更明显

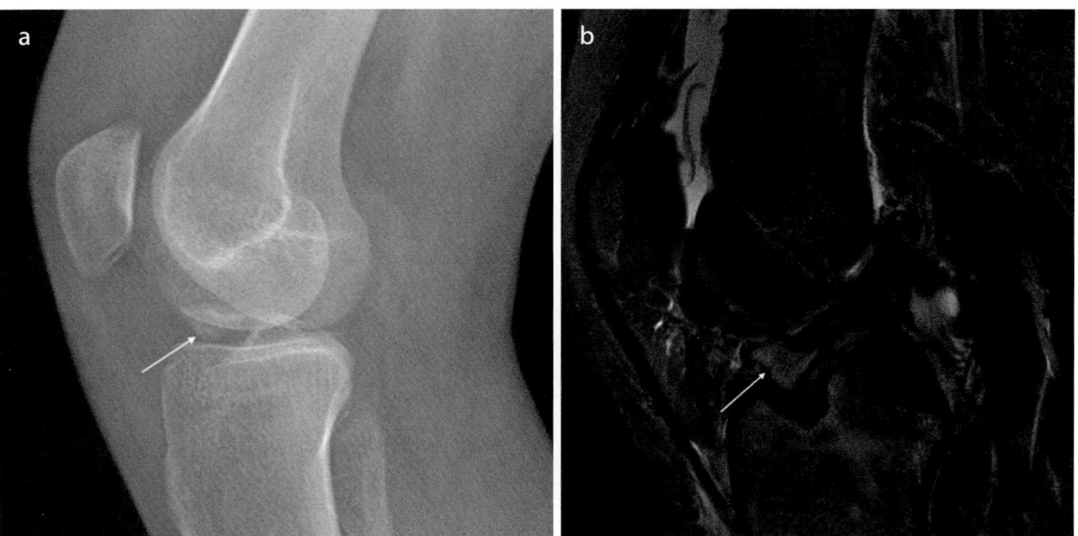

图 3.88 （a）前交叉韧带附着处胫骨棘撕脱骨折。（b）MRI 更好地显示了前交叉韧带附着的撕脱骨折碎片（箭），可以看到韧带没有撕裂

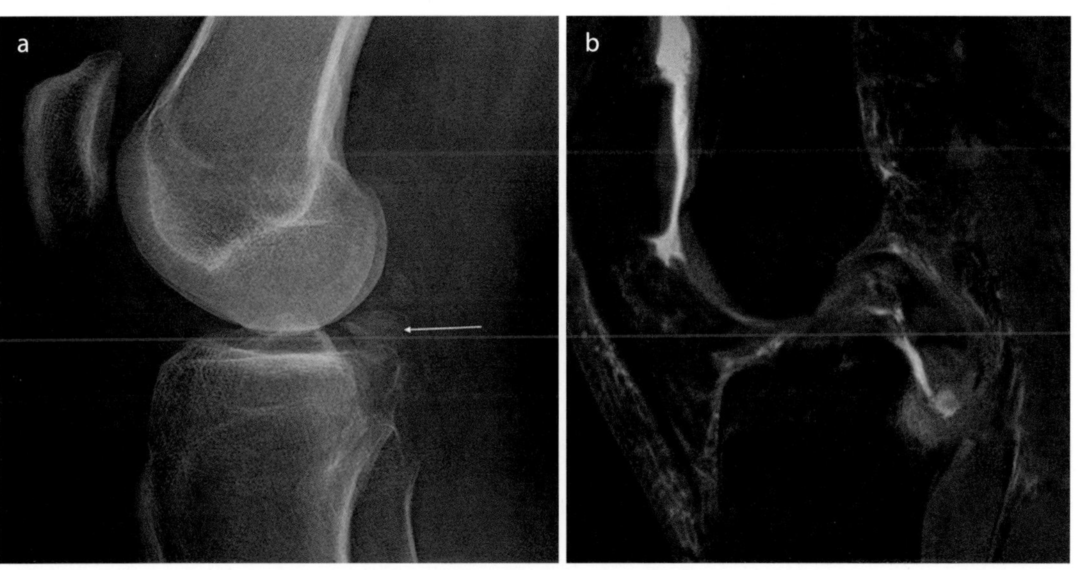

图 3.89 （a）胫骨平台后缘撕脱骨折（箭），相邻的腓肠豆骨质正常。（b）MRI 显示后交叉韧带附着在撕脱的骨折碎片上，就像前交叉韧带撕脱一样，后交叉韧带本身保持完整

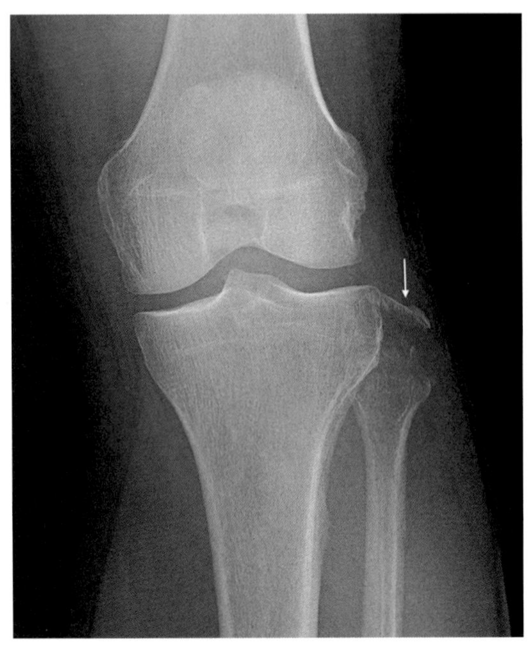

图 3.90 腓骨头撕脱骨折看起来不像是严重的损伤，但通常伴有韧带或半月板损伤，可能需要进行 MRI 评估

胫骨平台骨折

这是较常见的膝关节骨折之一，可以是轻微的，也可以是不同程度的粉碎性骨折，最常发生在胫骨外侧平台。就像医学中几乎所有的东西一样，有各种各样的分类系统，这些系统可能会或不会被使用，或者对临床医师有用。如果需要，这些资料很容易找到，我们将不详细介绍胫骨平台骨折。

图 3.92a、b 显示了一个更细微的胫骨外侧平台骨折的例子。在这些细微损伤病例中，通常会出现关节积脂血征或至少是关节积液，可以提示存在损伤。

髌骨骨折

髌骨骨折（图 3.93a、b）有非常明显的移位性骨折，也有轻微的、几乎看不见的骨折。

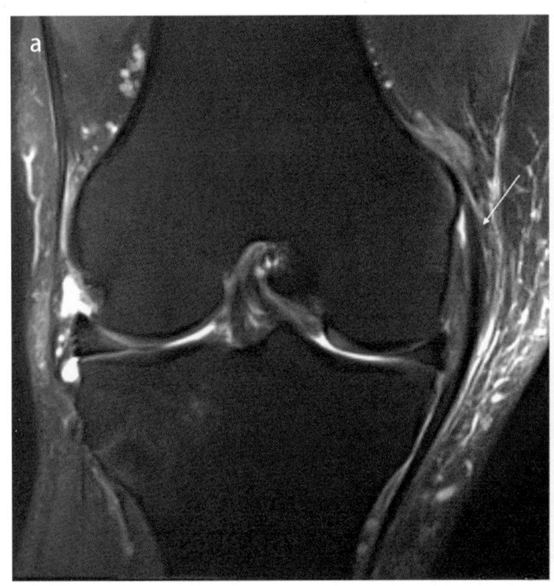

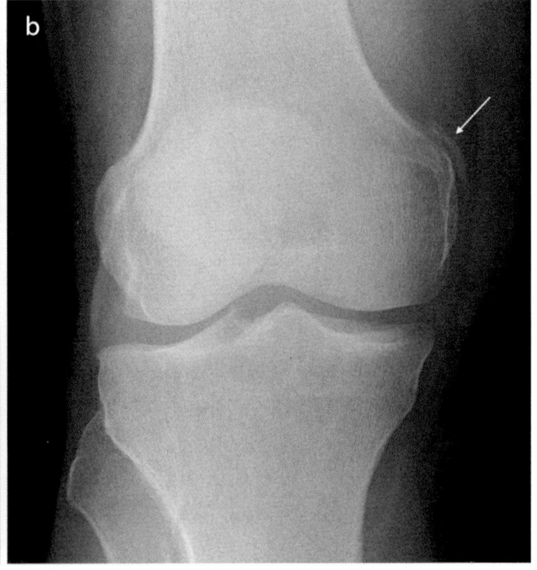

图 3.91 （a）初始 X 线平片未见损伤，随访 MRI 显示骨髓水肿和内侧副韧带增厚（箭）提示轻度扭伤/损伤。（b）初次损伤和 MRI 检查后 4 个月拍摄的 X 线平片，关节内侧、内侧副韧带损伤的部位出现异位骨化（箭），这是常见的 X 线征象

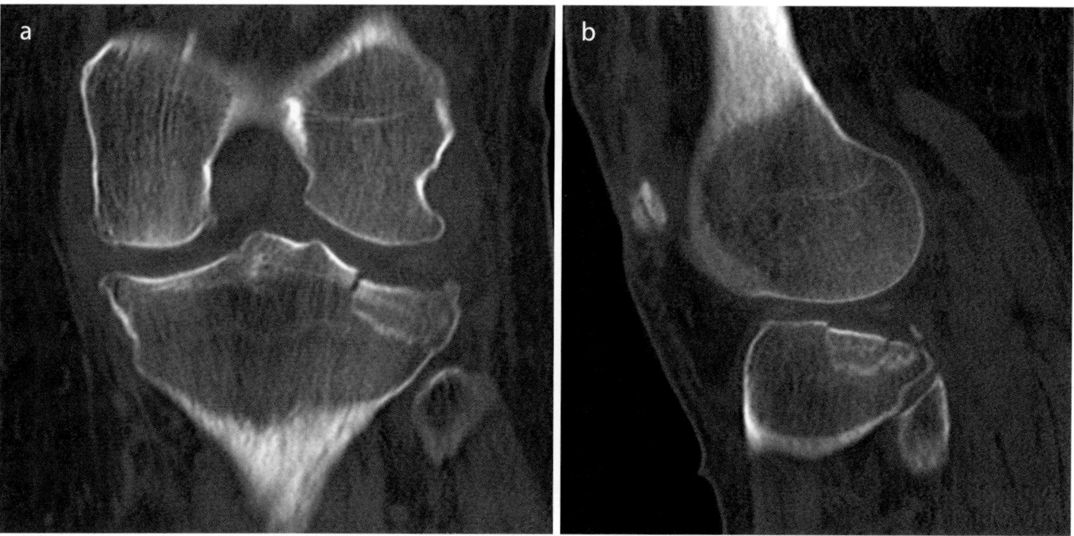

图 3.92 （a）胫骨平台外侧骨折伴轻微关节面凹陷。（b）CT 用于更好地显示骨折和制订手术计划

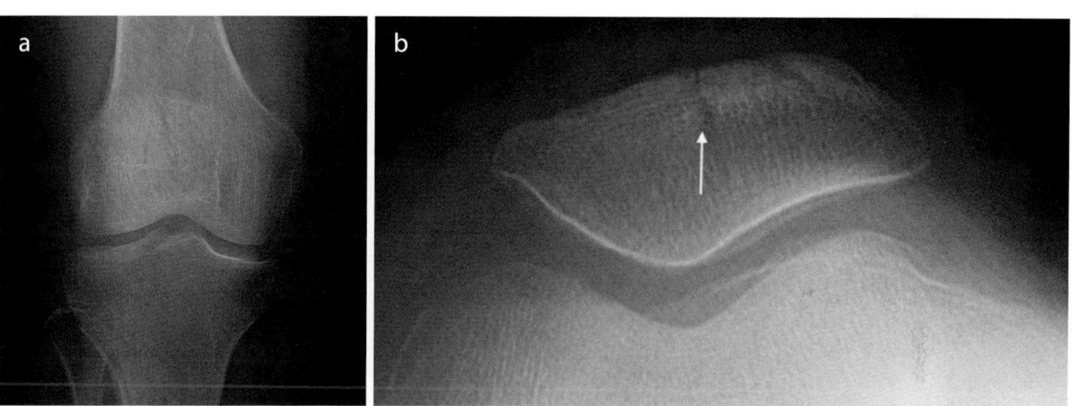

图 3.93 （a）髌骨细微纵向骨折线，你能看见吗？（b）Merchant 位图像上可以明确看到骨折线

能帮助你诊断的信息：

- 病史和查体总是很重要的。
- 髌骨前软组织肿胀，提醒存在潜在的骨折。
- Merchant 位图像有助于评估这些骨折，并且可能是唯一可以看到骨折线的图像。

二分髌骨

正常变异，但可能被误认为髌骨骨折。通常，区分二分髌骨和髌骨骨折是很简单的。

二分髌骨和髌骨骨折的鉴别

- 看对侧髌骨，二分髌骨双侧常见。
- 看位置，二分髌骨位于髌骨的外上缘。
- 看骨质边缘，髌骨骨折边缘尖锐，而二分髌骨边缘皮质化良好。

图 3.94a、b 显示了典型的二分髌骨。

> 要点

二分髌骨位于髌骨的外上缘，并且具有粗糙硬化的皮质缘，与清晰骨折线相反。

当然，二分髌骨并不能避免骨折（图 3.94c）。

髌骨脱位

髌骨几乎总是向外侧脱位，X 线平片上看到真正的脱位并不常见，因为拍片前脱位通常已经复位，但确实也能看到脱位（图 3.95a、b）。没有看到脱位时，可以发现最近损伤的征象，包括：

- 髌骨外侧半脱位或倾斜，通常在 Merchant 位图像上显示最佳。
- 髌骨内侧缘有小骨折碎片。
- 软组织肿胀和关节积液。

通常伴有髌内侧支持带和内侧髌股韧带损伤。几乎总是伴有髌骨内侧关节面和股骨外侧髁骨挫伤，关节腔内常可见骨软骨碎片或者软骨碎片。这些损伤 MRI 显示更佳。

机能不完全性骨折

软骨下机能不全骨折通常发生在股骨内侧髁负重面，几乎总是发生在骨量减少的老年人中。这种损伤小且细微，早期容易漏诊。但是早期诊断很重要，可以防止骨软骨进一步损伤。

X 线平片上表现为局灶性硬化和骨软骨不规则、变平（图 3.96）。MRI 可见明显的骨髓水肿和清晰的骨折线（图 3.97）。

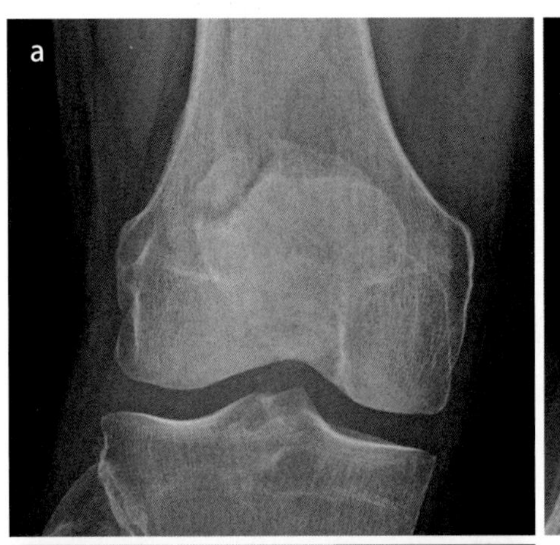

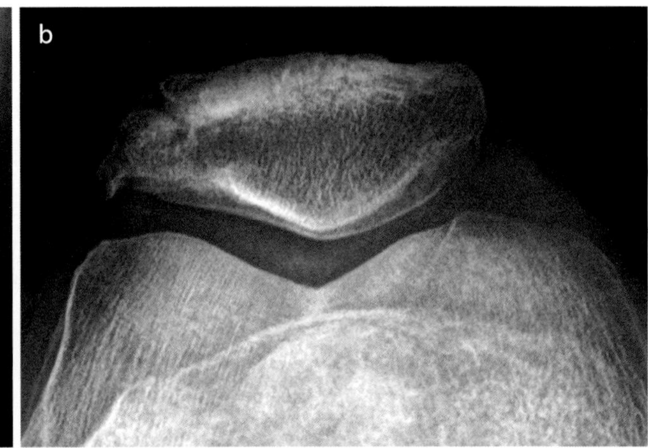

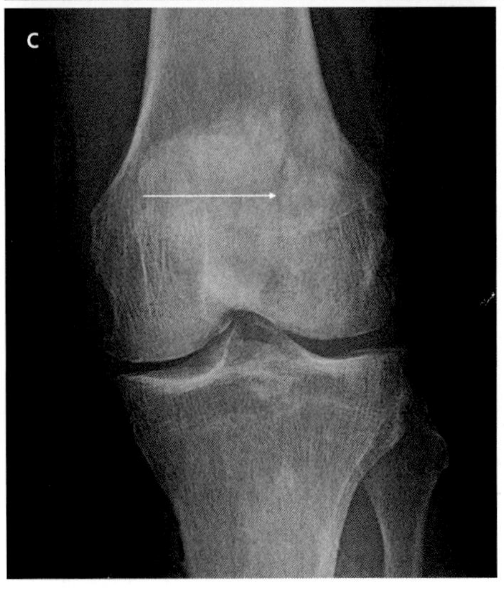

图 3.94 （a）二分髌骨，位于髌骨的外上缘，边缘与锐利的骨折线不同。（b）二分的髌骨边缘有硬化的骨皮质，不是骨折。（c）纵向髌骨骨折（箭）和二分髌骨，首次检查时，骨折线被漏诊

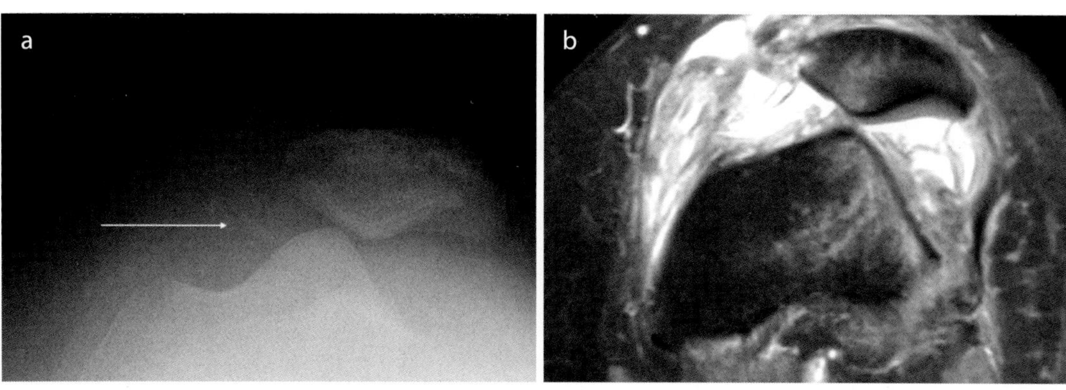

图 3.95 （a）髌骨在 X 线平片上仍处于脱位状态属于罕见病例，更常见的表现是髌骨在拍照时已经归位，小的骨折碎片（箭）是脱位的表现之一。（b）相应的 MRI 显示骨挫伤和髌内侧支持带和内侧髌股韧带撕裂

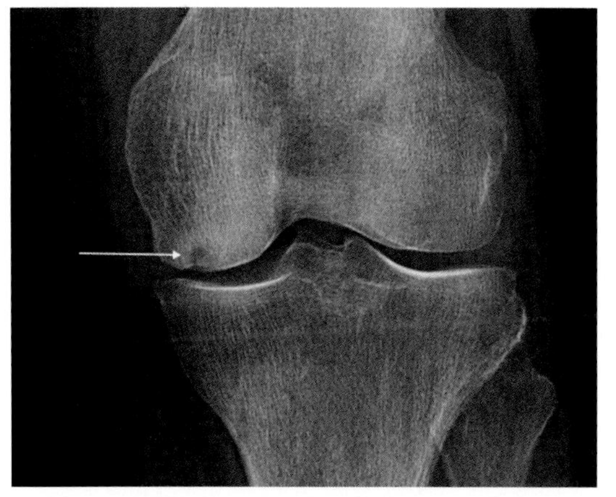

图 3.96 股骨内侧髁机能不全性骨折，表现为不规则局灶性透亮区，伴关节面不规则和周围反应性硬化。本例表现较明显，较早期病灶不易发现

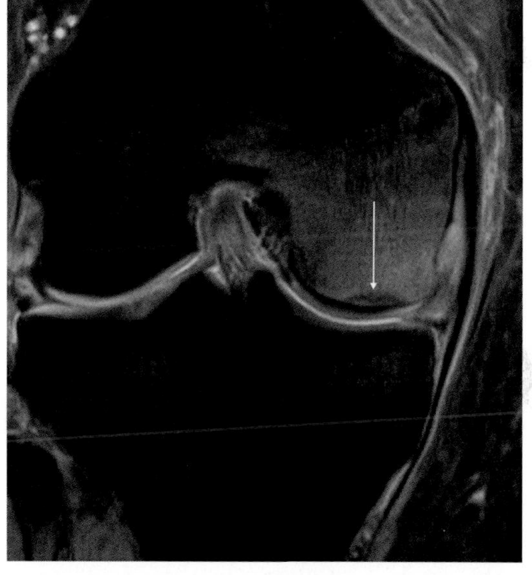

图 3.97 另一患者的 MRI 清晰显示股骨内侧髁软骨下黑色骨折线伴周围骨髓水肿

应力性骨折

与机能不全性骨折不同，应力性骨折发生在运动员和从事重复应力运动或活动的人员中，常见于跑步。与机能不全骨折一样，应力性骨折首次 X 线平片检查常为阴性，尤其在早期阶段。后期出现局灶性硬化或骨膜反应（图 3.98a）。X 线平片上很少能看见骨折线，但 MRI 上可以清楚显示（图 3.98b）。

脱位

膝关节脱位诊断不难（图 3.99），但重要的是记住：脱位可能伴随血管损伤，需要进行 CT 血管造影或其他相似检查评估动脉损伤。韧带肯定有损伤，神经也有损伤可能。

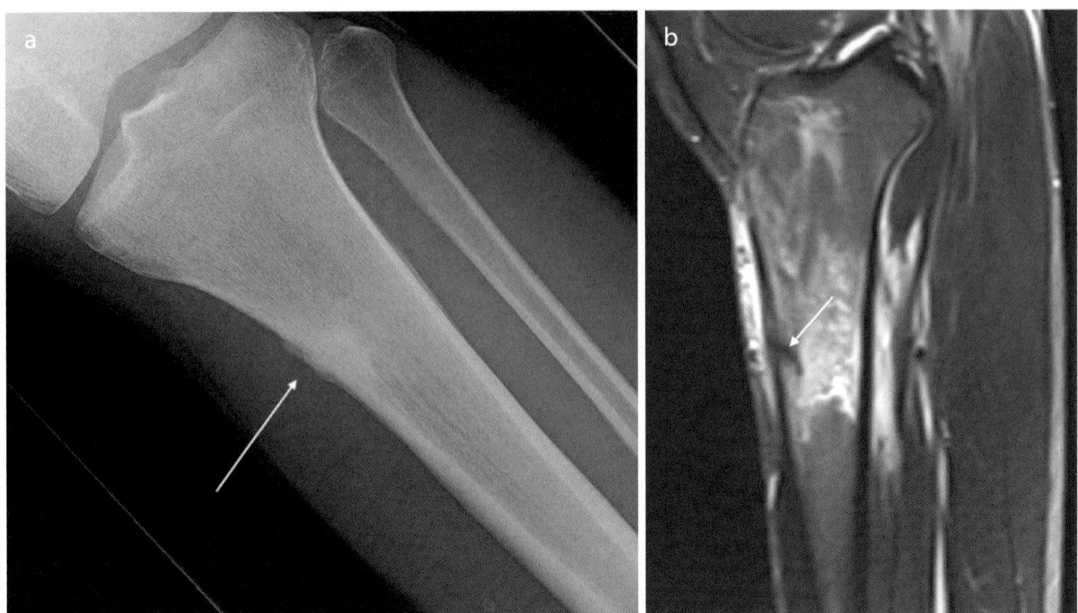

图 3.98 （a）胫骨内侧应力性骨折伴骨质硬化和骨膜反应。（b）MRI 显示清楚骨折线（箭）和周围的骨髓水肿

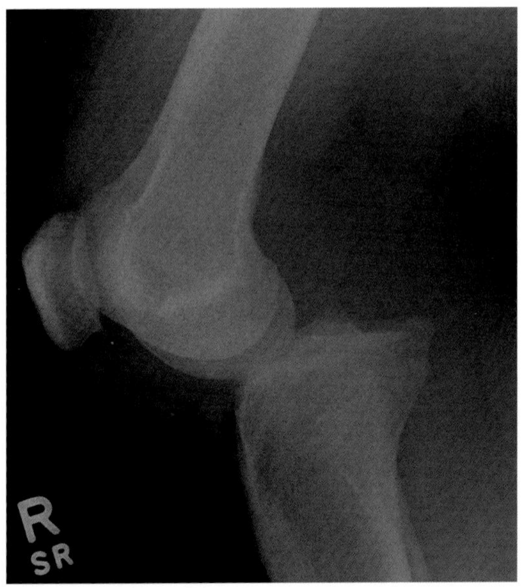

图 3.99 膝关节脱位，不能满足于这个诊断。可能存在血管损伤，应该建议血管造影

踝关节

踝关节损伤是最常见的肌肉骨骼损伤之一。骨折，特别是外踝骨折很常见。双踝骨折、三踝和孤立的后踝骨折发生率稍低，通常急诊室、急救人员，当然也包括骨科医师可以发现这些骨折。而较少见的损伤，未经培训的医师容易漏诊。

踝关节观察清单

- 侧位 X 线平片
- 第 5 跖骨基底部
- 跟骨前突
- 足舟骨或距骨的背侧关节囊撕脱性骨折

正位 X 线平片或踝穴位

- 距骨外侧穹窿
- 距骨外侧突
- 跟骨外侧趾短伸肌附着处

观察踝关节有六个关键部位。

根据观察清单读片。

观察、学习。

第5跖骨基底部骨折

很常见的足部损伤，足部X线平片容易显示。踝关节扭伤时，通常只拍踝关节平片，应包括第5跖骨基底部，但骨折可能仅在踝关节侧位X线平片能显示，如果不全面仔细观察就可能漏诊。我们在踝关节X线平片中漏诊过很多次该部位骨折。如果知道该观察什么部位，就绝不会漏诊（图3.100）。

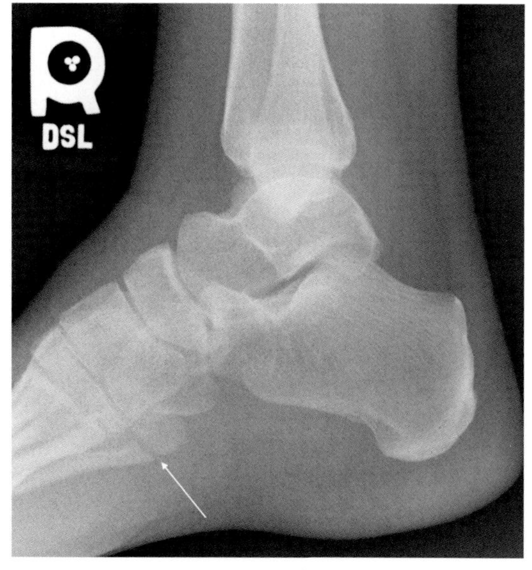

图3.100 第5跖骨基底部骨折。首先要观察这个部位，你会发现骨折，不然会漏诊。这是1区损伤

第5跖骨近端骨折的Torg分类系统

1区——最近端骨折并累及粗隆

2区——干骺端与骨干交界处骨折

3区——更远端骨折，累及近端骨干

除了评估骨折移位或者受牵拉的程度，评估跖骨基底部与骨折的远近关系很重要。Torg分类系统根据骨折与跖骨粗隆的距离将其分类为1区、2区或3区损伤。

此分类系统的理论基础是：更常见和最近端的1区损伤保守治疗即可愈合，而更远端的2、3区骨折可能需要手术以防止延迟愈合或骨不愈合。

跟骨前突骨折

不常见但容易漏诊的骨折。单发跟骨前突骨折，如果没有正确诊断并治疗，可能导致持续性疼痛（图3.101a、b）。

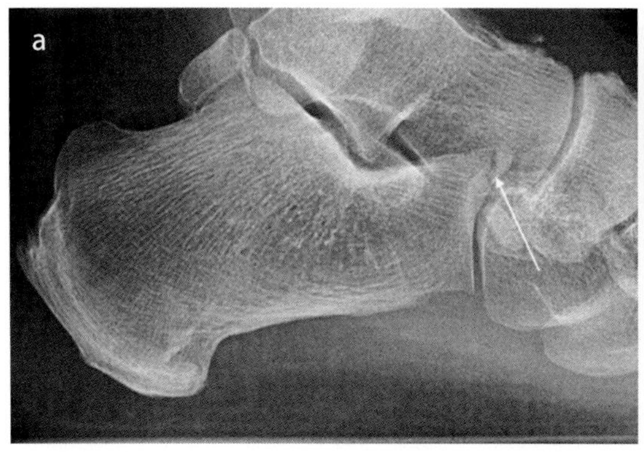

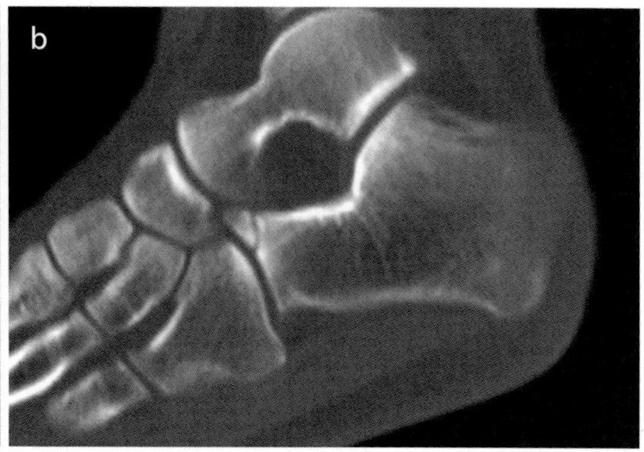

图3.101 （a）典型的跟骨前突骨折。同时伴有距骨背侧陈旧性关节囊撕脱性骨折。（b）跟骨前突的亚急性骨折，延迟诊断可能导致不愈合

背侧关节囊撕脱性骨折

这些细微的撕脱性骨折很常见，如果不熟悉就很容易漏诊。距骨和（或）舟骨的背侧关节囊韧带可撕脱伴小片皮质（图 3.102）。沿踝关节背侧经常可以发现这类陈旧性损伤。

距骨穹窿外侧外伤性骨软骨骨折

距骨穹窿急性骨软骨损伤和骨折通常沿外侧面，与扭转内翻损伤相关（图 3.103）。距骨穹窿内侧的骨软骨损伤常见于退行性改变，是由于重复性损伤和磨损所致。

距骨外侧突骨折

通常称为单板滑雪者损伤，因为单板滑雪时足踝容易发生背屈内翻损伤，常规踝关节 X 线平片很难显示，需要认真在前后位 X 线平片上观察距骨外侧突（图 3.104）。

趾短伸肌起点骨折

趾短伸肌起源于跟骨背外侧。该位置的撕脱性骨折不常见，也是反复被漏诊的损伤。足部或踝部 X 线平片可以显示，表现为跟骨外侧微小的撕脱骨碎片，有时较大（图 3.105）。

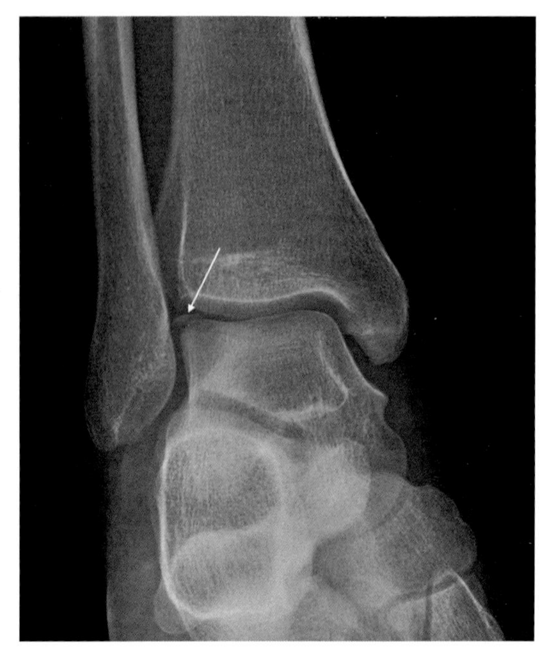

图 3.103 距骨穹窿外侧急性外伤性骨软骨骨折，穹窿外侧损伤以急性外伤常见、穹窿内侧损伤常见于退行性改变

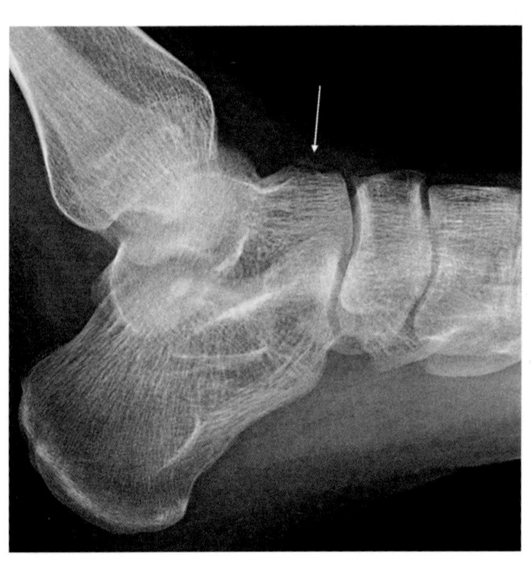

图 3.102 距骨背侧关节囊撕脱性骨折小碎片

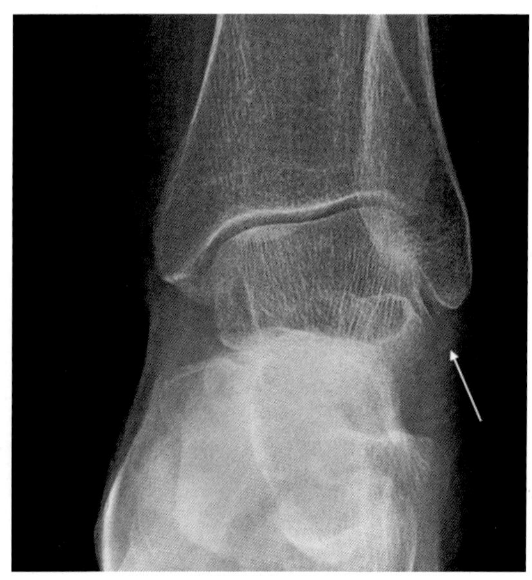

图 3.104 距骨外侧突撕脱性骨折，容易漏诊、必须仔细观察

腓骨远端骨折

腓骨远端骨折是常见损伤。有不同的类型和分类系统，骨折可以发生在外踝远端或近端。腓骨远端小的撕脱骨折（图 3.106）非常常见，表现可能不如其他类型的骨折明显，邻近软组织肿胀和踝关节积液可提示骨折。

三踝骨折

这是一种更严重的损伤，即内、外踝和胫骨平台后部——后踝（图 3.107a、b）骨折。这些骨折几乎都需要手术内固定治疗。孤立的后踝骨折也可能发生，X 线平片通常难以发现，除非有明显移位（图 3.108）。

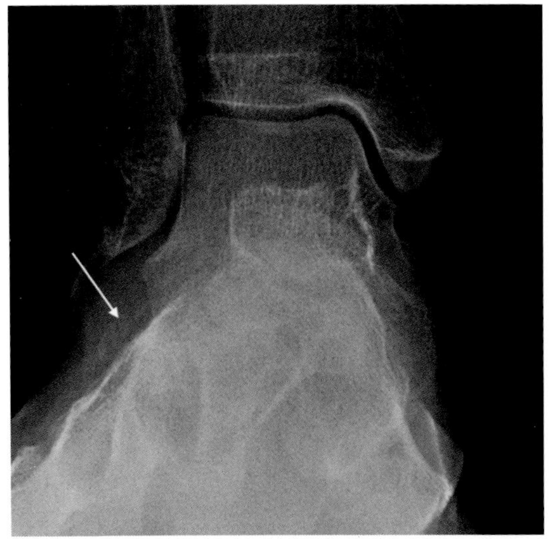

图 3.105 跟骨外侧的趾短伸肌起点撕脱性骨折

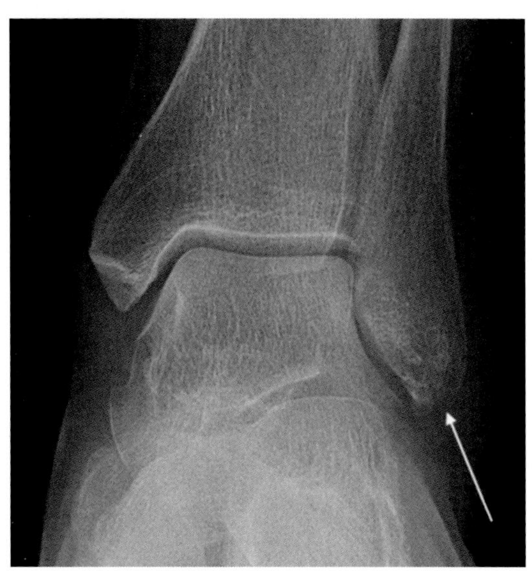

图 3.106 腓骨远端轻微撕脱性骨折

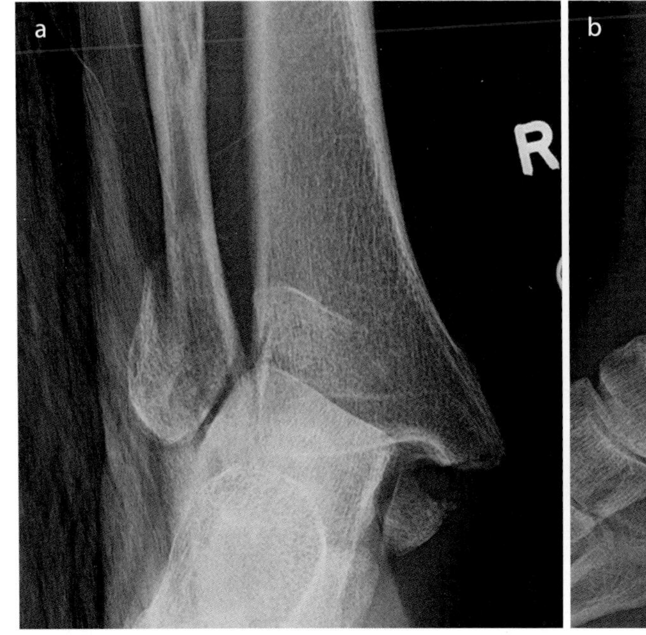

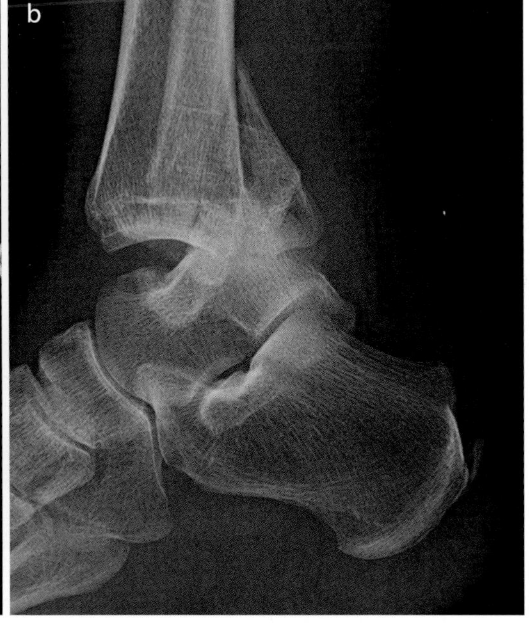

图 3.107 （a）三踝骨骨折伴踝关节脱位。（b）侧位 X 线平片更好地显示了踝关节脱位和后踝骨折

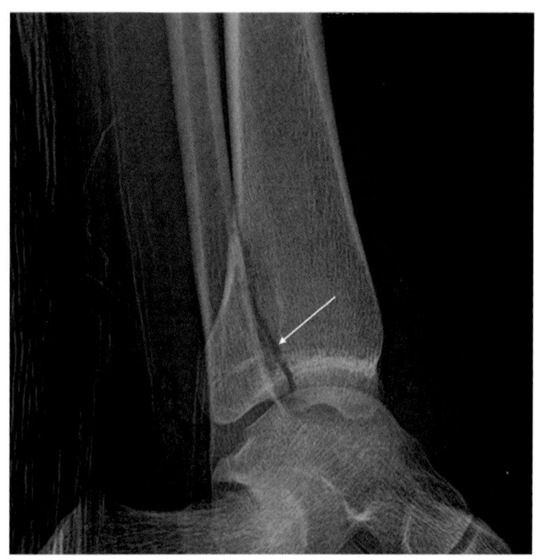

图 3.108 孤立性后踝骨折。本例表现明显，有时只表现为皮质轻微错位和不规整，需要警惕

Maisonneuve 骨折

Maisonneuve 骨折或损伤是一种沿内踝方向损伤的模式，暴力经胫腓联合向上传递，可以导致腓骨近端骨折（图 3.109a、b）。内踝损伤可能是内踝骨折或是三角韧带损伤 – 表现为踝关节内侧间隙增宽。因此，发现单独内踝骨折或三角韧带损伤的征象，请务必检查腓骨近端。

> **> 要点**
>
> 发现孤立性内踝骨折或踝关节内侧间隙变宽 – 三角韧带损伤征象时，应该马上提醒对腓骨近端进行检查。

跟骨应力性骨折

常发生在新兵。

应力性骨折沿跟骨后部发生，骨折线清晰可见时常垂直于跟骨的足底侧骨皮质。早期应力性骨折 X 线平片无法显示，后期表现为反应性、愈合性线性硬化区（图 3.110a）。只有 MRI 可以显示骨折线（图 3.110b），部分病例 CT 也可以显示骨折线。

跟腱损伤

X 线平片可以显示跟腱损伤和跟腱病。X 线平片主要显示骨和关节，但也可以显示其他结构。正常的跟腱投影是清晰的略高密度细线条。如果在 X 线平片该线条变厚或中断，可能会存在跟腱病变（图 3.111a、b）。

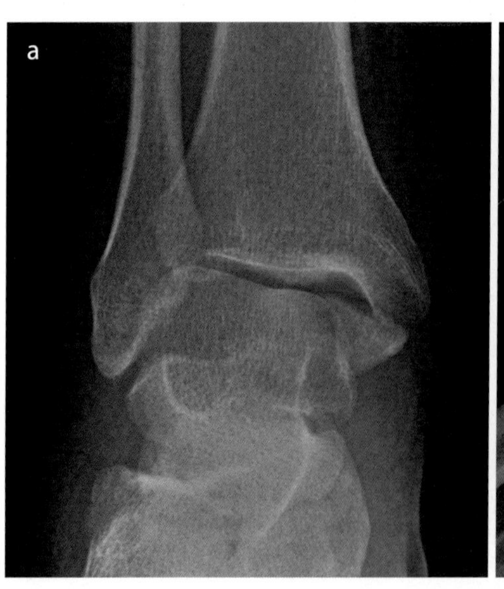

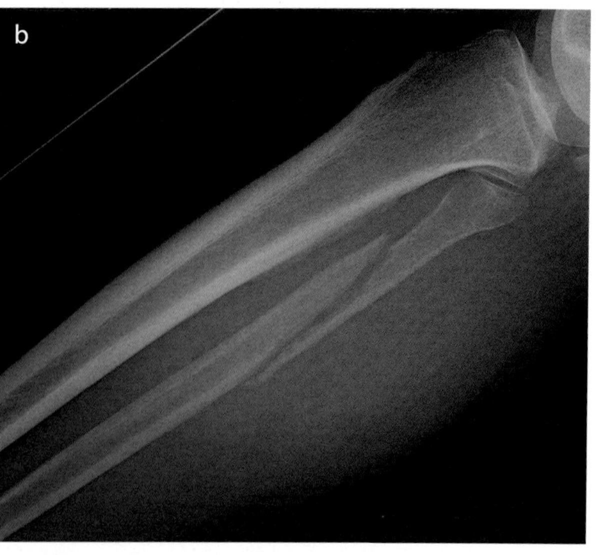

图 3.109 （a）孤立性内踝横向骨折。如果你发现内踝孤立性骨折，要立即考虑到可能伴有腓骨近端骨折，如果还没有摄片就要建议进一步检查。（b）你对了，确实有腓骨近端骨折。要给你颁奖

显然，MRI 或超声可以更好地显示跟腱病变或损伤的特征，但 X 线平片表现异常可以提示进一步检查。

骨折水疱

了解骨折水疱的 X 线平片表现，以免困惑或尴尬。骨折水疱是一种罕见的与骨折相关的皮肤损伤，通常由高能量损伤导致。体检时，水疱是显而易见的，但如果不了解其 X 线平片表现，读片时可能就无法解释（图 3.112a、b）。

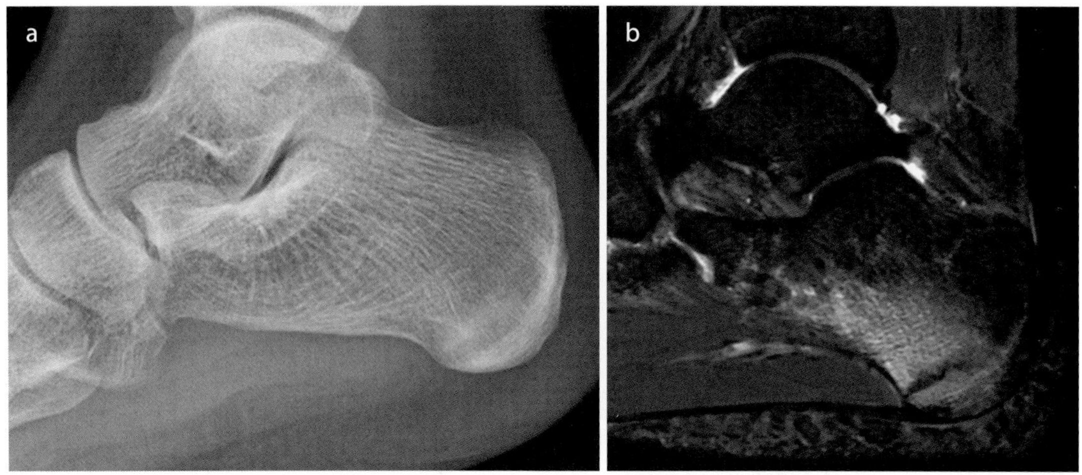

图 3.110 （a）嘿，你为什么一瘸一拐的？哦，你有应力性骨折。能看到跟骨后部受伤部位细微的硬化线吗？（b）MRI 更清晰，黑色的应力性骨折线伴周围骨髓水肿。高信号提示损伤

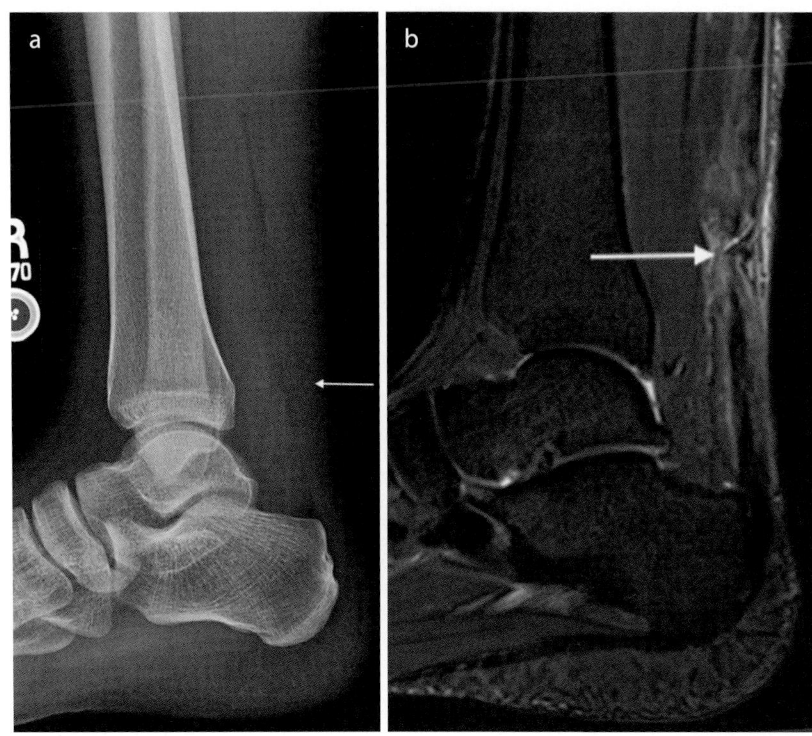

图 3.111 （a）跟腱显影异常，局灶性不规则裂隙提示撕裂。撕裂首先通过这幅图像得到诊断，所以 X 线平片可以诊断肌腱病变。（b）随后的 MRI 显示跟腱撕裂

肌腱卡压

CT 用于更好地描述骨折的特征，并且用于术前规划。重要的是，CT 不仅要观察和评估骨损伤，还要评估肌腱。肌腱在 CT 上显示清晰，注意观察肌腱在骨折碎片内或邻近有无被卡压（图 3.113a、b）很重要。外科医师可能忽略这一点，却是影响骨折如何治疗的重要因素。

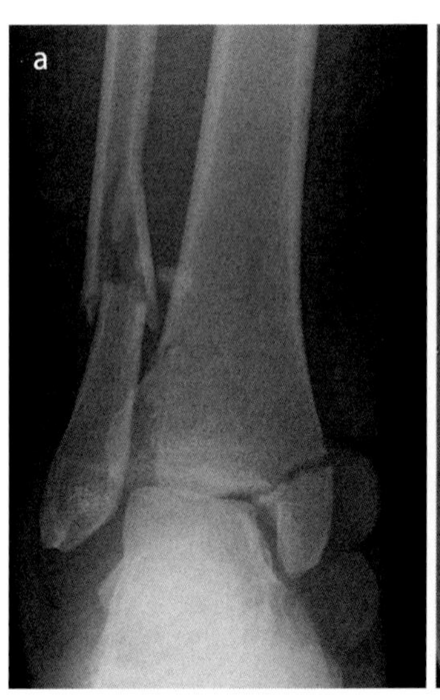

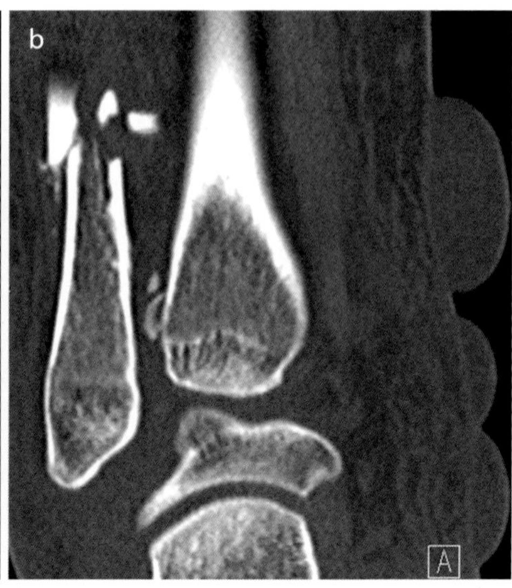

图 3.112 （a）骨折诊断明确，沿内踝凹凸不平隆起是什么？（b）这是骨折水疱的 CT 表现，大小各不相同。踝关节进行过查体的人很清楚这个表现，如果不了解这个表现，可能会让你感到困惑。我们曾经被误诊为神经纤维瘤和其他病变的病例

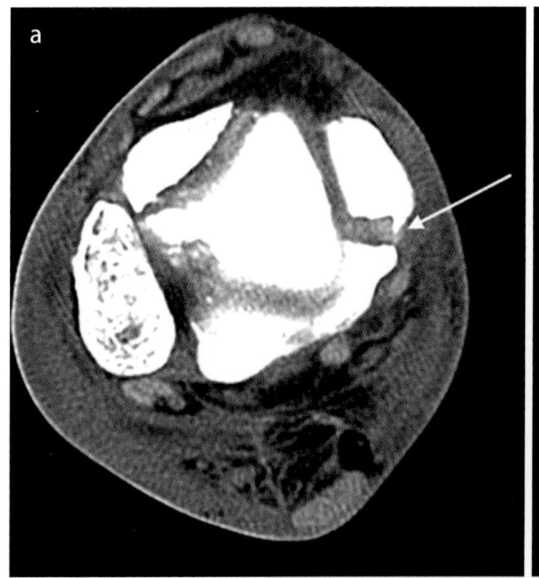

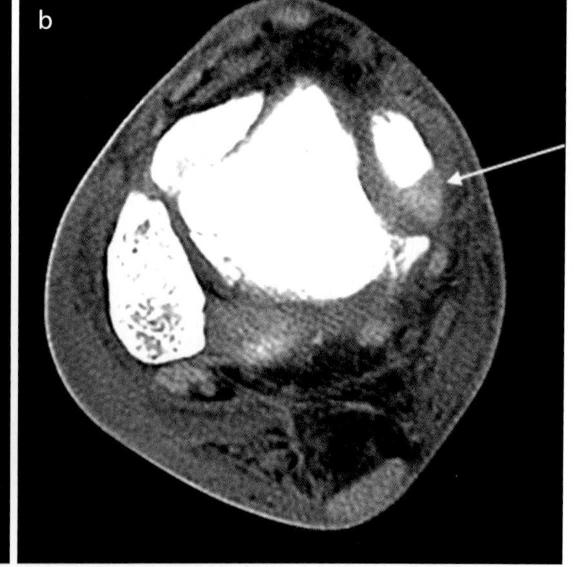

图 3.113 （a）胫骨后肌腱（灰色卵形结构）卡在内踝骨折碎片和胫骨之间，这是 CT 观察重点。（b）不同平面的 CT 图像显示肌腱与内踝骨折碎片相邻

足部

最后一部分，开始讨论足部损伤。在此，我们仅讨论几种损伤类型。

儿童第 5 跖骨基底部骨折

这是潜在的诊断陷阱，了解正常骨化中心的表现，才不会把儿童第 5 跖骨基底部的骨化中心都诊断为骨折。骨突骨化一般在 10~12 岁，几年后融合，表现为与跖骨平行的小的线性钙化。大多数骨折发生在跖骨基底部，骨折线呈横向或斜行。当然未融合的骨突也可以发生骨折（图 3.114）。

> **> 要点**
>
> 正常第 5 跖骨基底部骨突是垂直方向的钙化，而骨折呈横向或斜向。

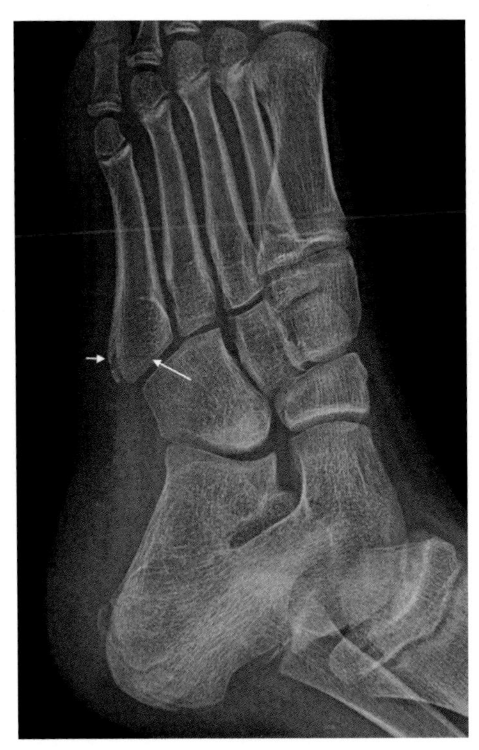

图3.114 10岁患者，第5跖骨基底部骨折（长箭）。正常的骨突骨化中心与跖骨平行，伴部分钙化（短箭）。记住：不要把正常的骨突误认为骨折

Lisfranc 损伤

Lisfranc 关节是指跗跖关节。此处损伤表现轻微、容易漏诊，而延迟诊断或漏诊可能影响患者长期健康。典型的跗跖关节损伤通常累及跖骨基底部骨折，可以伴有跗跖关节偏移和脱位以及韧带损伤。这些损伤有许多不同的变化和模式，但需要观察的关键点是跗跖关节的偏移或分离，通常集中在第 1、2 跗跖关节，伴有相关骨折。

有时小的撕脱骨折是唯一征象（图 3.115a、b）。负重位摄影使关节偏移加重而有助于诊断。在图 3.115c 中，第 2 跖骨基底部和中间楔骨有非常细微的偏移和分离。图 3.115d 显示正常对位关系。

> **> 要点**
>
> 第 2 跖骨内侧皮质和中间楔骨内侧皮质之间的轻微偏移和分离是跗跖关节损伤不易察觉的征象。

图 3.116 是较明显的损伤病例，表现为第 2 跗跖关节增宽和偏移。有时骨折和脱位非常明显，这时诊断容易。

跖骨颈骨折

另一个经常漏诊的足部骨折是跖骨颈骨折，特别是骨质疏松的老年患者。这些可能是细微的，有时跖骨颈骨折引起轻微成角、不规则（图 3.117）。开始愈合时会更加明显。

骨应力性损伤

我们已经看到过股骨、胫骨和跟骨应力性骨折。跖骨也是应力性骨折 / 损伤的常见部位。长途背包行军可能出现损伤。与所有应力性骨折和骨应力损伤一样，首次 X 线平片检查往往未见异常或仅有轻微异常，需要高度警惕。随着时间的推移，X 线平片表现会变得明显。图 3.118a、b 和 c 显示了一名

15 岁跑步者跖骨应力骨折 3 个月的演变。

趾骨骨折

最后一个需要关注的、很常见的趾骨骨折，也很容易被漏诊。拍摄足部 X 线平片，却不知道重点观察部位时更容易漏诊。

通常需要专门拍摄足趾 X 线平片。根据我们的经验，创伤的情况下专门拍摄的足趾 X 线平片上发现骨折的概率非常高，即使对小的皮质损伤也应该保持警惕。图 3.119a、b 为典型骨折。请注意，通常只有某一体位的图像上能显示清楚，所以需要多个拍摄体位。

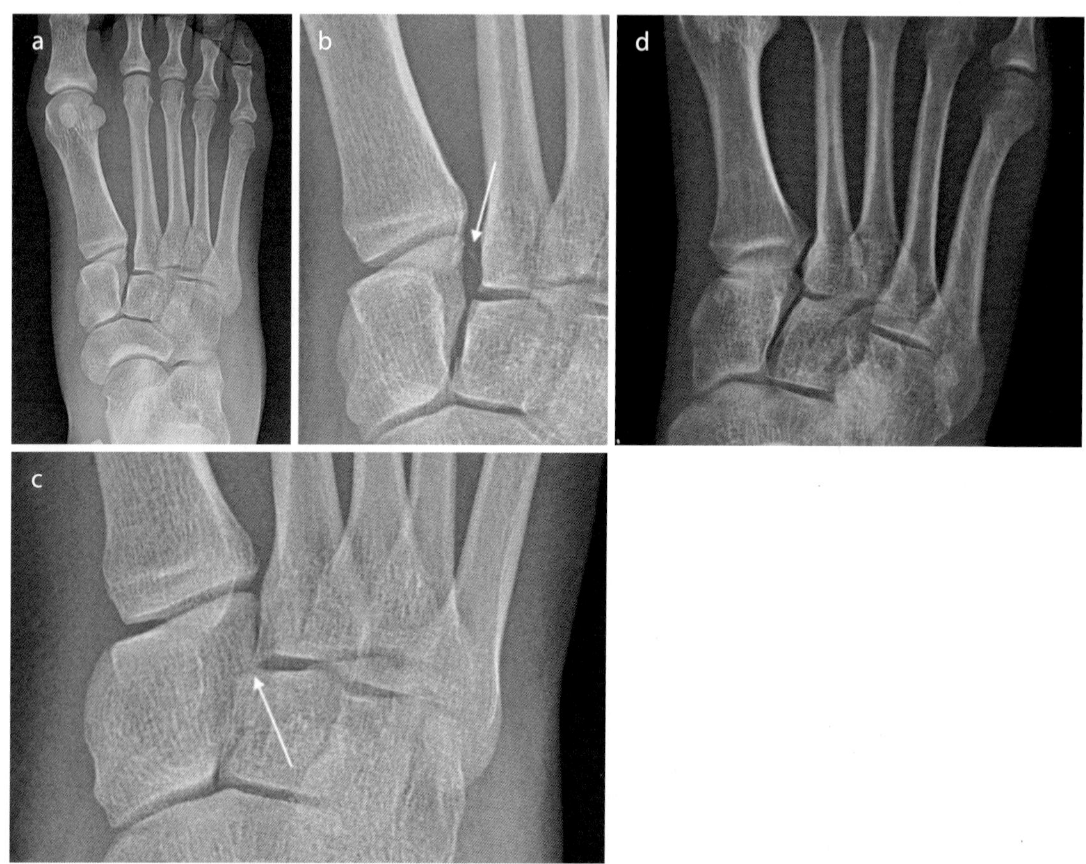

图 3.115　（a）你看到损伤了吗？有时表现很清楚，有时却很难发现，需要福尔摩斯的观察技巧。（b）放大观察，根据两个征象可以作出诊断。撕脱骨折小碎片（箭）和第 1、2 跗跖关节的轻微偏移和增宽。（c）同一患者的负重位显示第 2 跖骨基底部和中间楔骨之间细微的偏移。观察这两块骨头的内侧骨皮质边缘应该对齐，本例没有对齐，偏移不明显，但有临床意义。（d）另一患者的负重位显示第 2 跖骨和中间楔骨的正常对位

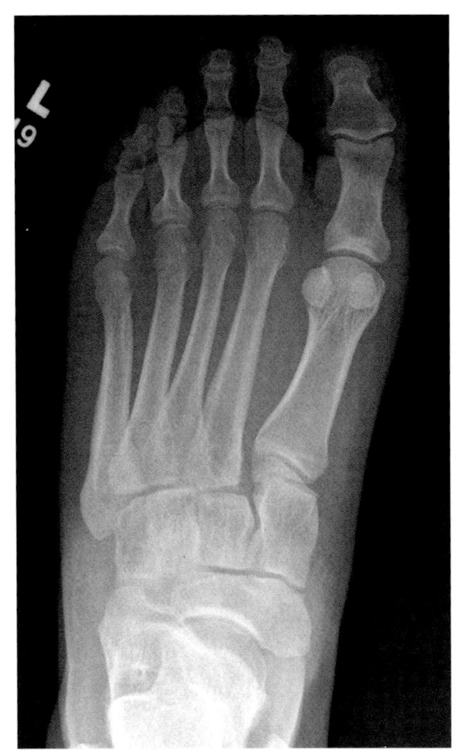

图 3.116 较明显的 Liasfranc 损伤伴跗跖关节分离，第 2～5 跖骨向外侧半脱位

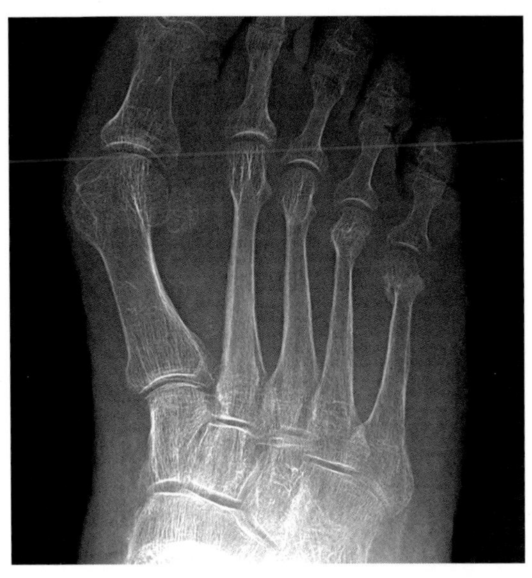

图 3.117 第 3、4、5 跖骨颈骨折。你能找到骨折吗？第 5 跖骨颈骨折最明显，伴随偏移和早期硬化。第 4 跖骨颈骨折仅可见轻微成角。第 3 跖骨颈仅表现为细微不规则。还要注意骨质疏松。这些损伤在老年人和骨质疏松人群中更常见

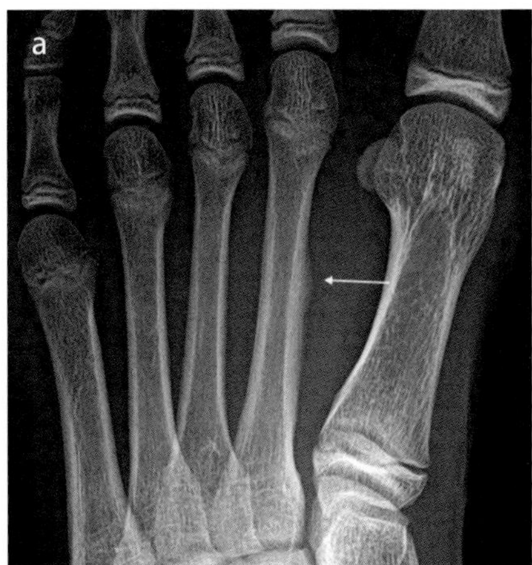

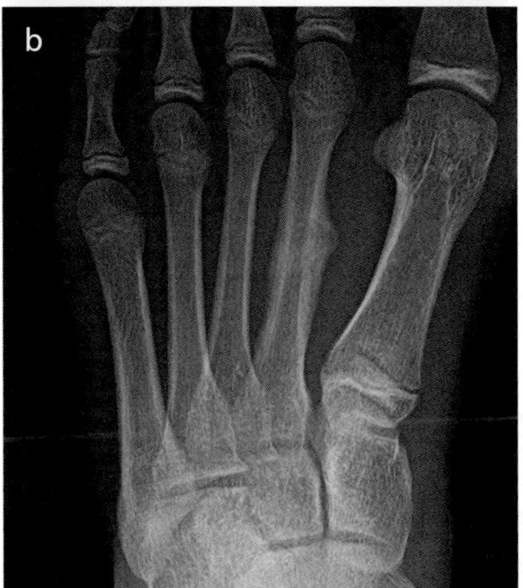

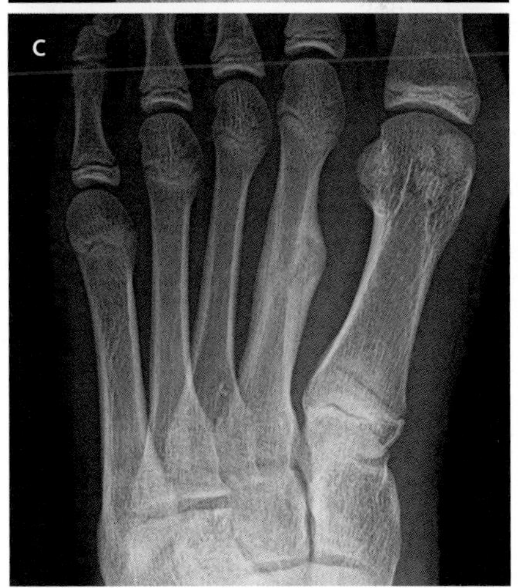

图 3.118 （a）首次 X 线平片显示第 2 跖骨内侧轻微的骨膜反应，医师敏锐地发现了这个征象并诊断为应力损伤。（b）1 个月后，应力性损伤表现更明显，有更多的骨痂和骨膜反应。（c）又过了 1 个月，骨膜反应增加、皮质增厚。但因为患者不遵医嘱，愈合过程并不像预期的那样顺利

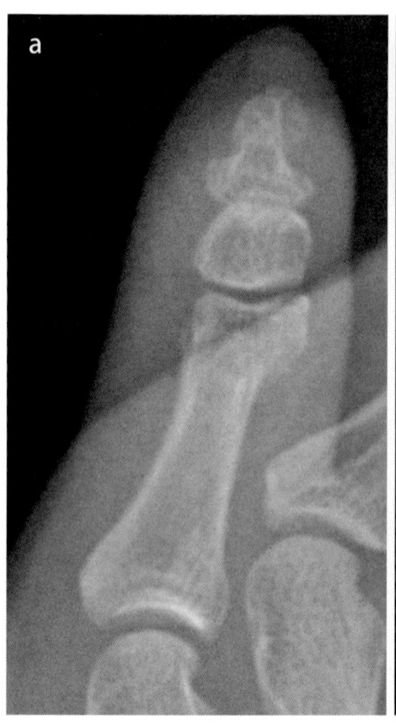

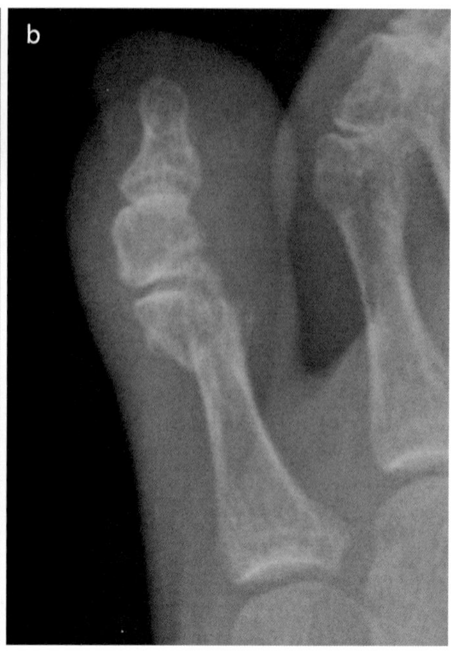

图 3.119　（a）第 5 趾近节趾骨远端骨折，此体位图像难以发现。（b）另一体位图像，骨折错位显示更明显

知识要点必记

我们已经对常见的、难以发现的外伤进行了分析。我们对一些经常被漏诊或低估的外伤进行了强调，特别 X 线平片方面。掌握这些知识，你将能生存下来并迅速成长，但要时刻保持谦逊和谨慎，创伤可以以任何形式出现在任何部位。一定会出现我们没有讨论过的、甚至出乎意料的损伤。坚持基本原则，你就会成功。

实战演习

你已经进行了基本的训练。

是时候测试自己了。

实战训练中我们提供一系列的案例。把这些当作实际工作中的病例。所有这些都是创伤病例，观察图像并完成一份简洁的报告，清楚地作出诊断和进一步诊治的建议。

将有三个层次的病例需要完成，难度层层递进。

准备好了吗？

开始吧！

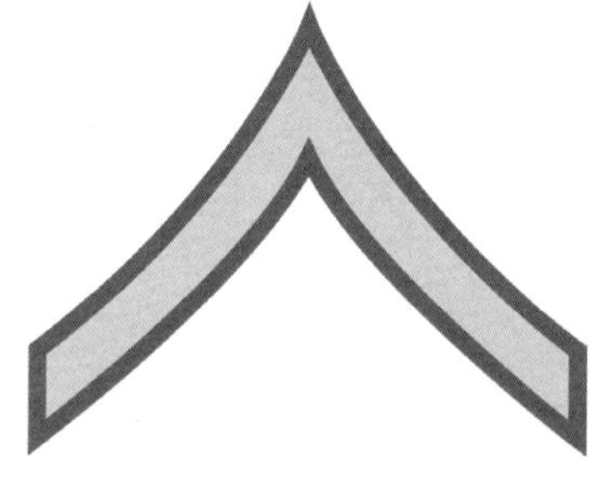

1

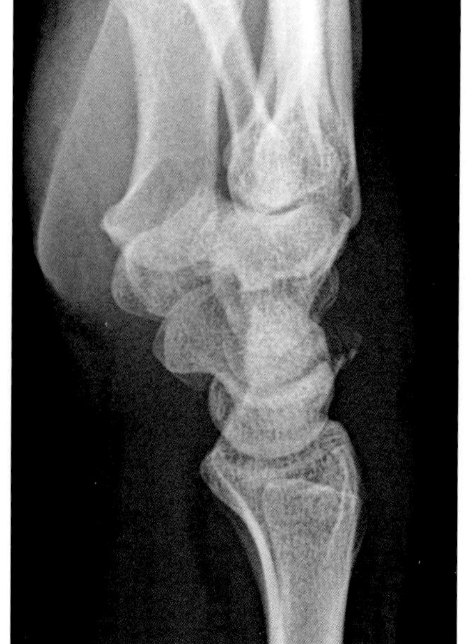

2

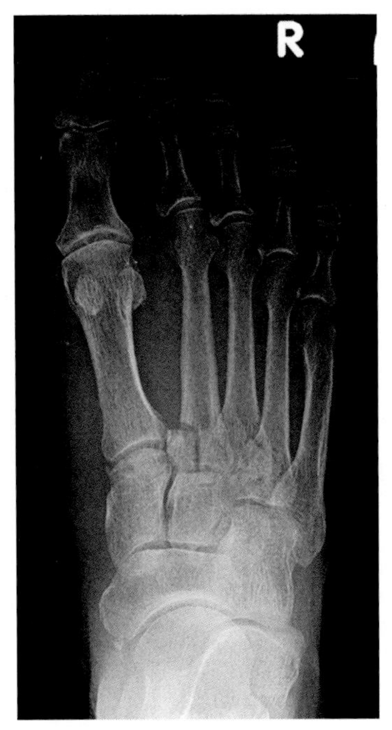

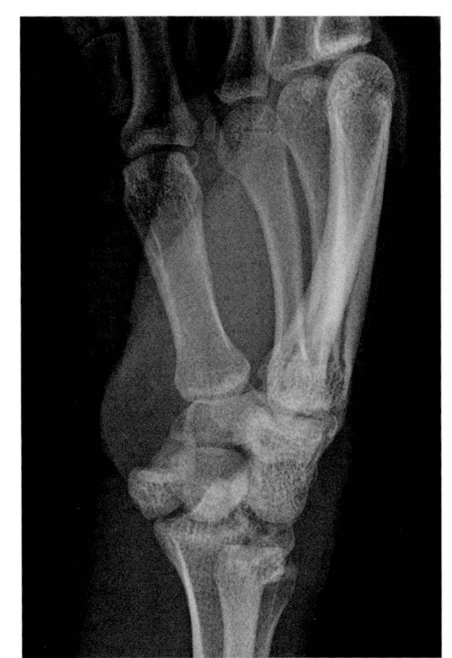

3

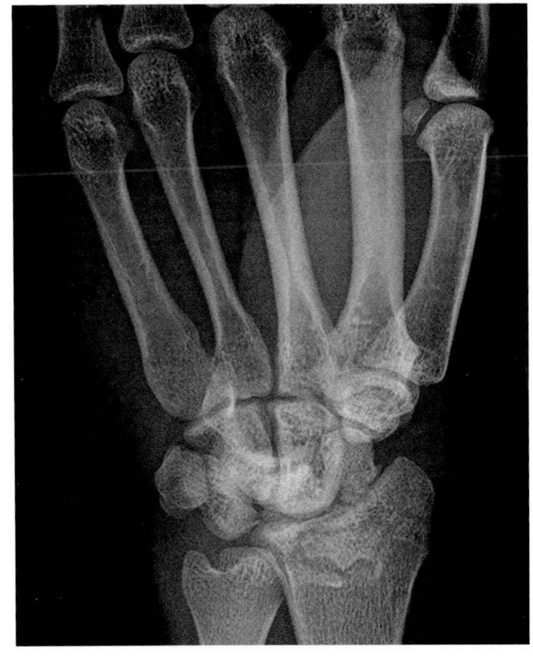

4

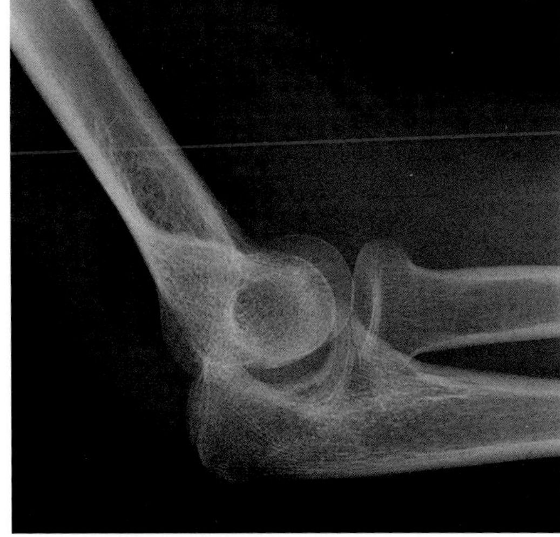

5

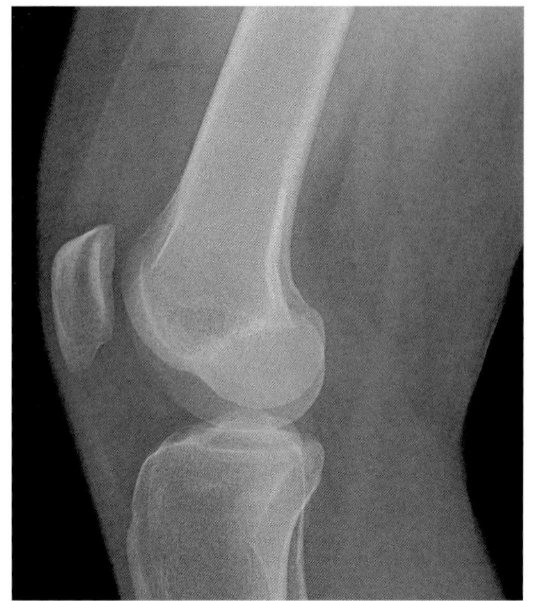

6

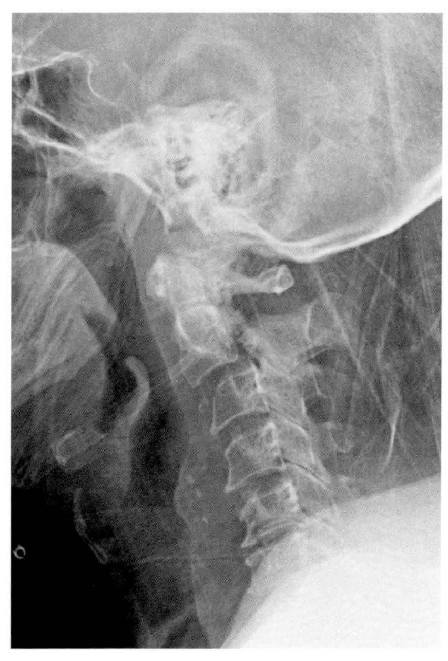

7

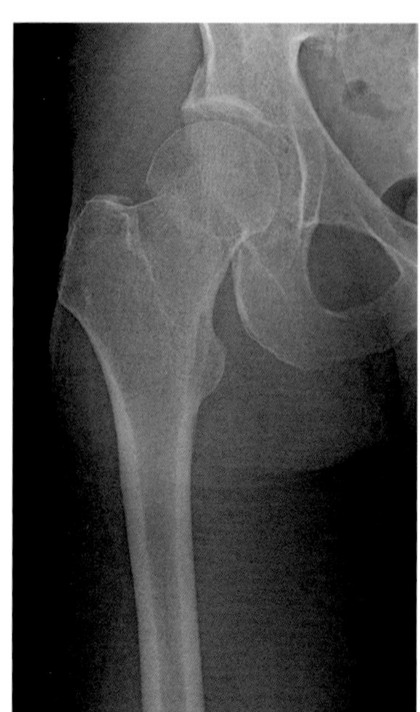

8

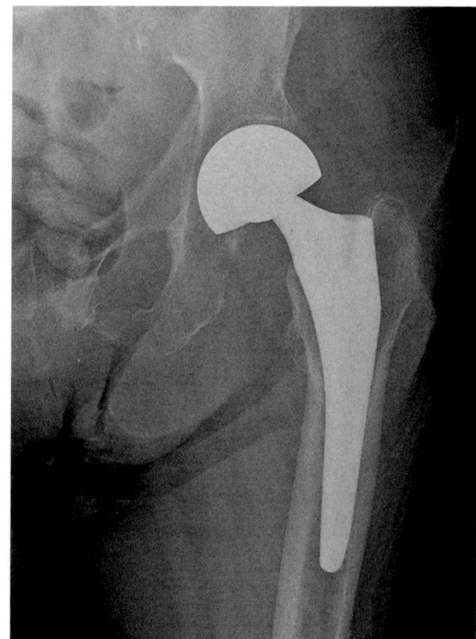

9

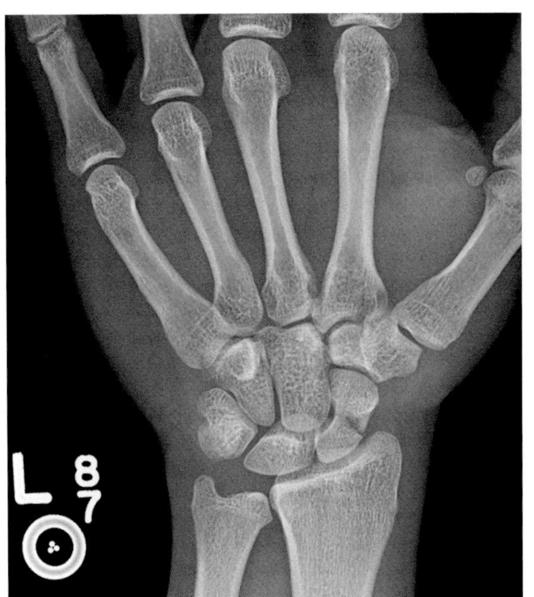

10

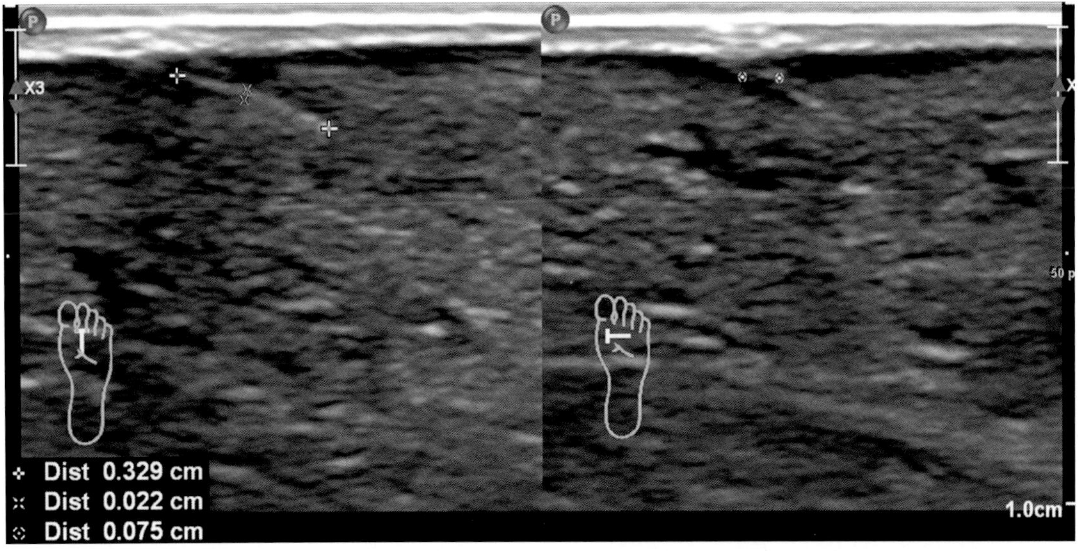

11

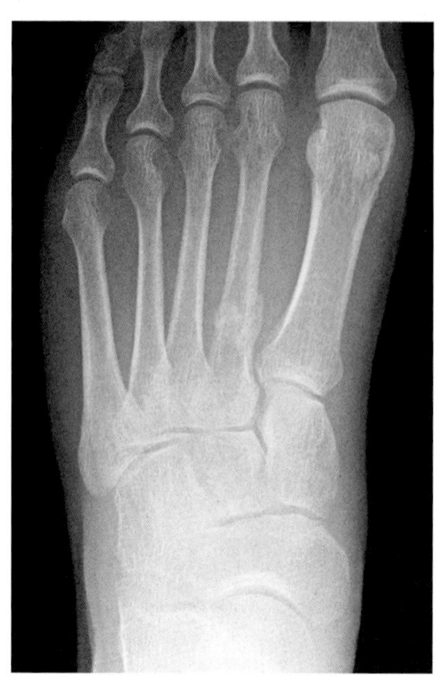

13

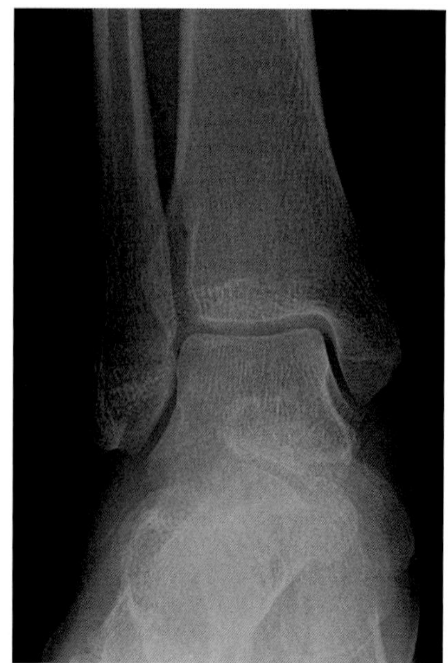

12

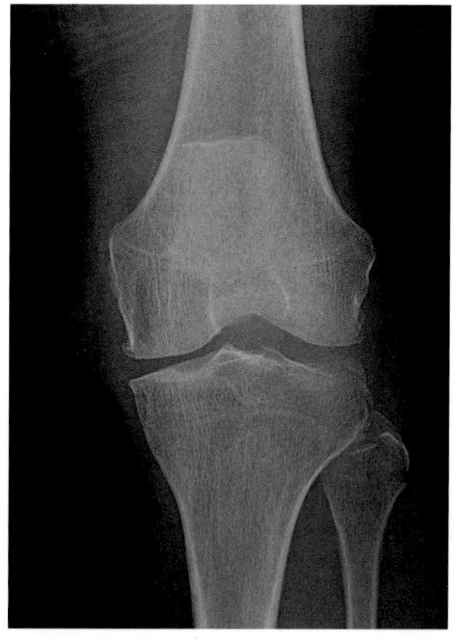

14

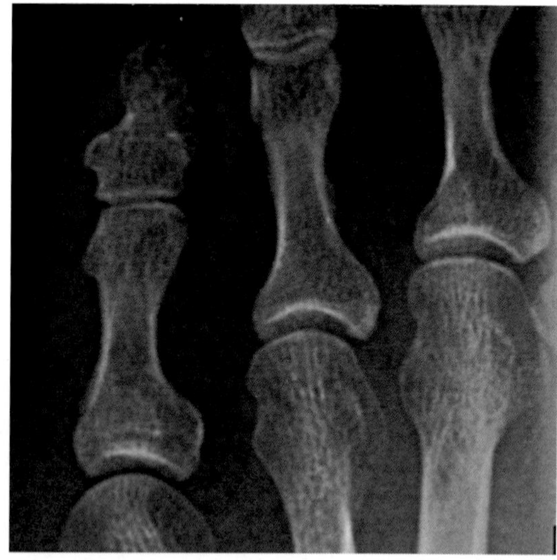

15

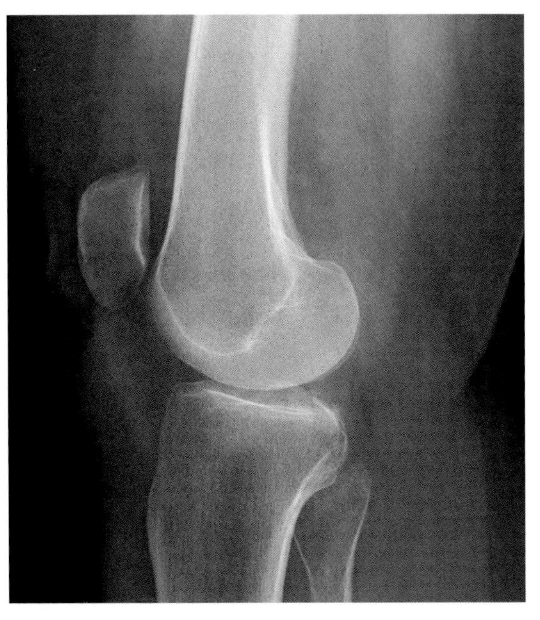

复盘评估

现在给自己打分。你感觉怎么样？诚实的自我评估会帮助你变得更强大。

1. 三角骨背侧骨折。希望你看到了那个小碎片。

2. 第 2、3 跖骨基底部有轻微移位的骨折，第 4 跖骨基底部也可能有类似损伤，跖骨轻微向外侧移位，这是 Lisfranc 损伤，应该想到是否有 Lisfranc 韧带撕裂。

3. 两个体位图像有利于正确观察。桡骨茎突和舟状骨中部骨折伴月骨周围脱位，这些骨折在正位片观察较好，月骨周围脱位伴头状骨背侧移位在侧位片评估较好。月骨关节面也不正常，向掌侧旋转而非脱位。

4. 侧位可见大量的关节积液。创伤患者，即使没有看见骨折，希望你仍怀疑有骨折。我们没有提供正位片，即使正位片也未见骨折，你仍然应该怀疑有骨折。

5. 这个病例更难。注意两个征象：首先，有大量关节积液，即脂血关节征，髌上囊内脂液平面；其次，股骨外侧髁软骨下撞击损伤，我们已经知道这种损伤与前交叉韧带撕裂相关。

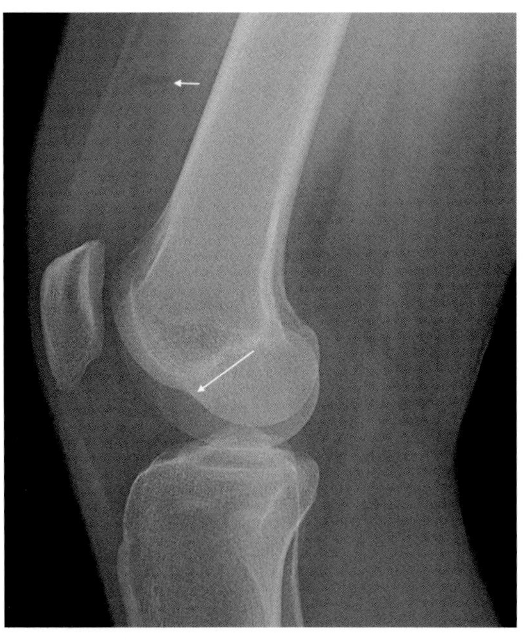

6. 颈椎损伤伴 C2 关节间部骨折伴前移，C3 上终板骨折。CT 及 MRI 检查可更好地评估。

7. 股骨颈嵌顿性骨折，这是手术造成的损伤。

8. 闭孔环下部轻微骨折。在哪里？能发现吗？这是常见损伤，保持警惕，仔细观察那些环。

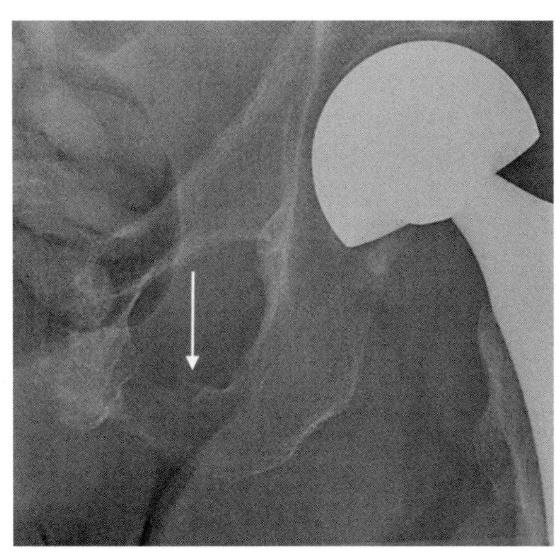

9. 舟状骨中段骨折。

10. 希望你的超声检查足够仔细，能发现足部皮下组织的小碎片。

11. 第 2 跖骨亚急性应力性骨折。

12. 图中有两个征象。首先是腓骨颈骨折，其次是胫骨外侧平台的 Segond 骨折，两者都提示膝关节内部结构的损伤。

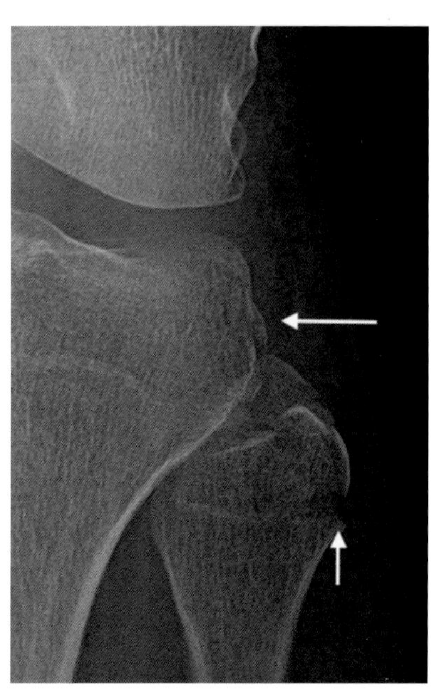

13. 趾短伸肌腱起始处小的撕脱性骨折。损伤表现很轻微，关键是需要知道在哪里观察。所有踝关节 X 线平片都需要关注该部位。

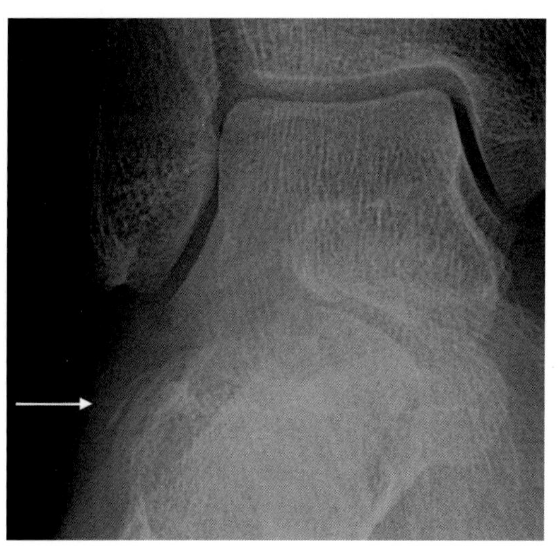

14. 单发趾骨骨折，很容易被忽略。只表现为细微的黑色横向骨折线，横穿第 5 趾远节趾骨（本例没有明显的中节趾骨，为先天性融合趾骨）。记住：一定要仔细观察趾骨细微骨折。

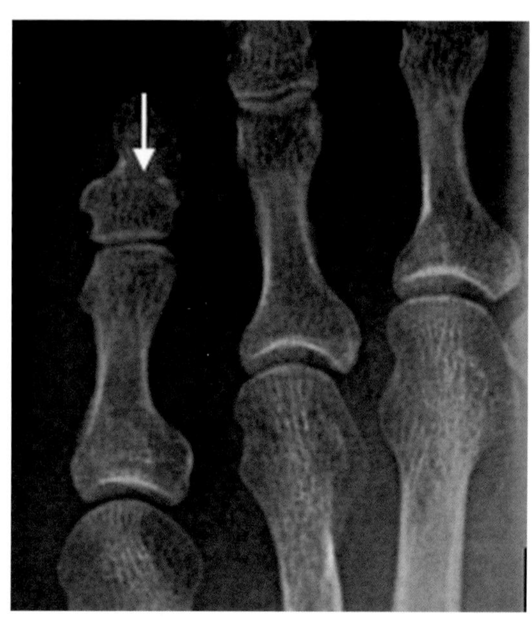

15. 胫骨平台后缘后交叉韧带附着处发生撕脱性骨折。MRI 显示清晰，但如果你有锐利的眼光，在 X 线平片上也能发现。

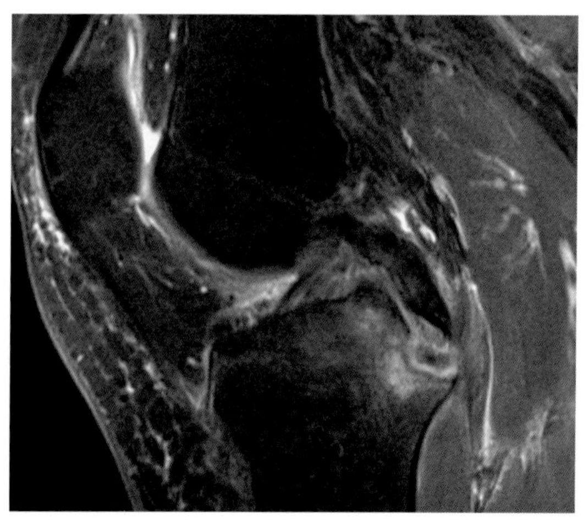

参考文献

1. Rojas CA, Hayes A, Bertozzi JC, Guidi C, Martinez CR. Evaluation of the C1–C2 articulation on MDCT in healthy children and young adults. Am J Roentgenol. 2009;193(5): 1388–92.
2. Yetkin Z, Osborn AG, Giles DS, Haughton VM. Uncovertebral and facet joint dislocations in cervical articular pillar fractures: CT evaluation. Am J Neuroradiol. 1985;6(4):633–7.
3. Mead LB II, Millhouse PW, Krystal J, Vaccaro AR. C1 fractures: a review of diagnoses, management options, and outcomes. Curr Rev Musculoskelet Med. 2016;9:255–62.
4. Baker AD. The three column spine and its significance in the classification of acute thoracolumbar spinal injuries. In: Classic papers in orthopaedics. Springer; 2014. p. 289–92.
5. Kim KS, Chen HH, Russell EJ, Rogers LF. Flexion teardrop fracture of the cervical spine: radiographic characteristics. Am J Roentgenol. 1989;152(2):319–26.
6. Mirvis SE, Young JW, Lim C, Greenberg J. Hangman's fracture: radiologic assessment in 27 cases. Radiology. 1987;163(3):713–7.
7. Toman E, Beaven A, Harland S, Porter K. Clay-Shoveler's fracture: a snapshot. Trauma. 2016;18(3):186–9.
8. Lenchik L, Rogers LF, Delmas PD, Genant HK. Diagnosis of osteoporotic vertebral fractures: importance of recognition and description by radiologists. Am J Roentgenol. 2004;183(4):949–58.
9. Khurana B, Sheehan SE, Sodickson A, Bono CM, Harris MB. Traumatic thoracolumbar spine injuries: what the spine surgeon wants to know. Radiographics. 2013;33(7):2031–46.
10. Atlas SW, Regenbogen V, Rogers LF, Kim KS. The radiographic characterization of burst fractures of the spine. Am J Neuroradiol. 1986;7(4):675–82.
11. Davis JM, Beall DP, Lastine C, Sweet C, Wolff J, Wu D. Chance fracture of the upper thoracic spine. Am J Roentgenol. 2004;183(5):1475–8.
12. Sandstrom CK, Kennedy SA, Gross JA. Acute shoulder trauma: what the surgeon wants to know. Radiographics. 2015;35(2):475–92.
13. Bankart AB. Recurrent or habitual dislocation of the shoulder-joint. Br Med J. 1923;2(3285): 1132.
14. DiChristina DG. Imaging rounds. Anterior subluxation of the shoulder with a Hill-Sachs lesion and an osseous Bankart lesion. Orthop Rev. 1992;21(4):507–12.
15. Bloom MH, Obata WG. Diagnosis of posterior dislocation of the shoulder with use of Velpeau axillary and angle-up roentgenographic views. JBJS. 1967;49(5):943–9.
16. Longo UG, Corbett S, Ahrens PM. Missed fractures of the greater tuberosity. BMC Musculoskelet Disord. 2018;19:1–5.
17. Flores DV, Goes PK, Gómez CM, Umpire DF, Pathria MN. Imaging of the acromioclavicular joint: anatomy, function, pathologic features, and treatment. Radiographics. 2020;40(5):1355–82.
18. Warth RJ, Martetschläger F, Gaskill TR, Millett PJ. Acromioclavicular joint separations. Curr Rev Musculoskelet Med. 2013;6:71–8.
19. Roedl JB, Nevalainen M, Gonzalez FM, Dodson CC, Morrison WB, Zoga AC. Frequency, imaging findings, risk factors, and long-term sequelae of distal clavicular osteolysis in young patients. Skelet Radiol. 2015;44:659–66.
20. Eajazi A, Kussman S, LeBedis C, Guermazi A, Kompel A, Jawa A, Murakami AM. Rotator cuff tear arthropathy: pathophysiology, imaging characteristics, and treatment options. Am J Roentgenol. 2015;205(5):W502–11.
21. Morag Y, Jacobson JA, Shields G, Rajani R, Jamadar DA, Miller B, Hayes CW. MR arthrography of rotator interval, long head of the biceps brachii, and biceps pulley of the shoulder. Radiology. 2005;235(1):21–30.
22. Varada SL, Popkin CA, Hecht EM, Ahmad CS, Levine WN, Brown M, Wong TT. Athletic injuries of the thoracic cage. Radiographics. 2021;41(2):E20–39.
23. MacDonald PB, Lapointe P. Acromioclavicular and sternoclavicular joint injuries. Orthop Clin N Am. 2008;39(4):535–45.
24. Kumbhar SS. Elbow effusion: utility and limitations of radiography in pediatric injuries. Appl Radiol. 2021;50(3):11–6.
25. Murphy WA, Siegel MJ. Elbow fat pads with new signs and extended differential diagnosis. Radiology. 1977;124(3):659–65.
26. Sheehan SE, Dyer GS, Sodickson AD, Patel KI, Khurana B. Traumatic elbow injuries: what the orthopedic surgeon wants to know. Radiographics. 2013;33(3):869–88.
27. Chan K, King GJ, Faber KJ. Treatment of complex elbow fracture-dislocations. Curr Rev Musculoskelet Med. 2016;9:185–9.
28. Mathew PK, Athwal GS, King GJ. Terrible triad injury of the elbow: current concepts. J Am Acad Orthop Surg. 2009;17(3):137–51.
29. Elkowitz SJ, Polatsch DB, Egol KA, Kummer

FJ, Koval KJ. Capitellum fractures: a biomechanical evaluation of three fixation methods. J Orthop Trauma. 2002;16(7):503–6.
30. Williams BD, Schweitzer ME, Weishaupt D, Lerman J, Rubenstein DL, Miller LS, Rosenberg ZS. Partial tears of the distal biceps tendon: MR appearance and associated clinical findings. Skelet Radiol. 2001;30:560–4.
31. Vishwanathan K, Soni K. Distal biceps rupture: evaluation and management. J Clin Orthop Trauma. 2021;19:132–8.
32. Acosta Batlle J, Cerezal L, López Parra MD, Alba B, Resano S, Blázquez SJ. The elbow: review of anatomy and common collateral ligament complex pathology using MRI. Insights Imaging. 2019;10(1):1–25.
33. Mabry LM, Peterson DC, Emerson AJ. Avulsion of the common extensor tendon and radial collateral ligament tear. Arch Med Case Rep. 2021;3(1):1–3.
34. Rehim SA, Maynard MA, Sebastin SJ, Chung KC. Monteggia fracture dislocations: a historical review. J Hand Surg. 2014;39(7): 1384–94.
35. Ring D. Monteggia fractures. Orthop Clin. 2013;44(1):59–66.
36. Atesok KI, Jupiter JB, Weiss AP. Galeazzi fracture. J Am Acad Orthop Surg. 2011;19(10): 623–33.
37. Mikic ZD. Galeazzi fracture-dislocations. JBJS. 1975;57(8):1071–80.
38. Sebastin SJ, Chung KC. A historical report on Riccardo Galeazzi and the management of Galeazzi fractures. J Hand Surg. 2010;35(11): 1870–7.
39. Guo RC, Cardenas JM, Wu CH. Triquetral fractures overview. Curr Rev Musculoskelet Med. 2021;14:101–6.
40. De Beer JD, Hudson DA. Fractures of the triquetrum. J Hand Surg Br Eur Vol. 1987; 12(1):52–3.
41. Lozano-Calderón S, Blazar P, Zurakowski D, Lee SG, Ring D. Diagnosis of scaphoid fracture displacement with radiography and computed tomography. JBJS. 2006;88(12): 2695–703.
42. Suh N, Grewal R. Controversies and best practices for acute scaphoid fracture management. J Hand Surg (Eur Vol). 2018; 43(1):4–12.
43. Goldfarb CA, Yin Y, Gilula LA, Fisher AJ, Boyer MI. Wrist fractures: what the clinician wants to know. Radiology. 2001;219(1):11–28.
44. Lichtman DM, Bindra RR, Boyer MI, Putnam MD, Ring D, Slutsky DJ, Taras JS, Watters WC III, Goldberg MJ, Keith M, Turkelson CM. Treatment of distal radius fractures. J Am Acad Orthop Surg. 2010;18(3):180–9.
45. Andersen DJ, Blair WF, Stevers CM Jr, Adams BD, El-Khouri GY, Brandser EA. Classification of distal radius fractures: an analysis of interobserver reliability and intraobserver reproducibility. J Hand Surg. 1996;21(4):574–82.
46. Fleege MA, Jebson PJ, Renfrew DL, Steyers CM, El-Khoury GY. Pisiform fractures. Skelet Radiol. 1991;20:169–72.
47. O'Shea K, Weiland AJ. Fractures of the hamate and pisiform bones. Hand Clin. 2012;28(3):287–300.
48. Hodge JC. Pisiform and hamulus fractures: easily missed wrist fractures diagnosed on a reverse oblique radiograph. J Emerg Med. 1998;16(3):445–52.
49. Norman AL, Nelson JO, Green ST. Fractures of the hook of hamate: radiographic signs. Radiology. 1985;154(1):49–53.
50. Kato H, Nakamura R, Horii E, Nakao E, Yajima H. Diagnostic imaging for fracture of the hook of the hamate. Hand Surg. 2000; 5(01):19–24.
51. Henderson JJ, Arafa MA. Carpometacarpal dislocation. An easily missed diagnosis. J Bone Joint Surg Br Vol. 1987;69(2):212–4.
52. Lahiji F, Zandi R, Maleki A. First carpometacarpal joint dislocation and review of literatures. Arch Bone Jt Surg. 2015;3(4): 300.
53. Little JT, Klionsky NB, Chaturvedi A, Soral A, Chaturvedi A. Pediatric distal forearm and wrist injury: an imaging review. Radiographics. 2014;34(2):472–90.
54. Carter SR, Aldridge MJ, Fitzgerald R, Davies AM. Stress changes of the wrist in adolescent gymnasts. Br J Radiol. 1988;61(722):109–12.
55. Israel D, Delclaux S, André A, Aprédoaei C, Rongières M, Bonnevialle P, Mansat P. Peri-lunate dislocation and fracture-dislocation of the wrist: retrospective evaluation of 65 cases. Orthop Traumatol Surg Res. 2016;102(3):351–5.
56. Yeager BA, Dalinka MK. Radiology of trauma to the wrist: dislocations, fracture dislocations, and instability patterns. Skelet Radiol. 1985; 13:120–30.
57. Ott F, Mattiassich G, Kaulfersch C, Ortmaier R. Initially unrecognised lunate dislocation as a cause of carpal tunnel syndrome. Case Rep. 2013;2013:bcr2013009062.
58. Gilula LA. Carpal injuries: analytic approach and case exercises. Am J Roentgenol. 1979; 133(3):503–17.
59. Mayfield JK, Johnson RP, Kilcoyne RK.

Carpal dislocations: pathomechanics and progressive perilunar instability. J Hand Surg. 1980;5(3):226–41.
60. Hodgkinson DW, Kurdy N, Nicholson DA, Driscoll PA. ABC of emergency radiology. The hand. BMJ. 1994;308(6925):401–5.
61. Williams M, Temperley D, Murali R. Radiology of the hand. Orthop Trauma. 2019; 33(1):45–52.
62. Niechajev I. Dislocated intra-articular fracture of the base of the fifth metacarpal: a clinical study of 23 patients. Plast Reconstr Surg. 1985;75(3):406–10.
63. Nance EP Jr, Kaye JJ, Milek MA. Volar plate fractures. Radiology. 1979;133(1):61–4.
64. Hintermann B, Holzach PJ, Schütz M, Matter P. Skier's thumb—the significance of bony injuries. Am J Sports Med. 1993;21(6):800–4.
65. Campbell CS. Gamekeeper's thumb. J Bone Jt Surg Br Vol. 1955;37(1):148–9.
66. Bray PW, Mahoney JL, Campbell JP. Sensitivity and specificity of ultrasound in the diagnosis of foreign bodies in the hand. J Hand Surg. 1995;20(4):661–6.
67. Keene GS, Parker MJ, Pryor GA. Mortality and morbidity after hip fractures. Br Med J. 1993;307(6914):1248–50.
68. Cannon J, Silvestri S, Munro M. Imaging choices in occult hip fracture. J Emerg Med. 2009;37(2):144–52.
69. Perron AD, Miller MD, Brady WJ. Orthopedic pitfalls in the ED: radiographically occult hip fracture. Am J Emerg Med. 2002;20(3):234–7.
70. Lubovsky O, Liebergall M, Mattan Y, Weil Y, Mosheiff R. Early diagnosis of occult hip fractures: MRI versus CT scan. Injury. 2005;36(6):788–92.
71. Frihagen F, Nordsletten L, Tariq R, Madsen JE. MRI diagnosis of occult hip fractures. Acta Orthop. 2005;76(4):524–30.
72. Beloosesky Y, Hershkovitz A, Guz A, Golan H, Salai M, Weiss A. Clinical characteristics and long-term mortality of occult hip fracture elderly patients. Injury. 2010;41(4):343–7.
73. Fischer H, Maleitzke T, Eder C, Ahmad S, Stöckle U, Braun KF. Management of proximal femur fractures in the elderly: current concepts and treatment options. Eur J Med Res. 2021;26:1–5.
74. Nikolaou VS, Papathanasopoulos A, Giannoudis PV. What's new in the management of proximal femoral fractures? Injury. 2008;39(12):1309–18.
75. Mittal R, Banerjee S. Proximal femoral fractures: principles of management and review of literature. J Clin Orthop Trauma. 2012;3(1):15–23.
76. Kaplan K, Miyamoto R, Levine BR, Egol KA, Zuckerman JD. Surgical management of hip fractures: an evidence-based review of the literature. II: intertrochanteric fractures. J Am Acad Orthop Surg. 2008;16(11):665–73.
77. Lee KH, Kim HM, Kim YS, Jeong C, Moon CW, Lee SU, Park IJ. Isolated fractures of the greater trochanter with occult intertrochanteric extension. Arch Orthop Trauma Surg. 2010; 130:1275–80.
78. Ruffing T, Rückauer T, Bludau F, Hofmann A, Muhm M, Suda AJ. Avulsion fracture of the lesser trochanter in adolescents. Injury. 2018;49(7):1278–81.
79. Douglas Phillips C, Pope TL, Jones JE, Keats TE, Hunt MMR. Nontraumatic avulsion of the lesser trochanter: a pathognomonic sign of metastatic disease? Skelet Radiol. 1988;17: 106–10.
80. Bertin KC, Horstman J, Coleman S. Isolated fracture of the lesser trochanter in adults: an initial manifestation of metastatic malignant disease. JBJS. 1984;66(5):770–3.
81. Devas MB. Stress fractures of the femoral neck. J Bone Jt Surg Br Vol. 1965;47(4):728–38.
82. Berger FH, de Jonge MC, Maas M. Stress fractures in the lower extremity: the importance of increasing awareness amongst radiologists. Eur J Radiol. 2007;62(1):16–26.
83. Bernstein EM, Kelsey TJ, Cochran GK, Deafenbaugh BK, Kuhn KM. Femoral neck stress fractures: an updated review. J Am Acad Orthop Surg. 2022;30(7):302–11.
84. Ramey LN, McInnis KC, Palmer WE. Femoral neck stress fracture: can MRI grade help predict return-to-running time? Am J Sports Med. 2016;44(8):2122–9.
85. Gedmintas L, Solomon DH, Kim SC. Bisphosphonates and risk of subtrochanteric, femoral shaft, and atypical femur fracture: a systematic review and meta-analysis. J Bone Miner Res. 2013;28(8):1729–37.
86. Koh A, Guerado E, Giannoudis PV. Atypical femoral fractures related to bisphosphonate treatment: issues and controversies related to their surgical management. Bone Jt J. 2017; 99(3):295–302.
87. Lo JC, Huang SY, Lee GA, Khandewal S, Provus J, Ettinger B, Gonzalez JR, Hui RL, Grimsrud CD. Clinical correlates of atypical femoral fracture. Bone. 2012;51(1):181–4.
88. Lyders EM, Whitlow CT, Baker MD, Morris PP. Imaging and treatment of sacral insufficiency fractures. Am J Neuroradiol.

2010;31(2):201–10.
89. Blake SP, Connors AM. Sacral insufficiency fracture. Br J Radiol. 2004;77(922):891–6.
90. De Smet AA, Neff JR. Pubic and sacral insufficiency fractures: clinical course and radiologic findings. Am J Roentgenol. 1985; 145(3):601–6.
91. Balogh Z, King KL, Mackay P, McDougall D, Mackenzie S, Evans JA, Lyons T, Deane SA. The epidemiology of pelvic ring fractures: a population-based study. J Trauma Acute Care Surg. 2007;63(5):1066–73.
92. Leach SE, Skiadas V, Lord CE, Purohit N. Pelvic fractures: experience of pelvic ring fractures at a major trauma centre. Clin Radiol. 2019;74(8):649–e19.
93. Khurana B, Sheehan SE, Sodickson AD, Weaver MJ. Pelvic ring fractures: what the orthopedic surgeon wants to know. Radiographics. 2014;34(5):1317–33.
94. Schiller J, DeFroda S, Blood T. Lower extremity avulsion fractures in the pediatric and adolescent athlete. J Am Acad Orthop Surg. 2017;25(4):251–9.
95. Rosenberg N, Noiman M, Edelson G. Avulsion fractures of the anterior superior iliac spine in adolescents. J Orthop Trauma. 1996;10(6): 440–3.
96. Rossi F, Dragoni S. Acute avulsion fractures of the pelvis in adolescent competitive athletes: prevalence, location and sports distribution of 203 cases collected. Skelet Radiol. 2001;30:127–31.
97. Schuett DJ, Bomar JD, Pennock AT. Pelvic apophyseal avulsion fractures: a retrospective review of 228 cases. J Pediatr Orthop. 2015; 35(6):617–23.
98. Sundar M, Carty H. Avulsion fractures of the pelvis in children: a report of 32 fractures and their outcome. Skelet Radiol. 1994;23:85–90.
99. Pascarella R, Maresca A, Reggiani LM, Boriani S. Intra-articular fragments in acetabular fracture-dislocation. Orthopedics. 2009; 32(6):402.
100. Lee JH, Weissman BN, Nikpoor N, Aliabadi P, Sosman JL. Lipohemarthrosis of the knee: a review of recent experiences. Radiology. 1989;173(1):189–91.
101. Peirce CB, Eaglesham DC. Traumatic lipohemarthrosis of the knee. Radiology. 1942; 39(6):655–62.
102. Verma A, Su A, Golin AM, O'Marrah B, Amorosa JK. The lateral view: a screening method for knee trauma. Acad Radiol. 2001; 8(5):392–7.
103. Sleasman BT, Ence AK, Hewett L, Barfield WR, Reid K. Utility of conventional radiographs in the detection of traumatic knee arthrotomies: a retrospective cohort review. Curr Orthop Pract. 2020;31(5):479–82.
104. Colmer HG IV, Pirotte M, Koyfman A, Long B. High risk and low prevalence diseases: traumatic arthrotomy. Am J Emerg Med. 2022;54:41.
105. Pao DG. The lateral femoral notch sign. Radiology. 2001;219(3):800–1.
106. PC, Delawi D, Bollen TL, Dijkhuis GR, Wolterbeek N, Zijl JA. The lateral femoral notch sign: a reliable diagnostic measurement in acute anterior cruciate ligament injury. Knee Surg Sports Traumatol Arthrosc. 2019;27:659–64.
107. Goldman AB, Pavlov H, Rubenstein D. The Segond fracture of the proximal tibia: a small avulsion that reflects major ligamentous damage. Am J Roentgenol. 1988;151(6):1163–7.
108. Escobedo EM, Mills WJ, Hunter JC. The "reverse Segond" fracture: association with a tear of the posterior cruciate ligament and medial meniscus. Am J Roentgenol. 2002;178(4):979–83.
109. Aderinto J, Walmsley P, Keating JF. Fractures of the tibial spine: epidemiology and outcome. Knee. 2008;15(3):164–7.
110. Kendall NS, Hsu SY, Chan KM. Fracture of the tibial spine in adults and children. A review of 31 cases. J Bone Jt Surg Br Vol. 1992;74(6):848–52.
111. Griffith JF, Antonio GE, Tong CW, Ming CK. Cruciate ligament avulsion fractures. Arthroscopy. 2004;20(8):803–12.
112. Katsman A, Strauss EJ, Campbell KA, Alaia MJ. Posterior cruciate ligament avulsion fractures. Curr Rev Musculoskelet Med. 2018;11:503–9.
113. Huang GS, Yu JS, Munshi M, Chan WP, Lee CH, Chen CY, Resnick D. Avulsion fracture of the head of the fibula (the "arcuate" sign): MR imaging findings predictive of injuries to the posterolateral ligaments and posterior cruciate ligament. Am J Roentgenol. 2003;180(2):381–7.
114. Lee J, Papakonstantinou O, Brookenthal KR, Trudell D, Resnick DL. Arcuate sign of posterolateral knee injuries: anatomic, radiographic, and MR imaging data related to patterns of injury. Skelet Radiol. 2003;32:619–27.
115. Strub WM. The arcuate sign. Radiology. 2007;244(2):620–1.
116. Gottsegen CJ, Eyer BA, White EA, Learch TJ, Forrester D. Avulsion fractures of the knee: imaging findings and clinical significance.

Radiographics. 2008;28(6):1755–70.
117. Stevens KJ, Albtoush OM, Lutz AM. The Stieda fracture revisited. Skelet Radiol. 2021; 50:945–53.
118. Wiegerinck JI, Somford MP. Review of Stieda's article (1908) on the Pellegrini-Stieda lesion. J ISAKOS. 2016;1(4):214–8.
119. Koval KJ, Helfet DL. Tibial plateau fractures: evaluation and treatment. J Am Acad Orthop Surg. 1995;3(2):86–94.
120. Larsen P, Court-Brown CM, Vedel JO, Vistrup S, Elsoe R. Incidence and epidemiology of patellar fractures. Orthopedics. 2016;39(6): e1154–8.
121. Oohashi Y, Koshino T, Oohashi Y. Clinical features and classification of bipartite or tripartite patella. Knee Surg Sports Traumatol Arthrosc. 2010;18:1465–9.
122. Earhart C, Patel DB, White EA, Gottsegen CJ, Forrester DM, Matcuk GR. Transient lateral patellar dislocation: review of imaging findings, patellofemoral anatomy, and treatment options. Emerg Radiol. 2013;20:11–23.
123. Ochi J, Nozaki T, Nimura A, Yamaguchi T, Kitamura N. Subchondral insufficiency fracture of the knee: review of current concepts and radiological differential diagnoses. Jpn J Radiol. 2022;40(5):443–57.
124. Drabicki RR, Greer WJ, DeMeo PJ. Stress fractures around the knee. Clin Sports Med. 2006;25(1):105–15.
125. Medina O, Arom GA, Yeranosian MG, Petrigliano FA, McAllister DR. Vascular and nerve injury after knee dislocation: a systematic review. Clin Orthop Relat Res. 2014;472:2621–9.
126. Perron AD, Brady WJ, Sing RF. Orthopedic pitfalls in the ED: vascular injury associated with knee dislocation. Am J Emerg Med. 2001;19(7):583–8.
127. Sillanpää PJ, Kannus P, Niemi ST, Rolf C, Felländer-Tsai L, Mattila VM. Incidence of knee dislocation and concomitant vascular injury requiring surgery: a nationwide study. J Trauma Acute Care Surg. 2014;76(3):715–9.
128. Zwitser EW, Breederveld RS. Fractures of the fifth metatarsal; diagnosis and treatment. Injury. 2010;41(6):555–62.
129. Den Hartog BD. Fracture of the proximal fifth metatarsal. J Am Acad Orthop Surg. 2009;17(7):458–64.
130. Petrover D, Schweitzer ME, Laredo JD. Anterior process calcaneal fractures: a systematic evaluation of associated conditions. Skelet Radiol. 2007;36:627–32.
131. Renfrew DL, El-Khoury GY. Anterior process fractures of the calcaneus. Skelet Radiol. 1985;14:121–5.
132. Hirschmann A, Walter WR, Alaia EF, Garwood E, Amsler F, Rosenberg ZS. Acute fracture of the anterior process of calcaneus: does it herald a more advanced injury to Chopart joint? Am J Roentgenol. 2018;210(5):1123–30.
133. Massen FK, Baumbach SF, Herterich V, Böcker W, Waizy H, Polzer H. Fractures to the anterior process of the calcaneus–clinical results following functional treatment. Injury. 2019;50(10):1781–6.
134. Tehranzadeh J. The spectrum of avulsion and avulsion-like injuries of the musculoskeletal system. Radiographics. 1987;7(5):945–74.
135. Stevens MA, El-Khoury GY, Kathol MH, Brandser EA, Chow S. Imaging features of avulsion injuries. Radiographics. 1999;19(3): 655–72.
136. Yu JS, Cody ME. A template approach for detecting fractures in adults sustaining low-energy ankle trauma. Emerg Radiol. 2009;16:309–18.
137. Anderson IF, Crichton KJ, Grattan-Smith T, Cooper RA, Brazier D. Osteochondral fractures of the dome of the talus. JBJS. 1989; 71(8):1143–52.
138. Bohndorf K. Imaging of acute injuries of the articular surfaces (chondral, osteochondral and subchondral fractures). Skelet Radiol. 1999;28(10):545–60.
139. Dunlap BJ, Ferkel RD, Applegate GR. The "LIFT" lesion: lateral inverted osteochondral fracture of the talus. Arthroscopy. 2013;29(11): 1826–33.
140. Boon AJ, Smith J, Zobitz ME, Amrami KM. Snowboarder's talus fracture: mechanism of injury. Am J Sports Med. 2001;29(3):333–8.
141. Perera A, Baker JF, Lui DF, Stephens MM. The management and outcome of lateral process fracture of the talus. Foot Ankle Surg. 2010;16(1):15–20.
142. Fadl SA, Ramzan MM, Sandstrom CK. Core curriculum illustration: anterior process fracture of the calcaneus. Emerg Radiol. 2018;25:205–7.
143. Walter WR, Hirschmann A, Alaia EF, Tafur M, Rosenberg ZS. Normal anatomy and traumatic injury of the midtarsal (Chopart) joint complex: an imaging primer. Radiographics. 2019;39(1):136–52.
144. Yu SM, Yu JS. Calcaneal avulsion fractures: an often forgotten diagnosis. Am J Roentgenol. 2015;205(5):1061–7.
145. Ferries JS, DeCoster TA, Firoozbakhsh KK, Garcia JF, Miller RA. Plain radiographic

interpretation in trimalleolar ankle fractures poorly assesses posterior fragment size. J Orthop Trauma. 1994;8(4):328–31.
146. Rammelt S, Boszczyk A. Computed tomography in the diagnosis and treatment of ankle fractures: a critical analysis review. JBJS Rev. 2018;6(12):e7.
147. Duchesneau S, Fallat LM. The maisonneuve fracture. J Foot Ankle Surg. 1995;34(5):422–8.
148. He JQ, Ma XL, Xin JY, Cao HB, Li N, Sun ZH, Wang GX, Fu X, Zhao B, Hu FK. Pathoanatomy and injury mechanism of typical Maisonneuve fracture. Orthop Surg. 2020;12(6):1644–51.
149. Dodson NB, Dodson EE, Shromoff PJ. Imaging strategies for diagnosing calcaneal and cuboid stress fractures. Clin Podiatr Med Surg. 2008;25(2):183–201.
150. Jacobs JM, Cameron KL, Bojescul JA. Lower extremity stress fractures in the military. Clin Sports Med. 2014;33(4):591–613.
151. Harris CA, Peduto AJ. Achilles tendon imaging. Australas Radiol. 2006;50(6):513–25.
152. Giordano CP, Koval KJ, Zuckerman JD, Desai P. Fracture blisters. Clin Orthop Relat Res. 1994;307:214–21.
153. Golshani A, Zhu L, Cai C, Beckmann NM. Incidence and association of CT findings of ankle tendon injuries in patients presenting with ankle and hindfoot fractures. Am J Roentgenol. 2017;208(2):373–9.
154. Tosounidis TH, Daskalakis II, Giannoudis PV. Fracture blisters: pathophysiology and management. Injury. 2020;51(12):2786–92.
155. Herrera-Soto JA, Scherb M, Duffy MF, Albright JC. Fractures of the fifth metatarsal in children and adolescents. J Pediatr Orthop. 2007;27(4):427–31.
156. Gillespie H. Osteochondroses and apophyseal injuries of the foot in the young athlete. Curr Sports Med Rep. 2010;9(5):265–8.
157. Sands AK, Grose A. Lisfranc injuries. Injury. 2004;35:SB71–6.
158. Desmond EA, Chou LB. Current concepts review: lisfranc injuries. Foot Ankle Int. 2006;27(8):653–60.
159. Gupta RT, Wadhwa RP, Learch TJ, Herwick SM. Lisfranc injury: imaging findings for this important but often-missed diagnosis. Curr Probl Diagn Radiol. 2008;37(3):115–26.
160. Buddecke DE, Polk MA, Barp EA. Metatarsal fractures. Clin Podiatr Med Surg. 2010;27(4):601–24.
161. Boden BP, Osbahr DC, Jimenez C. Low-risk stress fractures. Am J Sports Med. 2001;29(1):100–11.
162. Chowchuen P, Resnick D. Stress fractures of the metatarsal heads. Skelet Radiol. 1998;27:22–5.
163. Lin JT, Lee ST. Metatarsal stress fractures and osteopenia in older women: a high index of suspicion helps in the proper diagnosis and treatment. J Musculoskelet Med. 2004;21(2):83–9.
164. Van Vliet-Koppert ST, Cakir H, Van Lieshout EM, De Vries MR, Van Der Elst M, Schepers T. Demographics and functional outcome of toe fractures. J Foot Ankle Surg. 2011;50(3):307–10.

4 感 染

基础知识

骨肌感染有三种基本类型：①骨骼感染；②软组织感染；③关节内感染。同样，骨肌感染的来源也分为三种：①邻近感染的直接传播；②损伤或异物的污染；③血液传播。这些感染部位和机制在急性期都有特征性的影像学表现，临床病程通常也不同。

影像学检查

X 线平片

与大多数肌骨成像一样，感染的首选检查方法应该是 X 线平片。骨髓炎病例，X 线平片偶尔就可以诊断，不需要进一步的影像学检查。对于软组织感染和感染性关节炎，X 线平片就很少能确诊，但与骨髓炎一样，它可以作为未来比较的基线影像学资料。原发性软组织感染中，与基线 X 线平片的比较，有助于发现病变进展为骨髓炎。对于化脓性关节病，破坏性病变的快速进展完全可以通过 X 线平片观察，有基线 X 线平片时更是如此（图 4.1a、b）。

CT

CT 成像对关节外软组织的感染尤其敏感，通常均应增强检查。增强扫描可使软组织脓肿显示更清楚，并进一步区分相邻筋膜平面的肌肉和神经血管束（图 4.2）

CT 比平片更能显示关节积液。破坏性的改变也能很好显示，但由于 CT 是逐层显示，关节整体评估较难，X 线平片却能快速完成评估。

CT 对骨髓炎的诊断也有一定的帮助，对慢性骨髓炎的诊断更有价值，相比于 X 线平片及 MRI，CT 更容易识别出死骨和骨包壳。CT 可以显示早期皮质破坏，但很难区分亚急性和慢性的改变。下肢神经性关节病常伴随细微骨折，平片上常难以发现，CT 显示有优势，尽管这些细微骨折对临床治疗的影响不大。CT 对骨肌病变的总体敏感性和特异性较低。在一项研究中，慢性骨髓炎 CT 诊断的敏感性、特异性分别为 67%、50%，这限制了其在大多数患者中的临床应用。

超声

超声对软组织脓肿和关节积液的检测尤其有用。此外，如果临床能力允许，超声引导下的关节穿刺可以与诊断成像同时进行（图 4.3）。

在肌肉骨骼感染的检查方法中，超声有许多不足之处。首先，敏感性和特异性完全取决于操作者。大多数医疗机构中，超声影像解读是由放射科医师远程完成的，超声技术人员很少接受过肌肉骨骼成像方面的专门培训。对受检部位解剖的透彻理解，才能做出一个全面的评估和记录，得到最佳诊断效果。

其次，复查时超声检查不太可能由同一技术人员进行，评估病情变化的系列检查不那么可靠。同样，复查时的超声设备也不可能性能完全相同。便携式、低成本的小型超

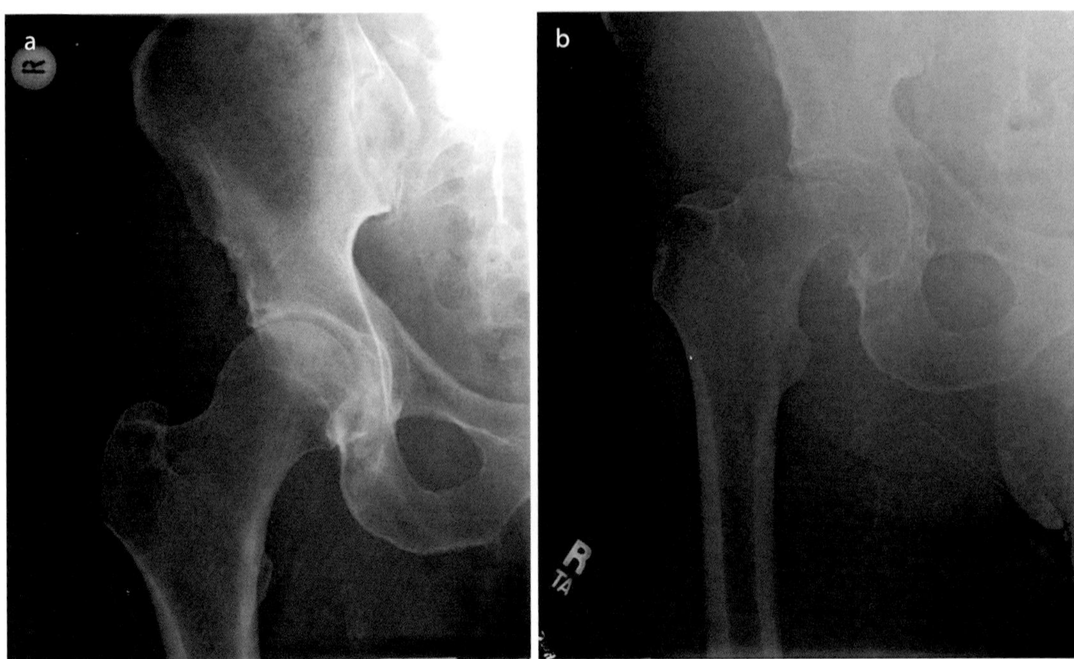

图 4.1 （a、b）间隔约 8 周拍摄的右髋关节 X 线平片显示化脓性关节炎的快速骨破坏特点

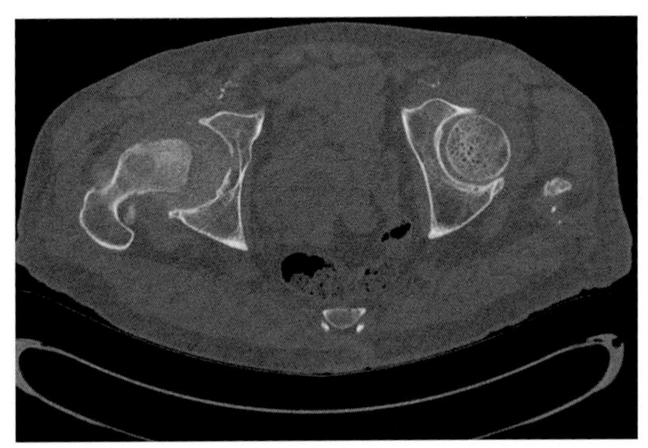

图 4.2 化脓性关节炎患者，骨盆轴位增强 CT 显示右髋大量积液，X 线平片阴性（图片未展示）。注意右股骨头明显骨破坏和右髋臼关节面的早期骨破坏

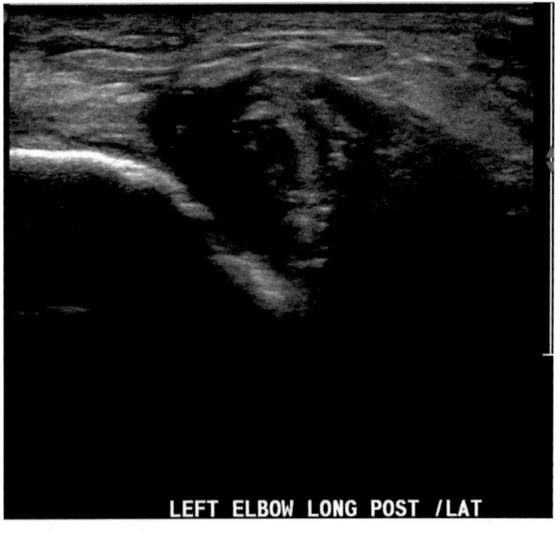

图 4.3 左肘后部纵向 / 矢状位超声图像快速明确关节积液。与其他成像方式不同，超声引导下的关节穿刺可以同时进行

声仪通常用于急诊科、门诊和病房，整体成像质量相对较差。放射科运行的高端机器能显示更多的解剖细节，并且很难与低质量的设备进行直接比较。此外，在急诊、门诊和病房进行的超声检查图像很少保存到 PACS 系统中。

最后，超声在急慢性骨髓炎的诊断治疗中几乎没有作用。

核医学

随着 MRI 的成本下降、可及性增高和成像时间变快，曾经用于评估肌肉骨骼系统的感染和炎症的主要检查手段——核医学成像，如今已经变成辅助检查手段。此外，由于几种关键的放射性同位素受物流限制，需要在获得放射性药物后几天才能进行成像检查。这在周末和节假日以及在小型和偏远医院尤为严重。核医学检查不能随到随做，而是需要提前联系放射科预约并协调检查时间。一般来说，核医学被认为是解决疑难病例的技术手段。

最常用的放射性同位素有：

- ^{99m}Tc-亚甲基二膦酸盐（^{99m}Tc-MDP）
- 2-氟-2-脱氧-D-葡萄糖（^{18}F-FDG）
- 铟-111（^{111}In）

磁共振成像

磁共振成像（MRI）已成为大多数骨肌感染病例的核心成像技术。软组织、关节结构和骨髓均可显示。增强 MRI 可以显示软组织脓肿，灵敏度和特异性分别高达 100% 和 99%。

MRI 主要有两个缺点。第一个缺点是可能会遇到多种伪影。骨髓炎成像最可能遇到的是运动伪影，这大大降低了图像质量。运动伪影常常使得MRI检查图像无法进行诊断。脂肪的不完全饱和抑制也会使骨髓炎的影像解读更加复杂化，但通过选择相应的序列便能轻易解决。金属伪影在骨科假体周围普遍存在，表现为完全的信号缺失和邻近软组织扭曲。伪影在很大程度上取决于假体的物理成分和扫描仪的场强，更高的场强产生更多的伪影。

第二个缺点是费用。增强 MRI 比 X 线平片要贵几个数量级，但并不是确诊骨髓炎所必需的。在这种情况下，应该仔细考虑和权衡患者的最终成本和对治疗的最终影响。

化脓性关节病应考虑超声检查，因为超声检查具有速度快、花费少的优点，能够确认关节积液的存在。如果没有关节积液，就可以安全地排除化脓性关节病。如有关节积液，可以同时进行影像引导下关节穿刺。

骨髓炎

化脓性与非化脓性

绝大多数急性和慢性骨髓炎病例是化脓性的。非化脓性骨髓炎较少见，其微生物学结果常常让临床医师和患者都感到惊讶。几乎所有的非化脓性骨髓炎病例都是由结核、真菌和梅毒引起的，而且几乎在确诊时都是惰性和慢性的。

儿童与成人

骨感染在不同年龄组的表现相似，但儿童和成人患者之间有所不同。儿科人群的骨髓炎，来自邻近软组织感染、贯通伤相对少见，最常见的病因是血行感染。未成熟骨骼的生长板附近的干骺端血管突然的急转弯会导致血流缓慢，因此，小儿骨髓炎的好发部位是干骺端。骨骺受累不常见，主要发生在婴儿。

成熟骨骼没有这种血管特点，血行感染不需考虑解剖部位。然而，总的来说，血行感染远不如邻近软组织的直接蔓延或贯通伤（包括手术）更常见。成人患者的骨髓炎病例，必须完全排除软组织脓肿或皮肤伤口的直接延伸，然后才能考虑血行感染。通常伤口在临床上是明显的，从电子病历查找伤口的医学照片需要花很多时间。

急性与慢性

大多数处理急诊和住院患者的骨肌放射科医师常做的日常工作是急性骨髓炎的评估，最多的是足部和踝关节骨髓炎，尤其是伴有周围神经病变的糖尿病患者。相对少见的是评估长期卧床患者褥疮深部的骨髓炎，常见于坐骨结节和骶骨。在日常实践中，所有急性骨髓炎病例都是化脓性的，金黄色葡萄球菌是首先需要去排除的致病微生物。

慢性骨髓炎要少见得多，这是放射科医师可以发挥更大作用的领域。通常，患者症状多种多样，通过细节观察，影像学可首先得出慢性骨髓炎的诊断。慢性骨髓炎与更多的少见致病菌相关，但从骨肌影像学角度而言，它们的一般表现相似。必须结合多系统影像学检查和（或）回顾既往影像学资料、临床病史和社会背景，才有可能判断出特殊的致病菌（图 4.4a、b）。

急性骨髓炎的影像学检查

一般来说，急性骨髓炎的影像学检查路径很简单。如前所述，X 线平片是基础，是首选的检查手段。X 线平片敏感性和特异性都不高，如果不能通过 X 线平片作出诊断，就应该做 MRI（最好增强）。记住，X 线平片是肌肉骨骼 MRI 中最重要的“序列”。

骨感染的最早X线平片征象是皮质模糊，随后是明显的皮质骨丢失，通常迅速进展为明显骨破坏。首先是骨质的渗透性改变，然后是明显的骨破坏（图 4.5a、b）。

在 MRI 上，骨髓炎的诊断依据是骨髓 T_1WI 信号减低伴相应区域的 T_2WI 信号增高（骨髓水肿）。这种影像学表现结合感染的临床表现，可以非常确信是骨髓炎（图 4.6a、b）。

骨髓水肿不需要做增强检查，诊断急性骨髓炎增强检查也是不必要的。肌骨感染 MRI 检查方案中包含增强检查，主要用来观察软组织脓肿，更好显示慢性骨髓炎的窦道。骨内脓肿、骨膜下脓肿以及将骨内脓肿引流至邻近软组织的任何骨缺损（骨瘘）在增强检查都能更好显示。

准确匹配 T_1WI、T_2WI 信号异常是难点所在。在下肢远端，脚趾的弯曲表面形状经常会出现不完全（或完全不存在）化学脂肪饱和。因此，做下肢时需要用 STIR 序列，脂肪抑制是其固有特点。T_1 和 T_2 加权图像成像平面应该相同。组织加权和成像平面的配合使用在骨骼肌肉成像的其他领域是有用的，但使骨髓炎的评估变得复杂化。在足部和踝关节，矢状位应该是主要的成像平面。而其他部位，轴位通常是最好的成像平面。

运动伪影会降低图像质量以至于图像不再具有诊断价值，这在几乎所有的足踝关节骨髓炎成像中都有不同程度的表现。为了克服这个缺陷，可以做的只有以下几点。首先，

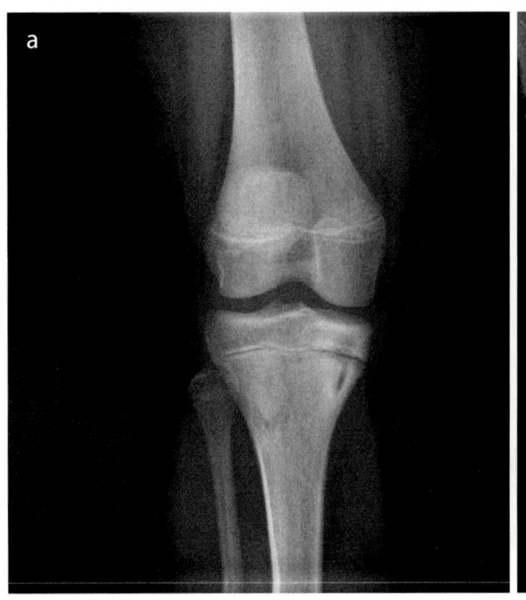

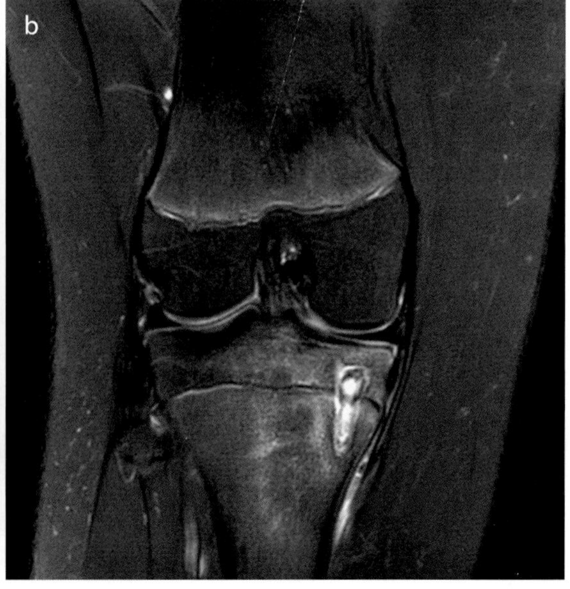

图 4.4　（a、b）11 岁女性患者，慢性骨髓炎伴 Brodie 脓肿形成。由于干骺端血流缓慢，小儿患者的干骺端位置很典型

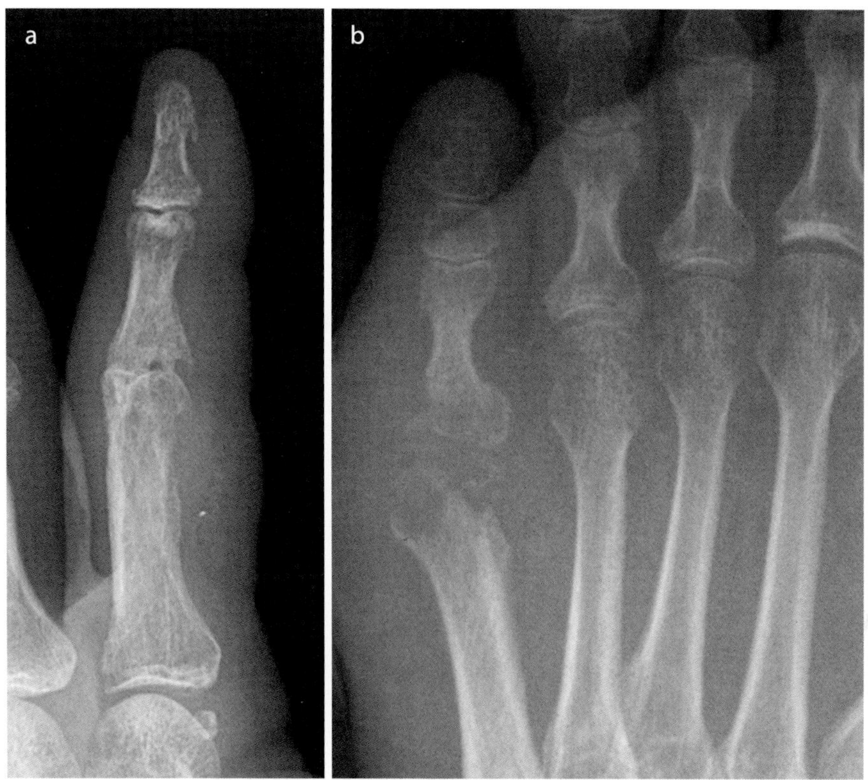

图 4.5 （a、b）在指间关节附近的食指近节和中节指骨皮质骨量减少，符合急性骨髓炎。另一例病程相对稍晚的急性骨髓炎，第 5 跖骨头明显骨质破坏

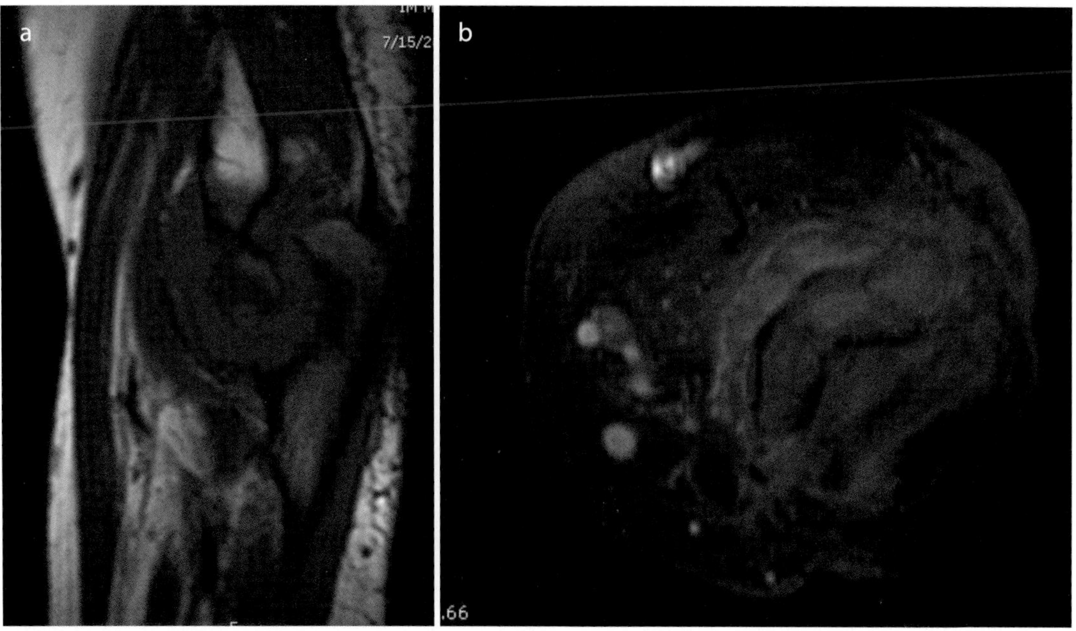

图 4.6 （a、b）肘关节矢状位 T_1WI 和轴位质子加权脂肪饱和 MRI，显示肱骨远端 T_1WI 信号减低伴相应区域质子加权脂肪饱和序列信号增高。这是骨髓水肿的非特异性表现，但结合大量关节积液和临床高度怀疑感染，可以提示骨髓炎。同时注意化脓性关节炎对关节间隙的破坏和侵蚀

优化扫描序列的顺序是非常有用的。在足踝关节时，应先采集矢状位 STIR 序列，再采集矢状位 T_1WI 序列。在其他位置时，首先采集轴位 STIR 和轴位 T_1WI 序列。第二种限制运动的方法是让技术人员把患者双足绑在一起。大多数技术人员都知道这一点，但在看到感染的脚的外观时，许多人没有坚持这么做。如果技术人员犹豫了，只需要将医院提供的袜子套在患者脚上，然后再用胶带固定足部。

最后，可以采用放射状 k 空间填充技术，其运动伪影减少的机制本文不再讨论。这些序列在所有现代 MRI 扫描仪上都是可用的，代价是成像时间更长和这些序列特有的其他伪影。

偶尔可以清楚地看到 T_2WI 信号增高，但不一定能看到相应的 T_1WI 信号的减低。这种情况最好描述为“骨炎”，并清楚地说明影像学表现虽然可疑，但不能诊断为骨髓炎。但如果附近有软组织溃疡或窦道，很可能是早期骨髓炎。

对于不能耐受 MRI 的患者，可以进行核医学成像。^{99m}Tc-MDP 三期骨扫描（动脉血流、血池和延迟期）是首选的检查方法，最好结合 SPECT/CT 技术。急性骨髓炎表现为感染区域血流相放射性示踪剂活性普遍增加，感染骨周围软组织有更多的局部血池活性，并且在延迟期感染骨局部的放射性示踪剂活性进一步增加。^{99m}Tc-MDP 骨扫描结合 SPECT/CT 成像，敏感性和特异性均有提高。

慢性骨髓炎的影像学检查

对慢性骨髓炎采用急性骨髓炎相同的成像方法，但可以想象，影像表现是不同的。为了更好地理解其影像学表现，复习一下慢性骨髓炎的专门术语是有用的：

- Brodie 脓肿——慢性骨内脓肿
- 死骨——Brodie 骨脓肿内的死骨片
- 骨包壳——Brodie 骨脓肿周围新骨形成的反应性外壳

无 Brodie 骨脓肿形成的慢性骨髓炎，X 线平片可见皮质轻度不规则和皮质下硬化。当出现脓肿时，表现为透亮区。如果包含死骨，则表现为透亮区内高密度影，透亮区的硬化边缘代表骨包壳。

出现脓肿时 MRI 上表现为骨髓水肿伴含液体的囊腔。骨脓肿的周围衬有肉芽组织，因此，增强检查时出现强化。同样，引流脓肿的窦道也会表现为周围强化。然而，死骨是坏死的骨片，不会强化（图 4.7）。

CT 通常能够显示骨内脓肿和相关死骨、骨包壳等细节，但考虑 CT 检查时诊断通常已经明确。一般认为，CT 增强检查可以使软组织脓肿以及引流窦道显示更清楚。

核医学检查有助于慢性骨髓炎的诊断，但需要大量的前置时间来获取同位素和制备放射性药物。一般来说，如果其他方法不能确定诊断，且患者不能进行骨活检，则 ^{111}In 标记的白细胞 SPECT/CT 是最佳方案。如果你需要采用核医学检查对患者进行评估，请寻求核医学同事的帮助。

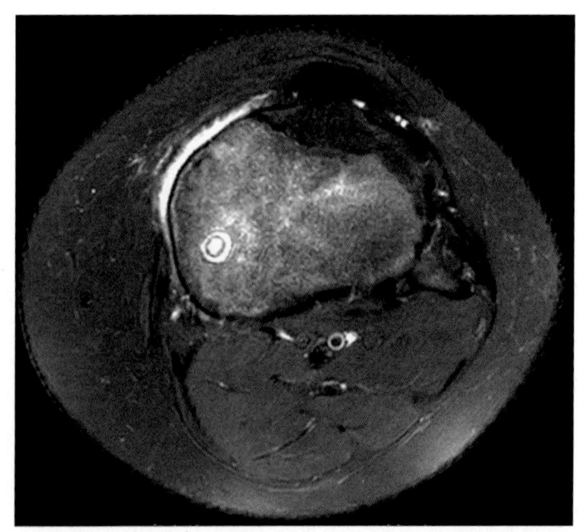

图 4.7 膝关节胫骨结节水平的轴位 T_2 脂肪饱和 MRI 显示胫骨内侧有一个清晰的充满液体的间隙，周围有明显的骨髓水肿。本例为 Brodie 脓肿

软组织感染

从实用的角度来看，软组织感染可分为两类：坏死性筋膜炎和其他感染。

坏死性筋膜炎

坏死性筋膜炎，也被称为坏死性软组织感染（necrotizing soft tissue infection, NSTI），是一种进展迅速、危及生命的外科急症。如果需要影像学检查，应在至少告知手术团队有关患者的情况后进行。虽然比体格检查更敏感，任何影像学方法发现积液沿着筋膜分布时，都无法排除坏死性筋膜炎，但最终确诊需要手术。其死亡率接近 25%。

影像学上坏死性筋膜炎的标志是皮下气体，不幸的是，出现率略低于 50%。临床病程的后期之前，X 线平片可以完全正常。因此，CT 是最常用的成像方式，其灵敏度约为 80%。筋膜周围积液伴软组织内积气是最特异的 CT 表现。非特异性的表现包括深筋膜增厚伴或不伴脂肪间隙模糊。筋膜的强化表现各异，有炎症但存活的筋膜有强化表现，但坏死的筋膜则无强化（图 4.8a、b）。

MRI 需要较长时间，故在疑似坏死性筋膜炎的诊治中很少应用。

其他软组织感染

比坏死性筋膜炎更常见的是，软组织的"常规"感染要么局限于皮肤（蜂窝织炎），要么不限于皮肤。蜂窝织炎是一种临床诊断，常规影像学检查用于排除深部软组织感染。X 线平片没有什么作用。超声作为一种首选检查方法，表现为皮肤增厚和皮下水肿，皮下脂肪呈大理石样改变。CT 也常用，与超声表现相似，显示为皮肤的增厚和皮下脂肪水肿。MRI 不是必要的，其表现也一样：皮肤增厚伴皮下脂肪广泛的 T_2WI 信号增高。

如果免疫功能正常，皮肤深处的软组织感染最终将形成脓肿。炎性积液周围的伴炎性组织可以产生相应的影像学表现。超声中脓肿周围为不规则厚壁，腔内是"脏"的不均匀低回声液体。脓肿周围软组织水肿，彩色多普勒显示充血所致的血流增加。

脓肿壁是炎症细胞、成纤维细胞和向内生长的毛细血管的有序组合。脓肿的新生血管导致了彩色多普勒超声血流信号增强，也是 CT 和 MRI 边缘强化的原因。积液的边缘强化始终应该高度怀疑感染。但请记住，影像学检查无法确定积液是否含有活菌。但有一个例外，即其内部有气体，即使只有一个气泡，也可以肯定存在感染。

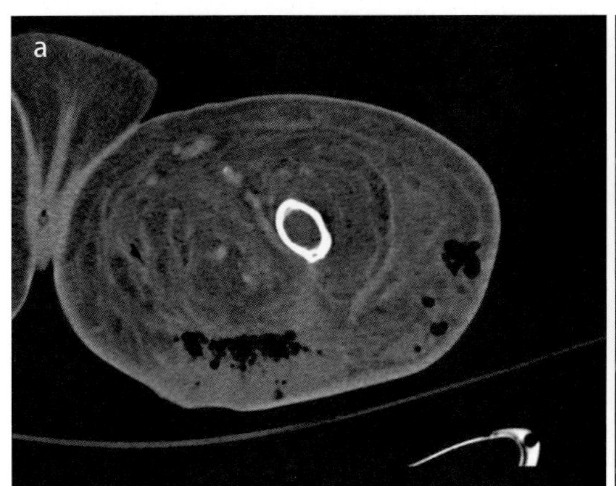

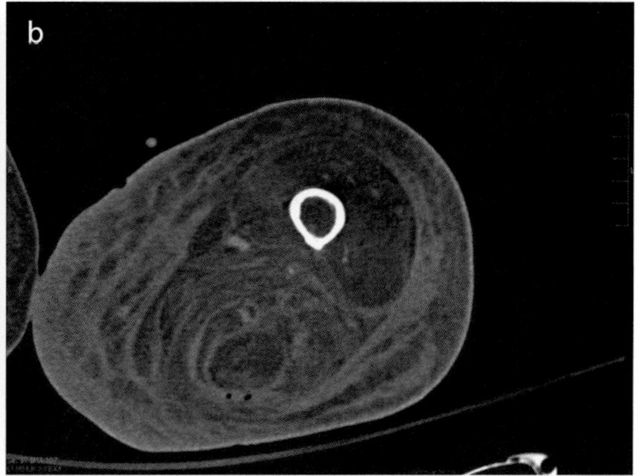

图 4.8 （a、b）左大腿轴位增强 CT 显示坏死性筋膜炎，突出表现为软组织气肿和沿浅、深筋膜平面蔓延的积液

在复杂软组织感染的情况下，无论是CT还是MRI，轴位成像的主要优势在于能够迅速形成完整的评估（克劳塞维茨式临床医师的快速评估）。是否有更多脓肿？如何利用与解剖标志之间的毗邻关系来指导手术？是否伴发骨髓炎？增强检查是必要的。如果患者不能接受CT增强，那就选择MRI增强，反之亦然。如果两者都不能接受，这种情况比较罕见，那么最好选择MRI平扫检查，因为小的积液很容易从邻近的软组织中辨别出来。

关节内感染

急性发作的关节疼痛（单关节）、关节充血和活动受限就应该考虑化脓性关节炎的可能性。不幸的是，晶体沉积性关节病和神经性关节病也有相同表现。快速得到诊断，可以采用合理的抗生素治疗或手术治疗，降低了致残率。影像学诊断起着重要的辅助诊断作用。

由于临床表现的非特异性，X线平片是影像检查的第一步。与骨髓炎一样，为化脓性关节炎建立了基线影像资料。无论何种影像学方式，化脓性关节炎的典型影像学特征是关节积液。X线平片可以清楚显示肘、膝和踝关节积液，但对髋、肩/盂肱关节积液或小关节积液显示不佳。

CT、MRI和超声在显示关节积液方面效果更好，尤其是小关节、髋关节和肩关节。对于CT和MRI，增强检查并不必要，但增强检查可以排除邻近软组织的感染。超声另一项优势是能够同时进行超声引导下的关节穿刺。

感染性和非感染性急性单关节病变的临床表现有很大的重叠，而两者的临床治疗截然不同，因此，对关节液的实验室分析是至关重要的。标准的关节穿刺检查内容包括细胞计数、晶体评估和抽吸培养等可能需要你负责，应该熟悉这些内容。大多数关节感染是由葡萄球菌引起的，可以用培养得到证实并通过药敏试验来选择靶向抗生素治疗。

一般而言，假体关节检查方法是相同的。对于围手术期后任何时间新发的关节疼痛，临床应高度怀疑感染。金属伪影限制了CT和MRI的应用，但双源CT和减轻金属伪影的序列确实有所帮助。超声通常是最好的成像选择，即使是肩关节。

脊柱感染

与四肢骨髓炎一样，脊柱感染可通过以下途径：①血液传播；②直接种植；③邻近感染蔓延。发生频率也遵循上述排序，以血液传播最常见。无论其来源如何，骨髓炎的病灶可扩展到邻近的椎间盘（椎间盘炎）。值得注意的是，由于儿童椎间盘仍有血管，因此，儿童可以通过血液途径直接感染椎间盘。

血源性脊柱感染的进展模式可以预测。感染源起自椎体，通常位于椎体前部终板下（骨中血流最慢的部位）。然后侵犯终板，累及椎间隙。感染通过椎间盘迅速进展并累及相邻椎体的终板。随着感染对椎间盘的破坏，椎间盘高度快速进行性下降。

这种预期的进展模式可以解释骨髓炎–椎间盘炎的典型影像学表现。椎间盘上下终板硬化且不规则，椎间隙明显狭窄，这些表现通常在脊柱标准正侧位片上很容易看到显示。由于胸廓上部骨结构的重叠，下颈椎和上胸椎病变的显示较困难，但颈胸椎交界段发病率较低。CT表现相似，增强扫描可以更好显示邻近软组织病变。

然而，MRI是评价脊柱感染的首选方式。除了显示椎间盘的破坏外，MRI可以更好地显示终板不规则破坏和椎体骨髓水肿。椎旁软组织水肿常见，椎旁积液（通常在前面）也常可显示。硬膜外脓肿不常见（图4.9a～c）。

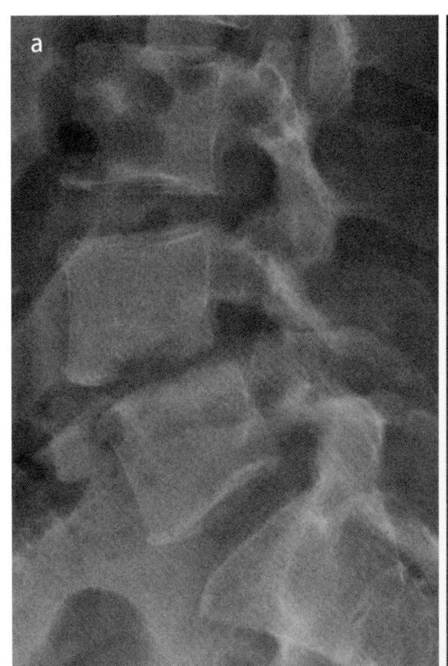

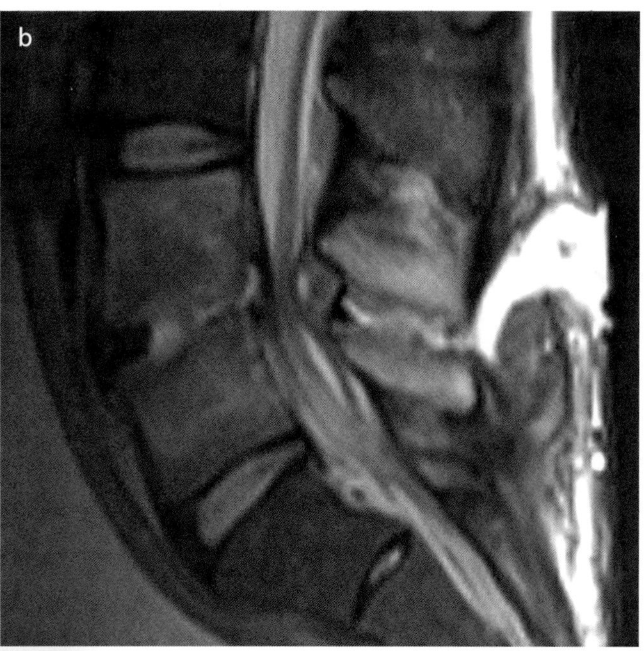

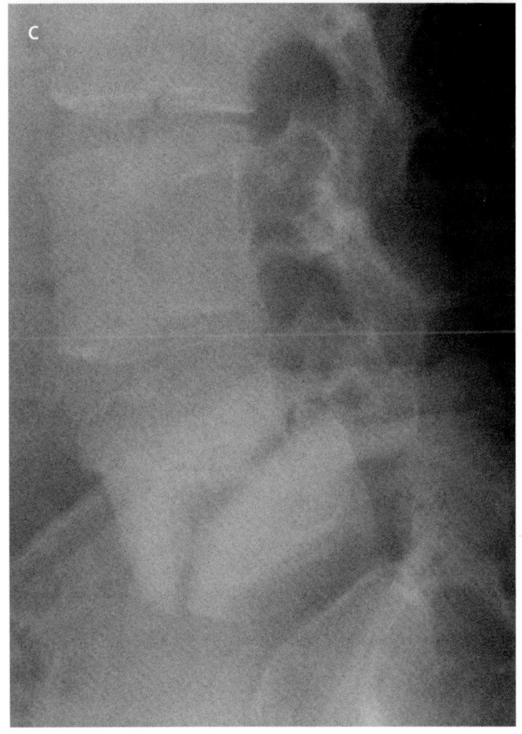

图 4.9 (a~c) 术后脊柱侧位片新发现 L4 下终板不规则是高度值得怀疑的表现。MRI 显示 L4~L5 椎间盘间隙有液体样高信号，这是椎间盘部分切除围手术期的非特异性发现。大约 4 个月后拍摄的第二张 X 线平片显示 L4~L5 椎间盘间隙和邻近椎体的快速破坏，并可见椎体向前滑脱和反应性骨硬化

不典型感染

关于骨肌感染，不典型感染病原体通常是结核或真菌。除了少数例外，不典型感染与化脓性感染类似。

你更有可能遇到一种不寻常的慢性感染。常规抗生素治疗常无效，也往往比普通的化脓性感染更具惰性，症状更不典型，有时会明显延迟正确诊断。由于临床病程进展缓慢，放射性核素检查中，不典型感染通常是“冷”的——即无放射性浓聚。X 线平片表现为典型的骨髓炎，而无或几乎没有放射活性（无论何种药物），都提示不典型感染。这个发现令人印象深刻，因为处理标本可能会受到影响。

脊柱结核值得特别提及。脊柱结核也被称为 Pott 病，约占肺外结核的 15%，占所有骨结核感染的 50%。下胸椎和腰椎最常受累。Pott 病通常来自血源性感染，具有与化脓性骨髓炎 - 椎间盘炎相同的影像学特征，但偶尔也表现出一些独特的特征。病变呈跳跃性，不累及相邻的椎体，在非结核性感染中几乎

从未见过。另外，感染可能局限于椎体。随着时间的推移，导致椎体膨胀，随后迅速塌陷并进展为扁平椎。多个相邻和不连续的椎体的破坏，伴或不伴有相关的椎间盘破坏，最终导致典型的驼背（图 4.10 和图 4.11）。

Pott 病的神经系统后遗症可能是毁灭性的，截瘫是最可怕的。在活动性结核感染的情况下，硬膜外脓肿或受损的椎体和椎间盘碎片进入椎管，压迫脊髓可引起截瘫。另外，脊柱前柱的破坏会导致脊柱不稳定，并伴有脊柱半脱位或脱位。

知识要点必记

鉴于发达国家结核性骨髓炎的发病率相对较低，放射科医师在执业（和培训）过程中很少遇见，多数仅在病例讨论中才能看见。典型 Phemister 三联征：关节间隙变窄、关节周围骨量减少和边缘性骨质破坏，曾是所有放射科医师都能立即识别的典型X线表现，目前仍然出现在各类考试中，所以你至少要见过一次（图 4.12）。

关于感染的最后一点——任何情况下，对免疫功能低下患者而言，要想到各类感染。

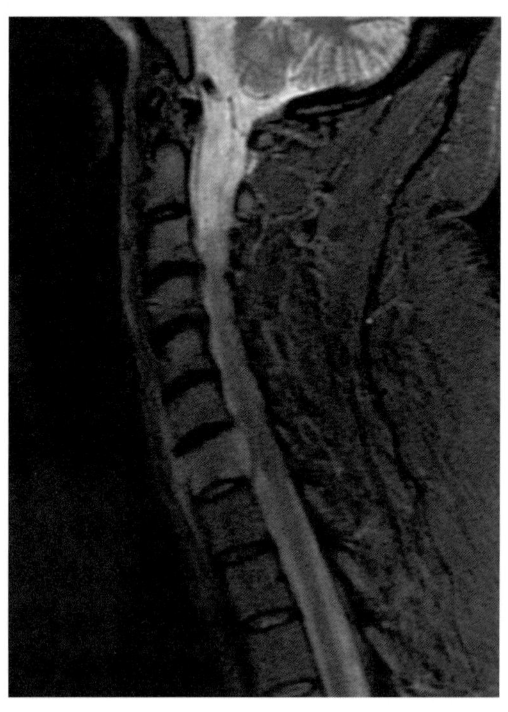

图 4.10　颈椎 MRI STIR 矢状位显示单发 C7 椎体膨胀伴骨髓水肿，这是脊柱结核性感染的一个独特特征

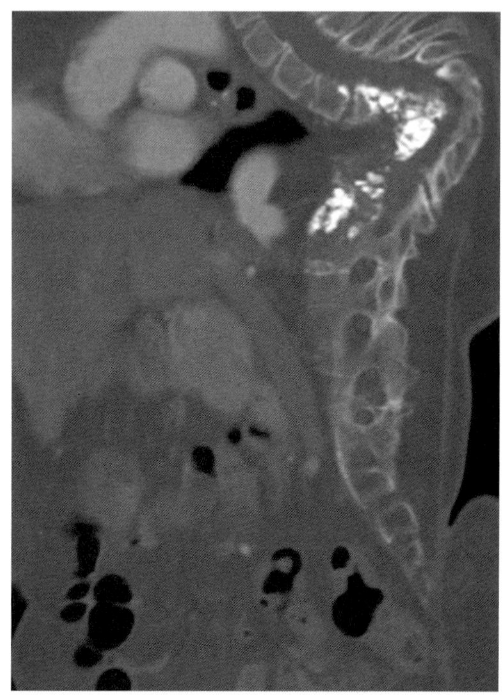

图 4.11　胸腰椎矢状位 CT 重建显示典型的驼背畸形。多个椎体完全或部分破坏导致胸椎后凸极端严重，形成明显驼背

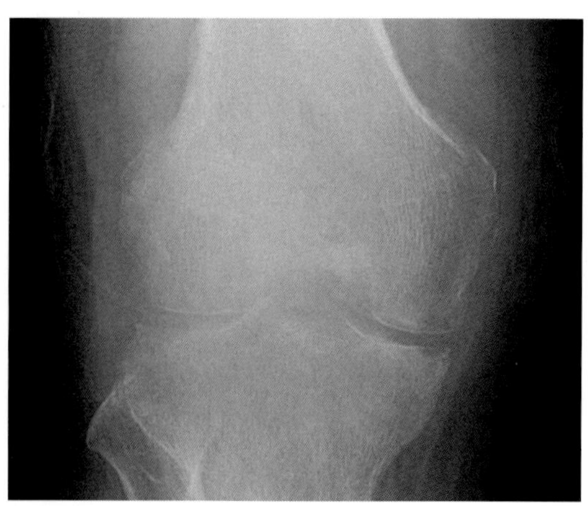

图 4.12　经培养证实为右膝结核性关节炎，图中显示 Phemister 三联征：关节间隙变窄、关节周围骨量减少和边缘性骨质破坏

参考文献

1. Alaia EF, Chhabra A, Simpfendorfer CS, et al. MRI nomenclature for musculoskeletal infection. Skelet Radiol. 2021;50(12):2319–47.
2. Altmayer S, Verma N, Dicks EA, Oliveira A. Imaging musculoskeletal soft tissue infections. Semin Ultrasound CT MR. 2020;41(1):85–98.
3. Brodie BC. An account of some cases of chronic abscess of the tibia. Trans Med Chir Soc. 1832;17:238–9.
4. Crim JR, Seeger LL. Imaging evaluation of osteomyelitis. Crit Rev Diagn Imaging. 1994; 35(3):201–56.
5. Demirev A, Weijers R, Geurts J, Mottaghy F, Walenkamp G, Brans B. Comparison of [18 F]FDG PET/CT and MRI in the diagnosis of active osteomyelitis. Skelet Radiol. 2014;43(5): 665–72.
6. Erdman WA, Tamburro F, Jayson HT, Weatherall PT, Ferry KB, Peshock RM. Osteomyelitis: characteristics and pitfalls of diagnosis with MR imaging. Radiology. 1991;180(2):533–9.
7. Fayad LM, Carrino JA, Fishman EK. Musculoskeletal infection: role of CT in the emergency department. Radiographics. 2007; 27(6):1723–36.
8. Fernando SM, Tran A, Cheng W, et al. Necrotizing soft tissue infection: diagnostic accuracy of physical examination, imaging, and LRINEC score: a systematic review and meta-analysis. Ann Surg. 2019;269(1):58–65.
9. Gold RH, Hawkins RA, Katz RD. Bacterial osteomyelitis: findings on plain radiography, CT, MR, and scintigraphy. Am J Roentgenol. 1991;157(2):365–70.
10. Karchevsky M, Schweitzer ME, Morrison WB, Parellada JA. MRI findings of septic arthritis and associated osteomyelitis in adults. Am J Roentgenol. 2004;182(1):119–22.
11. Kim KT, Kim YJ, Won Lee J, et al. Can necrotizing infectious fasciitis be differentiated from nonnecrotizing infectious fasciitis with MR imaging? Radiology. 2011;259(3):816–24.
12. King AD, Peters AM, Stuttle AW, Lavender JP. Imaging of bone infection with labelled white blood cells: role of contemporaneous bone marrow imaging. Eur J Nucl Med. 1990;17(3-4):148–51.
13. Kwee TC, Kwee RM, Alavi A. FDG-PET for diagnosing prosthetic joint infection: systematic review and metaanalysis. Eur J Nucl Med Mol Imaging. 2008;35(11):2122–32.
14. Love C, Marwin SE, Palestro CJ. Nuclear medicine and the infected joint replacement. Semin Nucl Med. 2009;39(1):66–78.
15. Modic MT, Feiglin DH, Piraino DW, et al. Vertebral osteomyelitis: assessment using MR. Radiology. 1985;157(1):157–66.
16. Modic MT, Pflanze W, Feiglin DH, Belhobek G. Magnetic resonance imaging of musculoskeletal infections. Radiol Clin N Am. 1986;24(2):247–58.
17. Morrison WB, Schweitzer ME, Bock GW, et al. Diagnosis of osteomyelitis: utility of fat-suppressed contrast-enhanced MR imaging. Radiology. 1993;189(1):251–7.
18. Phemister DB, Hatcher CM. Correlation of pathological and roentgenological findings in the diagnosis of tuberculosis arthritis. Am J Roentgenol. 1933;29:736–52.
19. Rahmouni A, Chosidow O. Differentiation of necrotizing infectious fasciitis from nonnecrotizing infectious fasciitis with MR imaging. Radiology. 2012;262(2):732–3. author reply 733
20. Resnick D. Diagnosis of bone and joint disorders. 4th ed. Philadelphia: WB Saunders; 2002.
21. Simpfendorfer CS. Radiologic approach to musculoskeletal infections. Infect Dis Clin N Am. 2017;31(2):299–324.
22. Tang JS, Gold RH, Bassett LW, Seeger LL. Musculoskeletal infection of the extremities: evaluation with MR imaging. Radiology. 1988;166(1 Pt 1):205–9.
23. Tigges S, Stiles RG, Roberson JR. Appearance of septic hip prostheses on plain radiographs. Am J Roentgenol. 1994;163(2):377–80.
24. Toledano TR, Fatone EA, Weis A, Cotten A, Beltran J. MRI evaluation of bone marrow changes in the diabetic foot: a practical approach. Semin Musculoskelet Radiol. 2011; 15(3):257–68.
25. Turecki MB, Taljanovic MS, Stubbs AY, et al. Imaging of musculoskeletal soft tissue infections. Skelet Radiol. 2010;39(10):957–71.

5 骨肿瘤

善，

恶，

丑。

几乎所有的应该掌握的骨肿瘤知识都可以归结为一个基本问题。

即肿瘤是良性还是恶性?

这是我们平时工作中最重要的问题。

我们发现的这个肿瘤需不需要担心呢?

除了这个，其他都不重要。确实，给出进一步的更明确的鉴别诊断，会显得聪明能干和知识渊博，这种技能需要努力学习和掌握。但最主要的任务就是识别哪些肿瘤可能威胁到人的生命，而哪些对人没有太大影响。

我们需要花费一些时间用来学习骨肿瘤良恶性的鉴别，等熟练掌握这个技能之后，我们再进一步鉴别具体不同类型的骨肿瘤。

当然，我们无法诊断所有遇到的病例，或者把握不大，有时需要对疑难病例进行活检。但即使在繁忙的肿瘤研究中心，活检通常也没有必要，我们可以利用经验和训练避免一些不必要的活检。

我们有哪些诊断手段?

简单的X线平片可以诊断大多数骨肿瘤。MRI可用于评估骨肿瘤的真实范围，从中我们可以获得肿瘤是否侵犯其他结构和一些对治疗有用的信息。骨肿瘤的诊断仍然有赖于简单实用的X线检查。

哪些征象有助于鉴别骨肿瘤是良性还是恶性?

- 骨膜反应
- 边缘 / 移行带
- 年龄
- 单发或多发

下面我们将逐一介绍。

在下面的讨论中，我们将介绍常见的骨肿瘤（骨肿瘤总体上少见）。本书并不是包罗万象的专著，旨在简明扼要，因此，那些罕见的或不太可能碰到的骨肿瘤不在讨论范畴。即使在专业的骨软组织肿瘤的会诊中心，有些罕见的骨或软组织肿瘤也很少遇到，这些讨论就交给那些专门从事骨肿瘤诊断和研究的专业人士吧。我们讨论的重点是日常工作中经常遇到的常见骨肿瘤。

请注意，工作中会遇见各种千奇百怪、意想不到的情况，如果你坚持诊断基本原则，学会判断肿瘤的良恶性，学会识别这些较常见的骨肿瘤，你的诊断水平将会有质的飞跃。

骨膜反应

善

骨膜反应是骨对病变或损伤的反应。最常见于骨折，骨骼会自我愈合，骨膜反应是愈合过程中的一部分。骨折愈合过程中，骨折端周围会形成光滑的新骨，这就是我们最熟悉的骨膜反应。这是良性的、光滑的、不中断的。我们称这种骨膜反应为“善”（图 5.1 和图 5.2）。

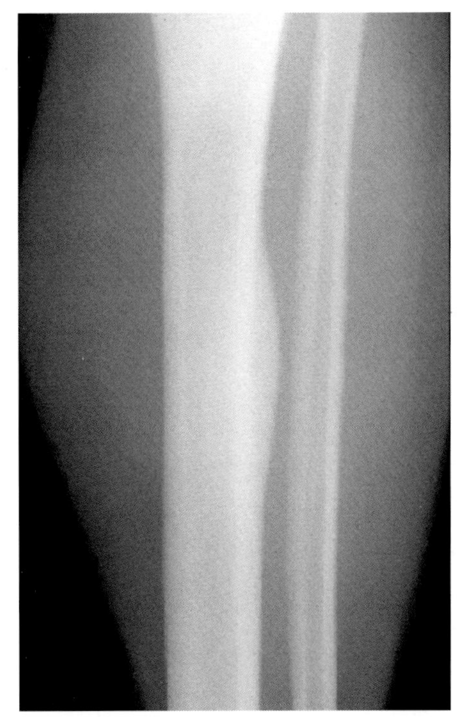

图 5.1 边缘光滑的良性骨膜反应，不用担心

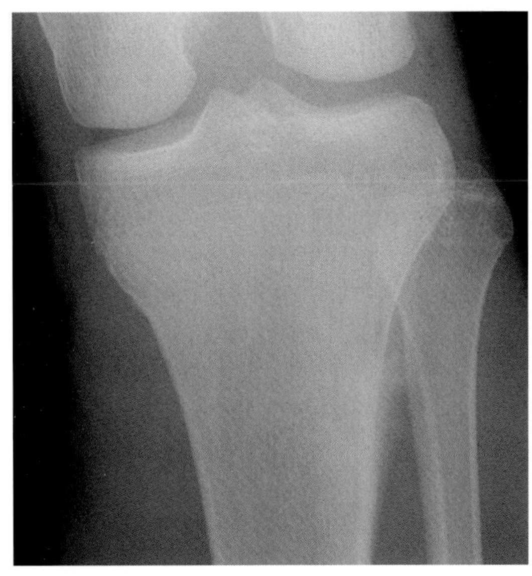

图 5.2 良性骨膜反应

恶

骨骼的愈合过程被中断，骨膜反应出现无序、更具破坏性的表现。骨骼通过形成新骨来自我修复，但肿瘤、创伤或感染造成的骨质破坏或损伤超过了骨骼的修复能力，因此出现破坏性骨膜反应。这种情况下，骨膜反应会表现得更加无序。破坏性骨膜反应有多种类型，也有许多相应的名称，这些名称可能有学术意义，但没有太大临床意义和相关性，重要的是要认识到破坏性骨膜反应是指骨病变的破坏能力已超过了骨的修复能力。针对骨肿瘤而言，这是侵袭性肿瘤的特点，这种骨膜反应被视为“恶”（图 5.3 和图 5.4）。

丑

有时骨膜反应很无序、模糊，因为骨病变或肿瘤进展速度非常快，破坏力远远超出成骨细胞的愈合能力，骨膜反应会异常明显和“丑陋”（图 5.5 和图 5.6），正如你所料，就骨肿瘤而言，这反映肿瘤非常具有侵袭性。需要注意的是，某些非恶性肿瘤可以快速生长而出现侵袭性骨膜反应。但对于这些病例仍然需要采取措施干预其破坏作用。

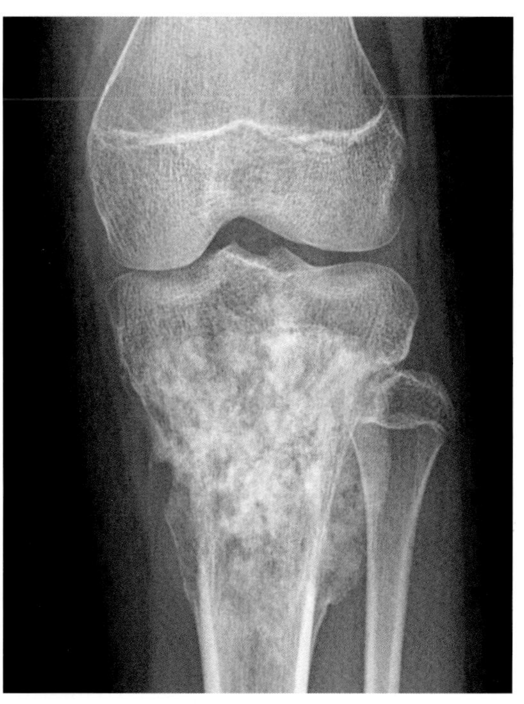

图 5.3 胫骨骨肉瘤的侵袭性骨膜反应，不均匀、不规则、不光整、不清晰

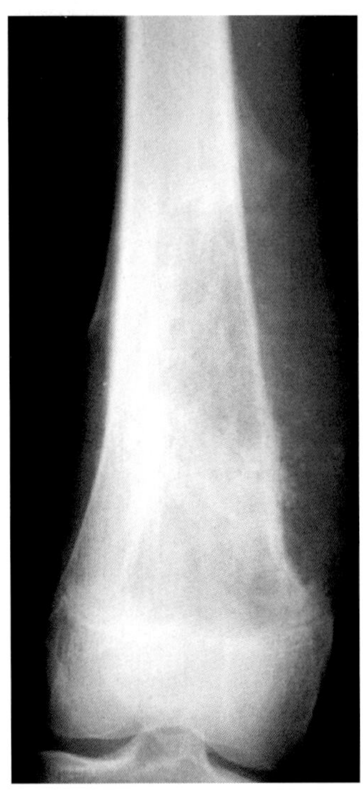

图 5.4　股骨尤因肉瘤形成的层状骨膜反应。外侧骨皮质方形缺损与开放性活检有关

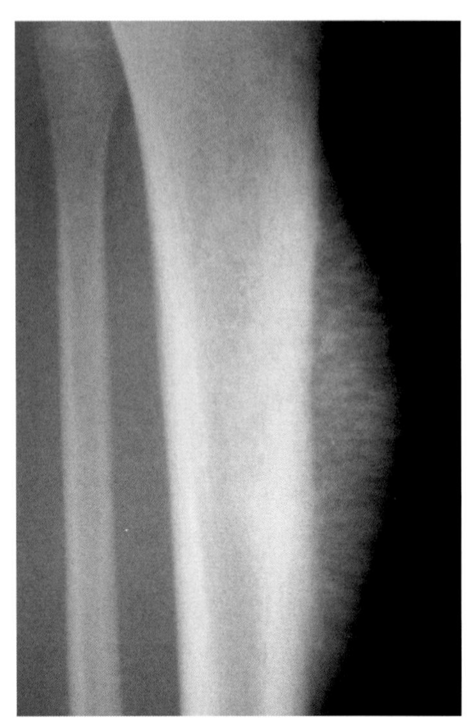

图 5.6　骨肉瘤引起的另一种不同类型的侵袭性骨膜反应，恶性

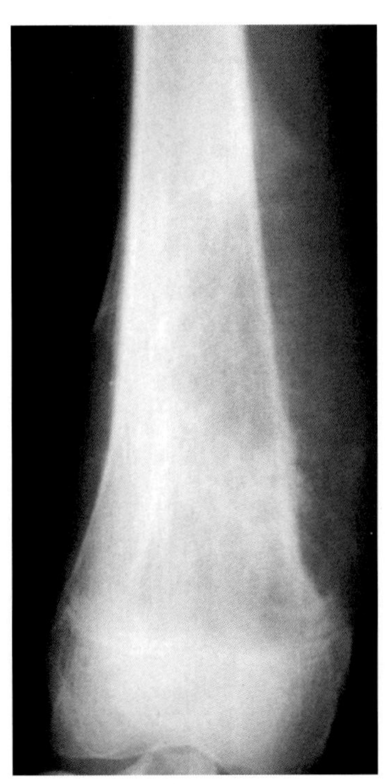

图5.5　骨肉瘤出现的杂乱、丑陋、恶性的骨膜反应，新骨形成的同时再次被肿瘤破坏，连续性中断，边缘不规则

边缘和移行带

如果病变局限于骨骼的某个特定区域，定义其为地图样病变。地图样病变需要进一步评估它的边缘和移行带。肿瘤（或肿瘤样病变）与正常骨骼之间的过渡区域，我们称之为移行带，可以是清晰锐利的窄移行带，也可以是模糊、没有明确边界的宽移行带。

善

当肿瘤和正常骨骼之间出现边缘锐利、边界清晰的窄移行带时，反映了肿瘤要么没有生长（良性征象），要么生长缓慢，以至于正常骨骼可以很容易包裹、隔离病变组织，在病变周围形成了硬化屏障。这种病变周围会出现部分或完全硬化的骨质，我们称之为有硬化缘的窄移行带（图 5.7）。几乎所有具有窄移行带和硬化缘的肿瘤都是良性的。

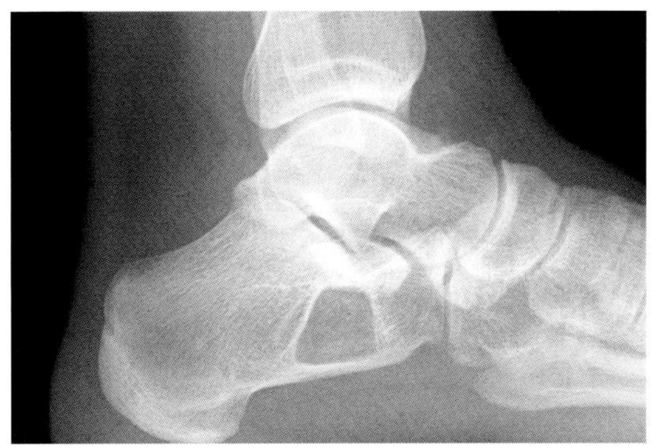

图 5.7 地图样骨质破坏区伴窄移行带和硬化缘，看起来是良性的，本例确实是良性的，为单纯性骨囊肿

窄的移行带，但其周围没有清楚的硬化缘，我们称之为无硬化缘的窄移行带（图 5.8 和图 5.9）。这同样反映了肿瘤的缓慢生长、相对良性的过程，但由于缺少了硬化缘这道屏障，应该注意其具有侵袭性的可能，尤其是老年人，我们必须更加保持警惕。

恶

当肿瘤和正常骨骼之间出现没有锐利边缘，边界很模糊且不规则的宽移行带（图 5.10）。这反映了肿瘤生长速度很快，超过了骨骼包围病变的速度，提示病变具有侵袭性。但出现这种表现的不一定就是恶性肿瘤，但其具有侵袭性而表现为“恶”。

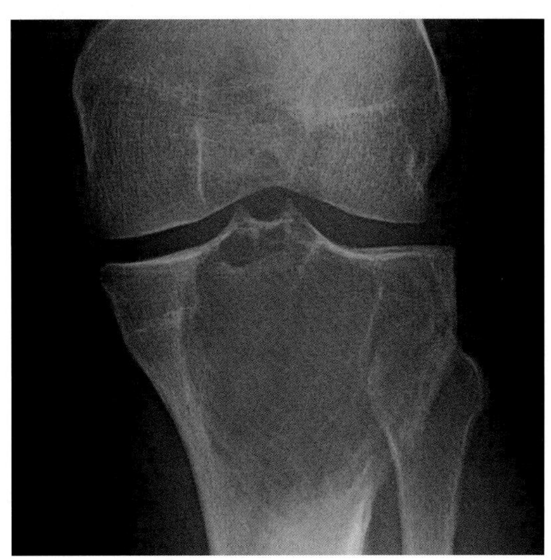

图 5.8 地图样骨质破坏伴窄移行带、无硬化缘，这种表现应该首先想到骨巨细胞瘤

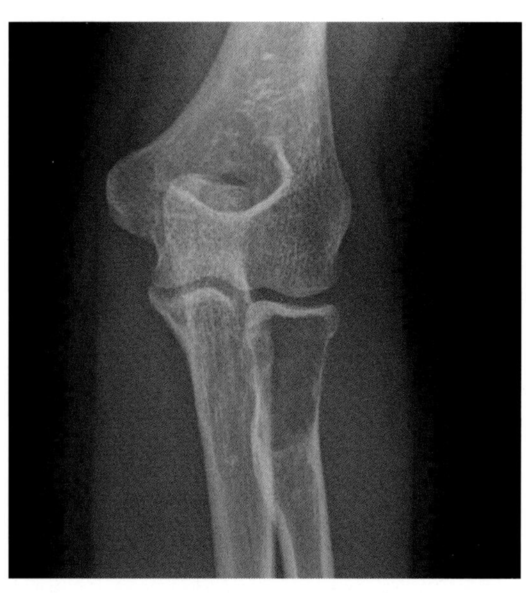

图 5.9 另一例地图样骨质破坏伴窄移行带、无硬化缘，看起来像良性病变，但考虑患者年龄较大、有白血病病史，谨慎起见对其进行了活检，最后诊断为纤维结构不良

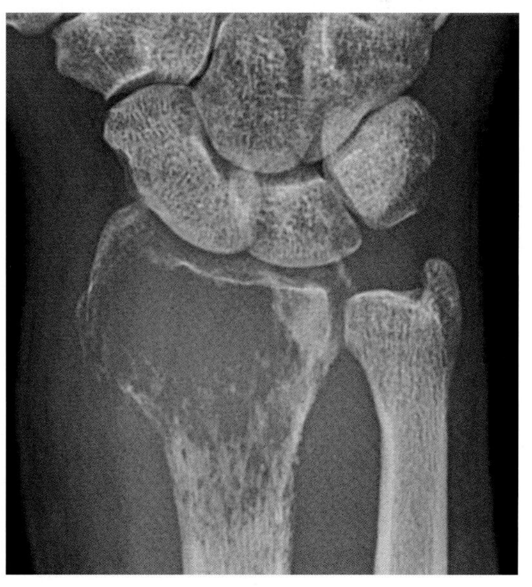

图 5.10 另一例地图样骨质破坏伴宽移行带，看起来较具侵袭性，应该积极处理。这是一例骨巨细胞瘤，局部出现侵袭性和破坏性

丑

有时，病变的移行带很宽且边界模糊不清，不再是局限于某个部位的“地图样”，而是以无定形方式逐步渗透到骨组织中，病变没有清晰的边界，不能称作“地图样”，而被称为渗透性或浸润性（图 5.11）。通常，这是最不愿意看到的征象。

年龄

时刻牢记“年龄”这个简要因素。一般来讲，年轻群体发生恶性骨肿瘤的可能性不大，但并不是说恶性骨肿瘤不会发生在儿童身上，他们完全可以，只是比较少见，我们将尽力去识别它们。我们应该学会根据年龄评估骨肿瘤的良恶性，年龄越大越应该警惕恶性的可能，即使看起来像良性的。

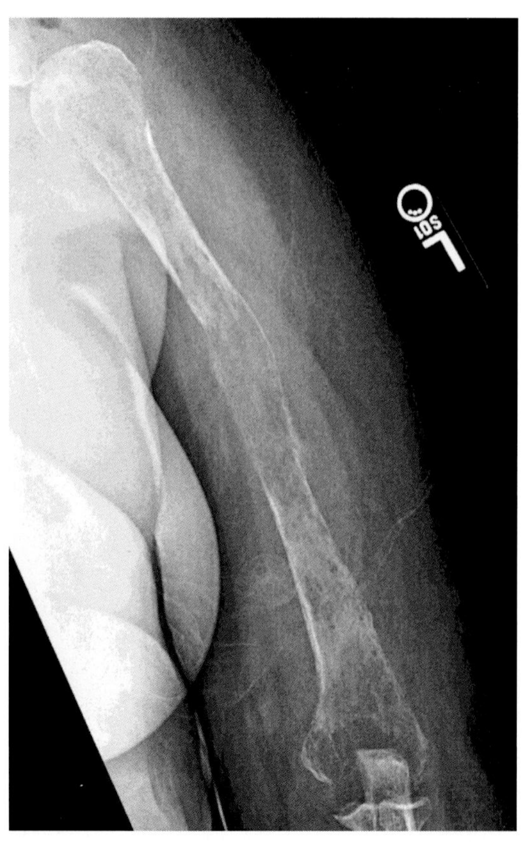

图 5.11　这不可能是良性的，肱骨弥漫性浸润性骨质破坏，肱骨中段病理性骨折。本例为淋巴瘤

单发或多发

一旦你发现多发性骨病变，首先（至少在老年人中）应该考虑转移瘤或多发性骨髓瘤。当然，有时候也会碰到多发性良性骨病变，我们稍后会探讨这些。总之记住原则：多发性骨病变，首先考虑转移瘤或骨髓瘤（图 5.12）。

> **> 要点**
>
> 如果发现多发性骨病变，应该本能地想到转移瘤和多发性骨髓瘤。

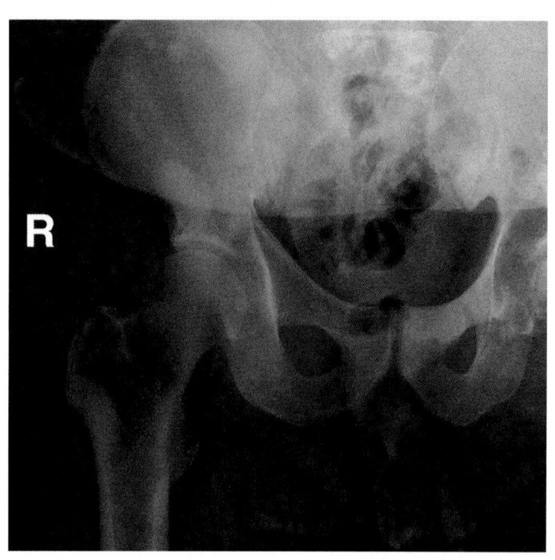

图 5.12　多发性骨质硬化，非良性病变，前列腺癌骨转移

良性？恶性？

现在进行一些练习。下面的病例并不需要明确的诊断结果，主要目的是对病变的良恶性作出判定，良性还是恶性？是进一步活检还是“置之不理”？如果可以明确诊断当然更好。

判断良恶性时需要注意什么？

- 有无骨膜反应，如果有，是良性还是侵袭性？

- 是否地图样病变？如果是，移行带如何？
- 单发还是多发？尽管有多发性良性骨肿瘤，但多发性病灶通常先考虑转移瘤和多发性骨髓瘤。
- 老年人还是年轻人？相对儿童而言，老年人的骨病变更加需要警惕。

例 1（图 5.13）

例 2（图 5.14）

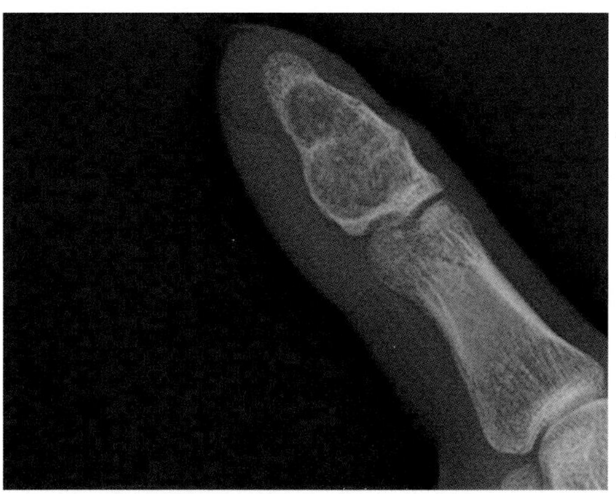

图 5.13 例 1 良性还是恶性？

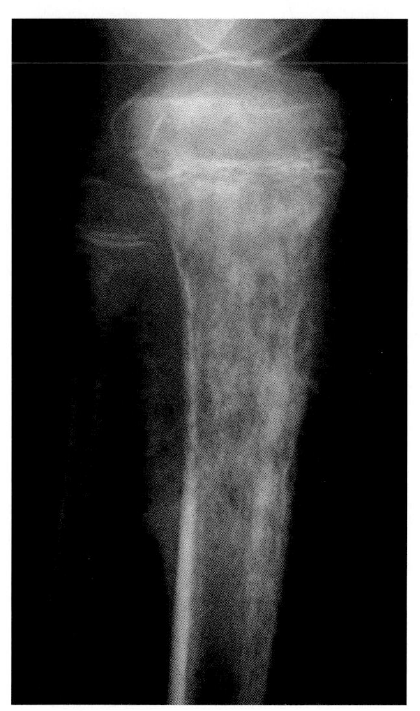

图 5.14 例 2 良性还是恶性？

例 3（图 5.15）

例 4（图 5.16）

例 5（图 5.17）

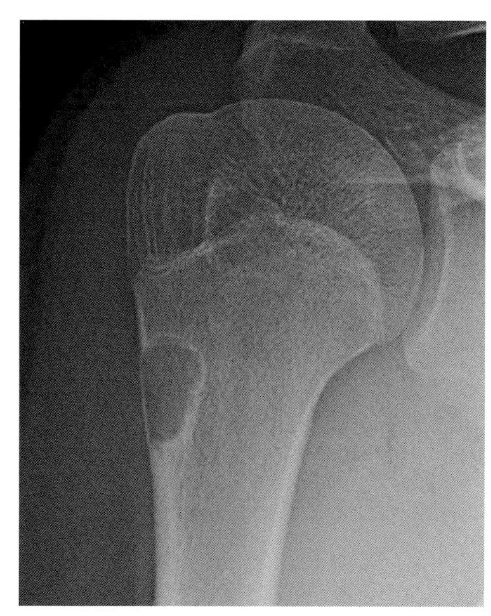

图 5.15 例 3 良性还是恶性？

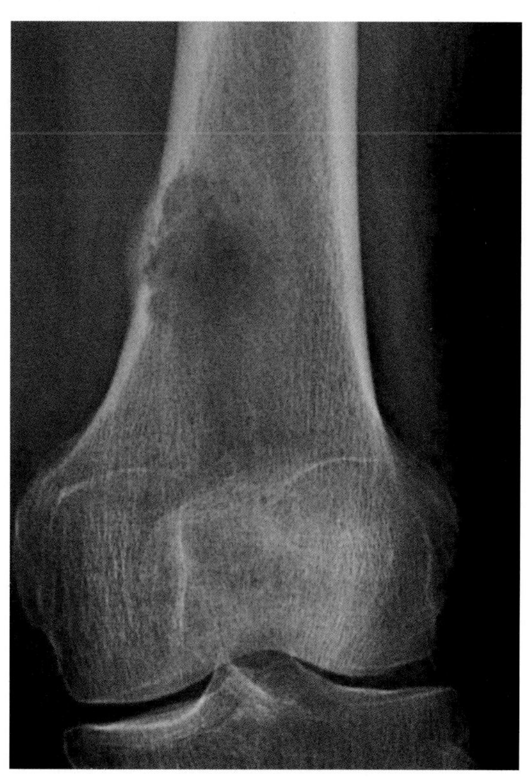

图 5.16 例 4 良性还是恶性？

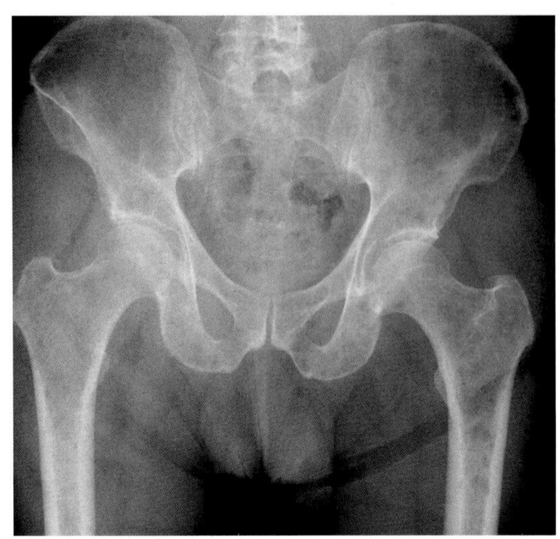

图 5.17　例 5 良性还是恶性?

回顾复习

让我们看看你做的怎么样吧?

例 1

地图样骨质破坏，伴窄移行带和硬化缘，没有侵袭性骨膜反应，有细微的软骨样基质（后面将详细阐述）。没有令人担忧的影像学表现，这是一例典型的良性内生软骨瘤，无须担忧。

例 2

地图样骨质破坏，伴宽移行带和不规则的侵袭性骨膜反应，内夹杂类骨基质。根据骨骺板可以判断患者是生长期的儿童。这种表现是恶性的。最后证实是恶性的，符合骨肉瘤典型表现。

例 3

地图样骨质破坏，伴有窄移行带和硬化缘，仅凭影像学表现，就几乎可以判定为良性。本例为儿童，所以更加放心，这是良性病变，虽然没有进行活检，但很可能是囊肿或纤维黄色瘤。

例 4

伴有宽移行带的地图样骨质破坏，内侧缘可见骨皮质破坏和侵袭性的骨膜反应。希望你判断是恶性的。本例是转移瘤。

例 5

多发性小的溶骨性破坏、伴窄的移行带，几乎遍及整个视野。年龄较大的患者（没有提供年龄）的多发性病灶，应该警惕。本例为恶性，是骨髓瘤的典型表现。

精要

再次强调，识别肿瘤的良恶性是最重要的技能，剩下的是精益求精、锦上添花，使诊断更加精准、专业。

目前，我们尚无法做到全部正确，经常我们判定这个肿瘤是恶性的，而结果并非如此。但这样是值得的，可以确保我们没有遗漏恶性肿瘤。我们上述讨论过的简要因素（骨膜反应、移行带、年龄和数量）可以对绝大多数的骨肿瘤的良恶性作出判断，通过对这些因素的分析，我们就可以识别出恶性或疑似恶性的骨肿瘤。

接下来将对识别骨肿瘤的特定组织学类型进行下一步探讨，这是次要的，但仍然是一项有用的技能，我们应该花点时间熟悉其基本原理。

多种因素有助于识别骨肿瘤的组织学类型，几乎都可以利用普通 X 线平片来完成，而不需要所谓更先进的成像方法，这些方法有时反而会有误导作用。我们必须清楚认识到，仅凭 MRI 来识别骨肿瘤的组织学类型可能会导致误诊，因为 MRI 无法得到 X 线平片能显示的基本信息。“不观察病变的 X 线平片（或 CT）表现，切勿尝试诊断骨肿瘤”这句格言也有一些例外，如内生软骨瘤，但作为基本原则，记住这一点非常重要。这并不是要贬低 CT 和 MRI 的重要性，它们对评估骨肿瘤的分期和侵犯程度具有很大的帮助。

> **要点**
>
> 切勿仅依靠 MRI 来诊断骨肿瘤，X 线平片几乎都是需要的。

发病部位

在评估骨肿瘤时，发病部位至关重要。这是缩小肿瘤诊断范围的关键因素之一。一旦明确发病部位，就可以运用其他几个因素来进一步完善你的诊断。

我们将长骨的发病部位分为两组，这种分组不适合扁骨（如肩胛骨和骨盆），但我们讨论的很多肿瘤也可以发生在扁骨。

首次定位，主要是依据肿瘤与生长板的解剖关系，即纵向定位。

- 骨骺（图 5.18）
- 干骺端（图 5.19）
- 骨干（图 5.20）

再次定位，主要是依据肿瘤在横断位上的位置关系。

- 中央性（图 5.21）
- 偏心性（图 5.22）
- 皮质内（图 5.23）
- 皮质旁（图 5.24 和图 5.25）

再次强调，肿瘤的发病部位非常重要，一定要关注肿瘤在骨骼中的具体位置。

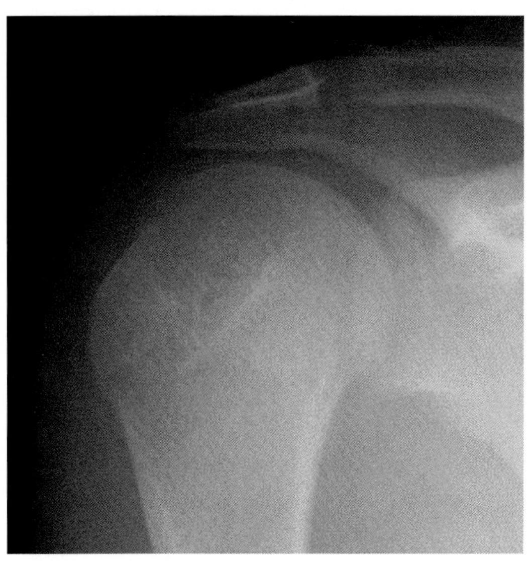

图 5.18　位于骨骺的软骨母细胞瘤就是个很好的例子

接下来，我们根据发病部位讨论常见的骨肿瘤的同时，将简单讨论其特征性影像学改变。

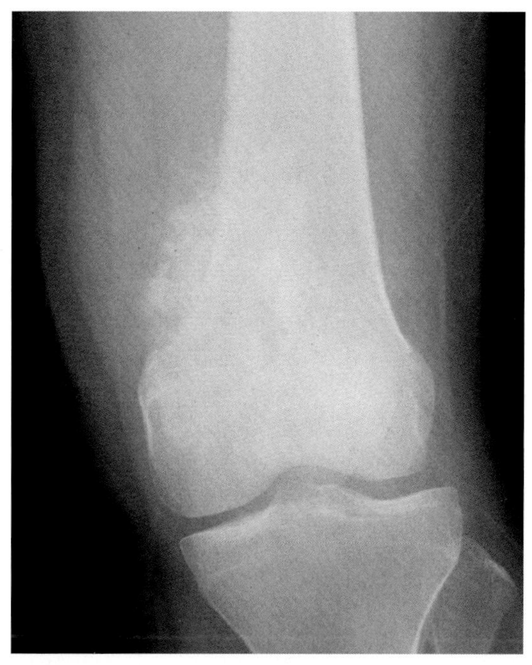

图 5.19　位于干骺端的骨肉瘤

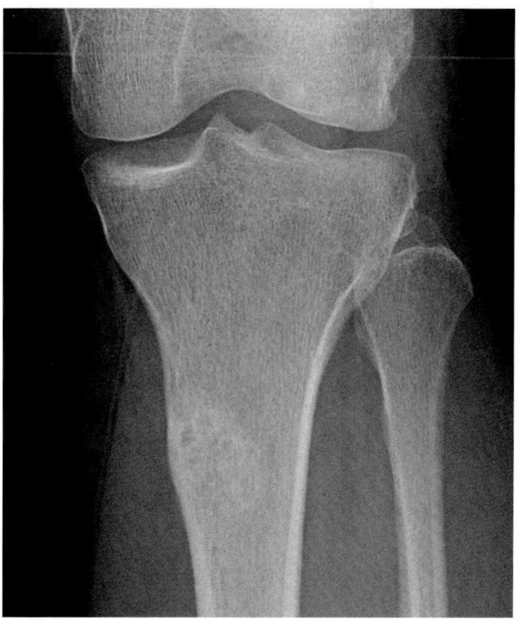

图 5.20　位于胫骨骨干的退变、硬化中的纤维黄色瘤

位于骨骺（或骨突）的病变

- 骨巨细胞瘤
- 软骨母细胞瘤
- 动脉瘤样骨囊肿
- 透明细胞软骨肉瘤
- 感染

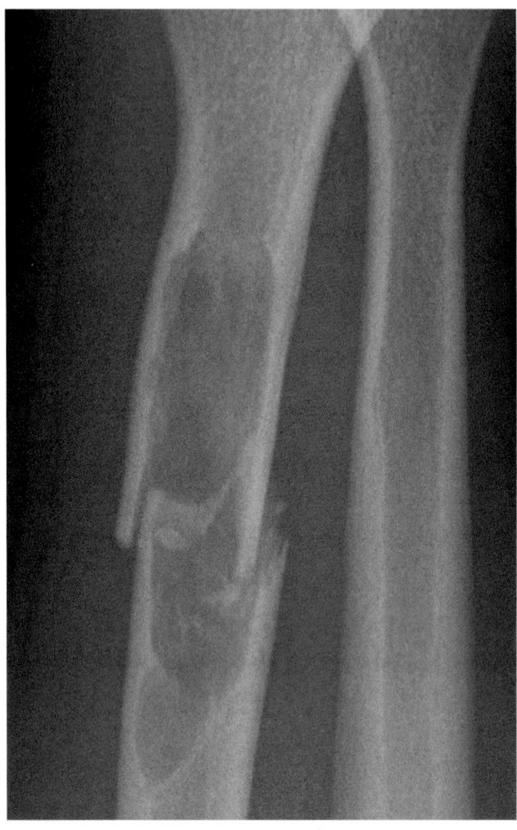

图 5.21 位于骨干中央的骨囊肿，合并病理性骨折

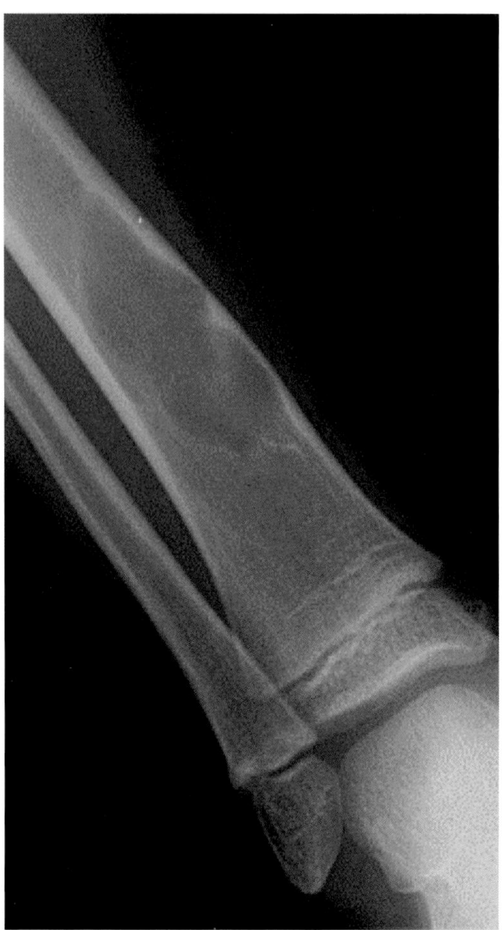

图 5.22 偏心性生长的纤维黄色瘤

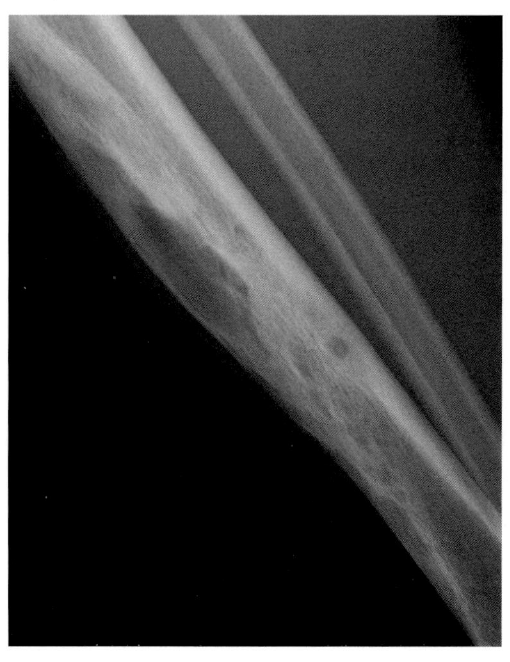

图5.23 起源于皮质的牙釉质瘤，这种肿瘤几乎总是位于胫骨前缘

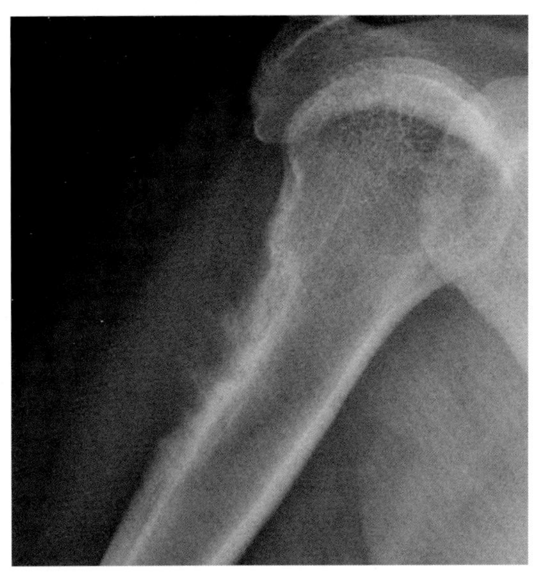

图 5.24 位于骨皮质表面的骨膜或皮质旁软骨瘤

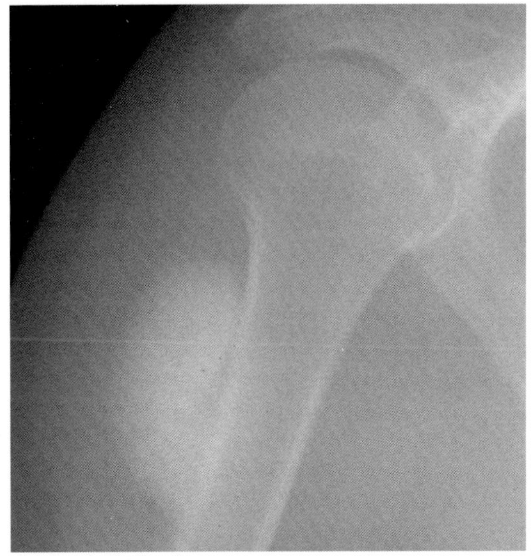

图 5.25 骨表面的骨旁骨肉瘤，位于骨皮质旁

骨巨细胞瘤

- 尽管起源于生长板并向关节面延伸，通常被认为骨骺病变，也可以发生在骨突。
- 几乎只发生在骨骼发育成熟的个体，不属于儿科肿瘤。
- 具有局部侵袭性，有时会导致严重的骨质破坏，看起来像恶性，但通常不被认为是恶性的。极少数情况下，可能会出现肺转移。
- 切除后复发率相对较高。
- 单发。
- 地图样溶骨性病变，可以膨胀性生长，常无硬化缘，移行带宽，表现富有侵袭性。
- 好发部位：膝关节和腕关节的长骨骨端。

见图 5.26 和图 5.27。

> 要点

骨巨细胞瘤几乎总是发生于骨骼发育成熟人群，如果生长板未闭合，不应该考虑骨巨细胞瘤。

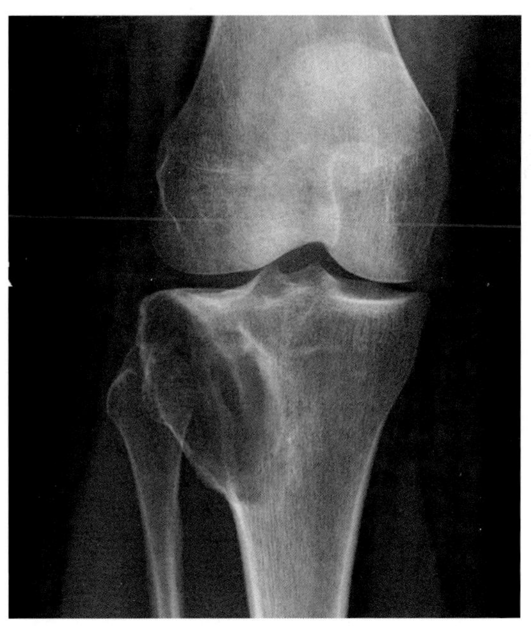

图 5.26 骨巨细胞瘤的典型表现。胫骨近端骨骺－干骺端偏心性地图样骨质破坏，移行带窄、无硬化缘。骨巨细胞瘤起源于生长板，常延伸至骨端关节面

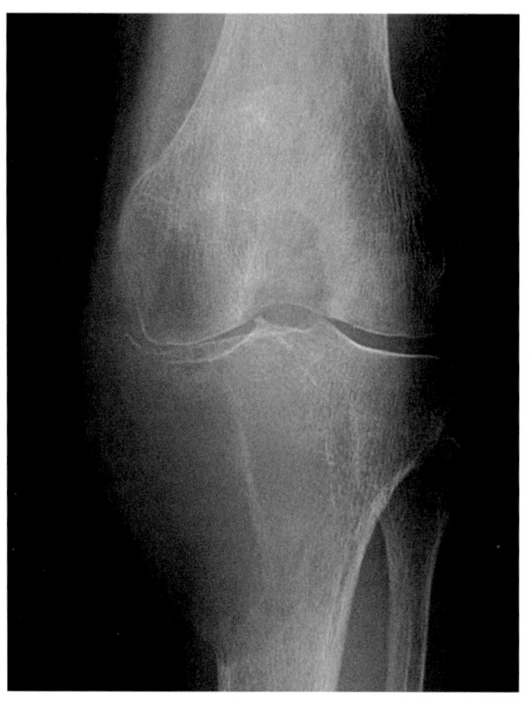

图 5.27 另一例骨巨细胞瘤，表现更具侵袭性，膨胀性骨质破坏、移行带宽，胫骨内侧缘骨皮质变薄、破坏

软骨母细胞瘤

- 和骨巨细胞瘤一样，发生于骨骺，也可以累及骨突。
- 属于儿童后期或青春期的肿瘤，并不是典型的成人肿瘤，但该肿瘤最迟可以发生在20~25岁前后。诊断软骨母细胞瘤之前，请确保你知道患者的年龄。
- 地图样溶骨性破坏，窄移行带，常有硬化缘。
- MRI上，肿瘤周围伴有明显的骨髓水肿，可能伴有邻近关节积液。
- 好发于膝关节骨端及肱骨近端。

见图 5.28 和图 5.29。

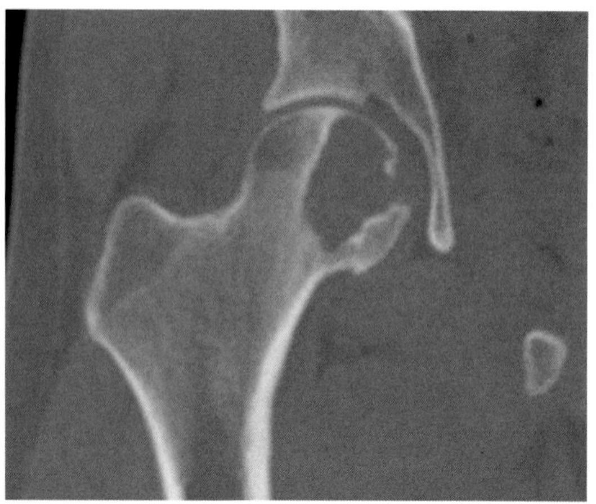

图 5.28 软骨母细胞瘤，位于股骨近端骨骺，偏心性分布，移行带窄，有硬化缘。在诊断软骨母细胞瘤之前，一定要核对一下年龄，如果肿瘤发生在50岁的人，那就不应该考虑软骨母细胞瘤

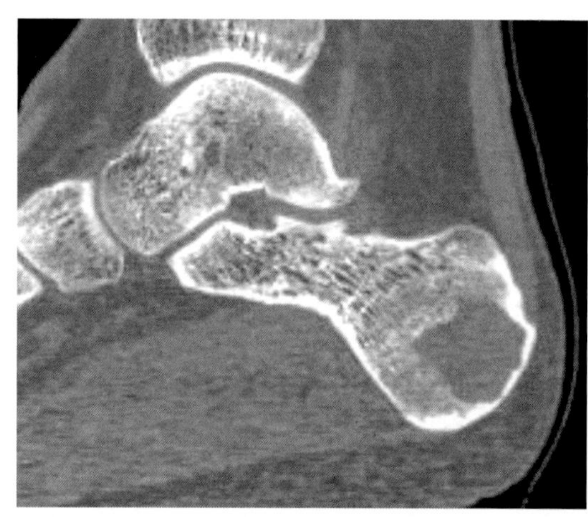

图 5.29 另一例软骨母细胞瘤，起源于跟骨后突的地图样骨质破坏，移行带窄、无硬化缘。跟骨虽然不是软骨母细胞瘤最常见的发病部位，但也经常可以遇见

动脉瘤样骨囊肿

- 好发于儿童和年轻人。
- 常常并发于骨巨细胞瘤和软骨母细胞瘤。
- 可能与外伤有关。

- 地图样骨质破坏，膨胀性改变（就像它的名字），内部可见分隔和网状结构，有窄/宽的移行带，局部可有侵袭性改变。
- 好发部位为膝关节，也见于脊柱和骨盆。

见图 5.30。

透明细胞软骨肉瘤

- 罕见的软骨肉瘤类型，发生在骨骺。
- 地图样骨质破坏，窄移行带，有/无硬化缘，X 线平片改变像良性、无侵袭性，诊断时要谨慎。
- 年龄对诊断很有帮助，透明细胞软骨肉瘤好发年龄为 30~50 岁。如果肿瘤很像软骨母细胞瘤，但患者的年龄为 40 岁，一定要警惕恶性的可能。
- 好发部位：股骨近端和肱骨近端。

见图 5.31 和图 5.32。

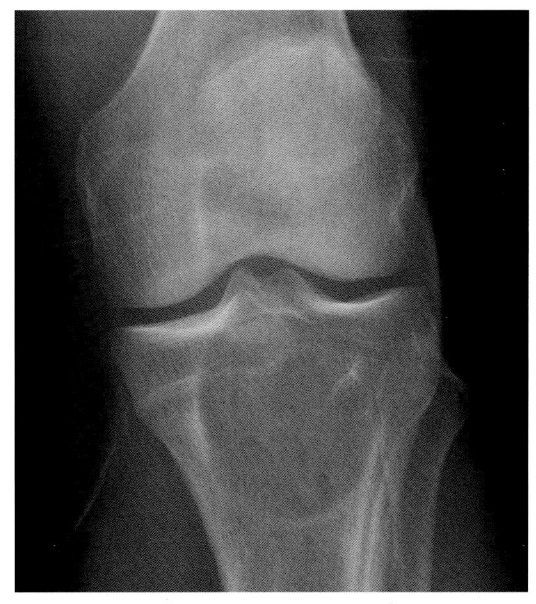

图 5.31 透明细胞软骨肉瘤。病变 X 线平片表现相对良性，位于胫骨近端骨骺为中心的地图样破坏，窄移行带，无硬化缘。年轻患者很容易诊断为软骨母细胞瘤，但在 40 岁以后的患者中，应该警惕透明细胞软骨肉瘤。年龄是骨肿瘤诊断的关键因素

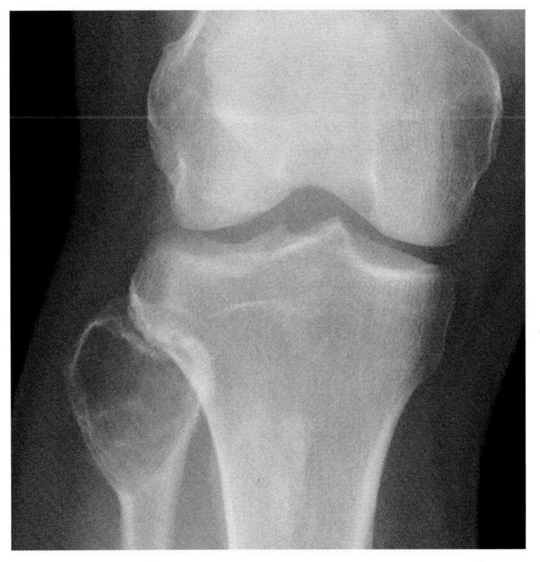

图 5.30 动脉瘤样骨囊肿，腓骨近端骨骺的膨胀性地图样骨质破坏，有窄移行带，无硬化缘，累及干骺端

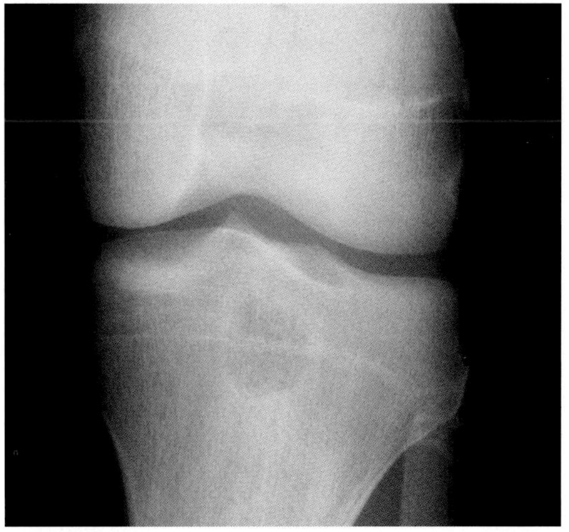

图 5.32 本例肿瘤表现与上例非常相似，但患者为青少年，确诊为软骨母细胞瘤

感染

- 局灶性亚急性或慢性感染，有时称为 Brodie 脓肿。
- 表现类似于地图样骨质破坏，有 / 无硬化缘。
- 很少位于骨骺，需要注意的是生长板周围的病变可以累及到骨骺，应该始终作为鉴别诊断。

见图 5.33。

干骺端病变

- 单纯骨囊肿
- 动脉瘤样骨囊肿
- 软骨瘤
- 软骨肉瘤
- 骨软骨瘤
- 感染

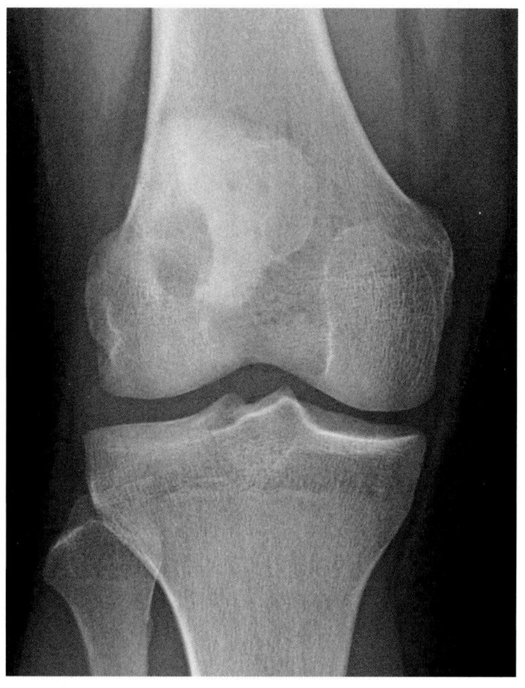

图 5.33　股骨远端生长板附近偏心性地图样骨质破坏累及骨骺，窄移行带，无硬化缘，这是局灶性感染 – Brodie 脓肿

单房性 / 单纯性骨囊肿

- 良性囊性病变，囊腔内被液体填充，几乎总是发生于 20 岁以下人群。
- 多位于干骺端中央，可以延伸至骨干。
- 地图样骨质破坏，窄移行带，多伴有硬化缘，也可以无硬化缘。
- 当合并病理性骨折时，骨碎片进入囊腔，形成“骨片陷落”征（图 5.34）。

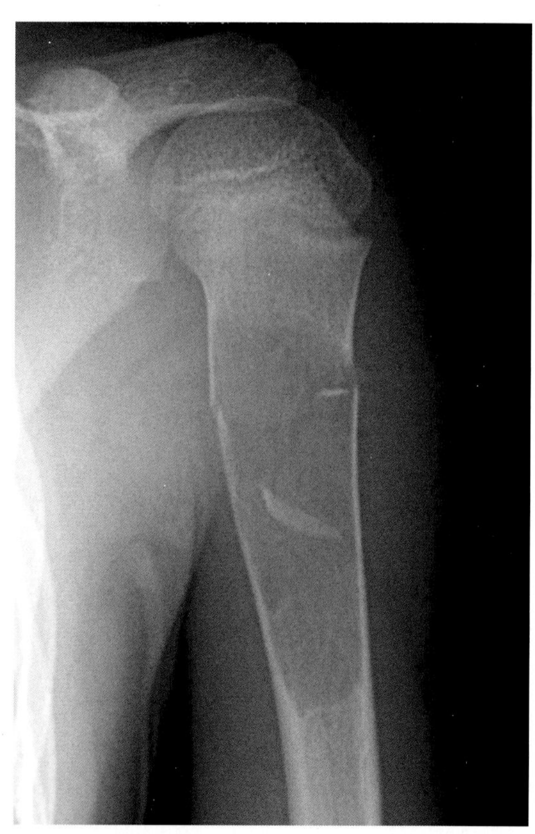

图 5.34　单纯性骨囊肿合并病理性骨折的典型表现，皮质骨碎片漂浮在囊腔中央，形成“骨片陷落”征

内生软骨瘤

- 良性内生软骨瘤通常很容易通过软骨样基质识别，而位于肢体远端（指骨）的内生软骨瘤在 X 线平片上往往缺乏清晰可识别的软骨样基质。软骨样基质可以通过 MRI 识别，MRI 可以明确诊断且无须 X 线平片的骨肿瘤不多，内生软骨瘤是其中之一。
- 指骨最常见的肿瘤。
- 长骨的内生软骨瘤常位于干骺端或骨干中央。
- 地图样骨质破坏，窄移行带，有 / 无硬化缘。
- 多发内生软骨瘤可见于多种综合征，相较于孤立性内生软骨瘤，这类内生软骨瘤的恶变风险明显升高。

见图 5.35 和图 5.36。

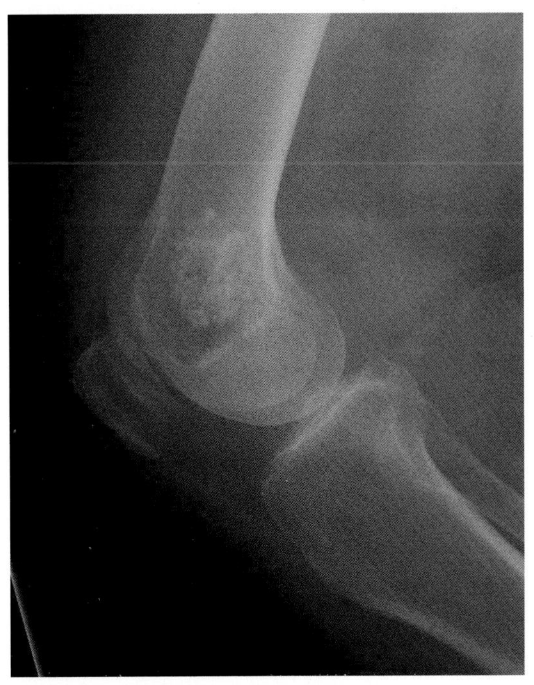

图 5.35 股骨远端内生软骨瘤的典型表现，可见典型的软骨样基质。常属于偶然发现

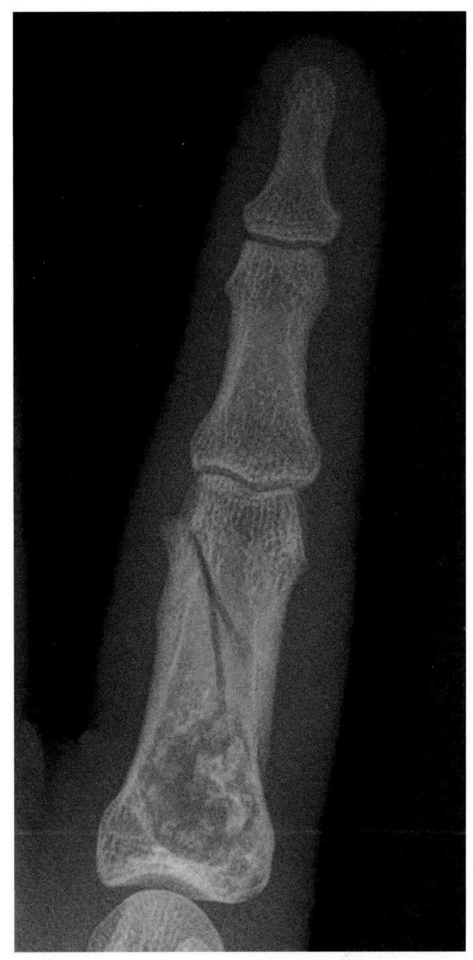

图 5.36 另一例位于近节指骨的内生软骨瘤。内生软骨瘤是最常见的指骨肿瘤。本例可以看见清晰的软骨样基质，但并不是所有指骨内生软骨瘤的软骨样基质在 X 线平片上都是清晰可见的。是的，本例还伴有骨折

软骨肉瘤

- 当内生软骨瘤恶变后成为软骨肉瘤，属于恶性肿瘤，和内生软骨瘤一样通常具有可识别的软骨样基质。
- 地图样骨质破坏，伴有窄或宽的移行带。
- 需要警惕的影像学表现：生长过程、病变大小、扇贝样压迹和骨皮质突破。
- 好发部位为骨盆、股骨和肱骨近端。

见图 5.37 和图 5.38。

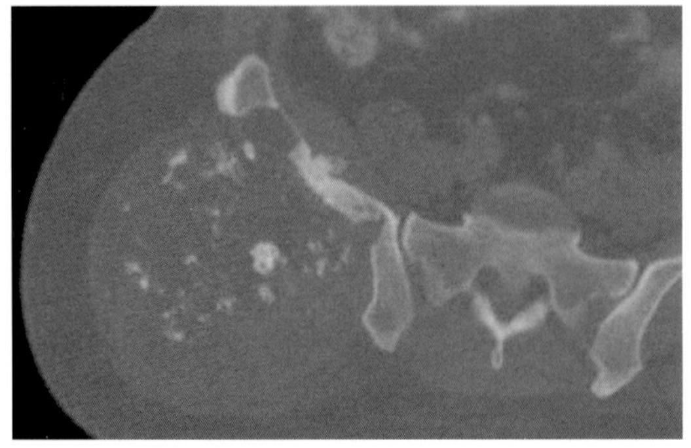

图 5.37　髂骨软骨肉瘤，表现为大的软组织肿块，内夹杂软骨样基质，有侵袭性表现

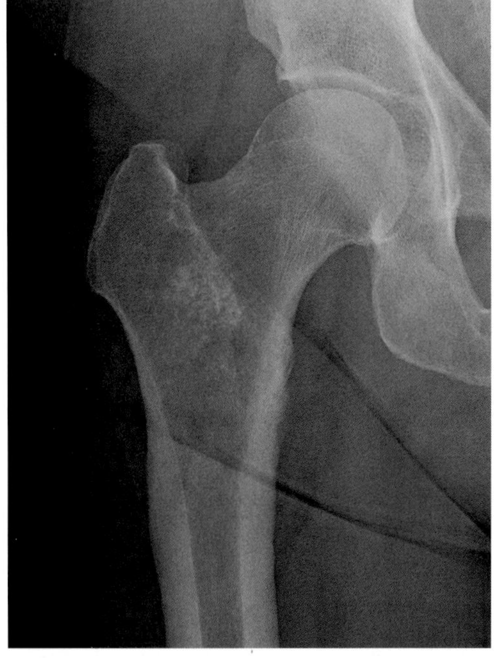

图 5.38　另一例软骨肉瘤。股骨近端干骺端 - 骨干中心地图样骨质破坏，伴宽移行带，局部可见软骨样基质。注意对比图 5.35 良性内生软骨瘤

骨软骨瘤

- 良性外生性病变，包括骨性基底及其表面覆盖的软骨成分，后者称为软骨帽。分为带蒂和无蒂两种类型。
- 长骨病变起源于干骺端，并远离骨骺生长。
- 识别骨皮质和骨髓腔的连续性对于疾病诊断至关重要。
- 多发性骨软骨瘤，遗传性多发性骨软骨瘤是一种常染色体显性遗传疾病，其特征为多发性骨软骨瘤，这类多发性骨软骨瘤恶变的风险明显高于单发性骨软骨瘤。
- 需要警惕恶变的因素包括瘤体生长、大软骨帽和新发疼痛。

见图 5.39 和图 5.40。

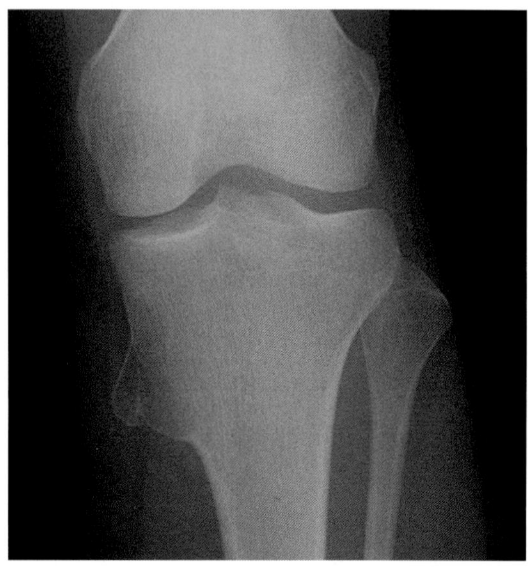

图 5.39　胫骨近端无蒂骨软骨瘤。注意与胫骨皮质和骨髓腔的连续性。单发性骨软骨瘤通常属于偶然发现

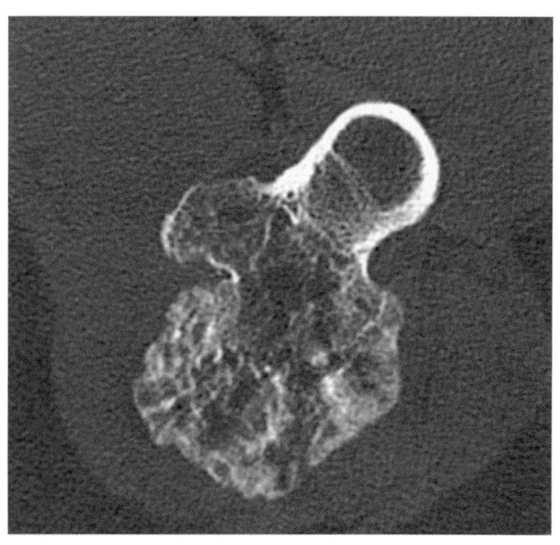

图 5.40　另一例股骨近端的带蒂骨软骨瘤，仍然具有骨皮质和骨髓质的连续性

骨肉瘤

- 恶性成骨性病变，最常见为髓腔内型、好发年龄为 15~25 岁。
- 还有其他类型骨肉瘤，包括骨表面骨肉瘤，可以发生在不同部位。
- 以骨样基质为特征，X 线平片呈绒毛状高密度影。
- 地图样骨质破坏，具有窄或宽移行带，常伴有侵袭性骨膜反应。
- 毛细血管扩张型骨肉瘤通常看不见骨样基质，表现与动脉瘤样骨囊肿相似。
- 青少年膝关节周围出现边界不清的硬化性病变，应该立刻想到骨肉瘤。

见图 5.41、图 5.42 和图 5.43。

> **> 要点**
>
> 毛细血管扩张型骨肉瘤与动脉瘤样骨囊肿表现相似，可能难以诊断，侵袭性膨胀性破坏伴宽大移行带可能是诊断线索。

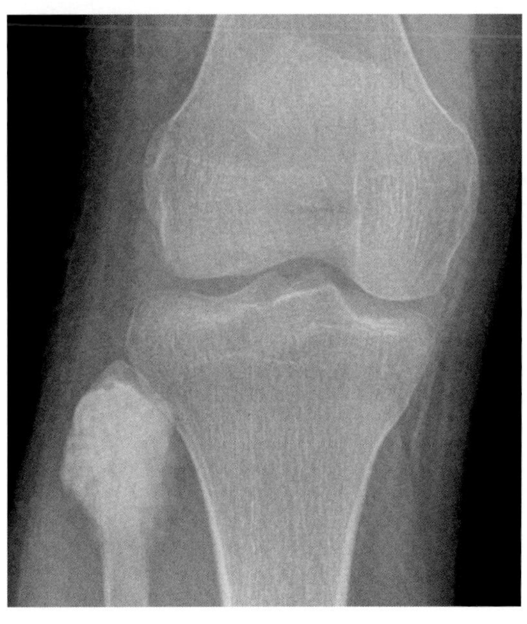

图 5.41 腓骨近端骨肉瘤，可见丰富的云雾状骨样基质

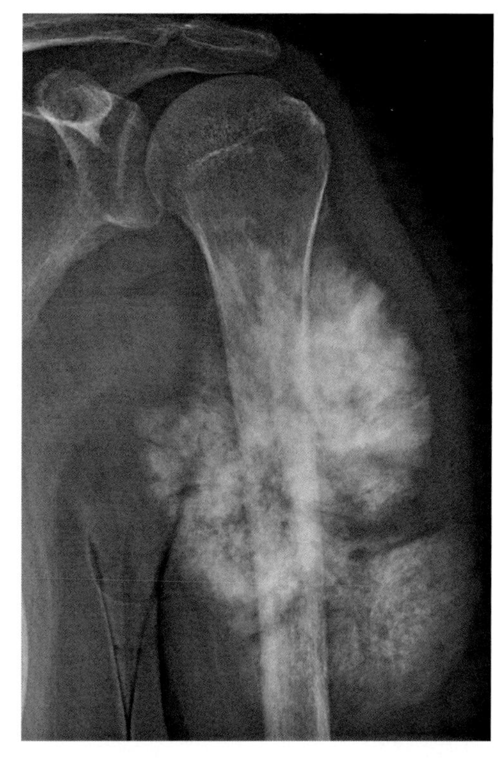

图 5.42 肱骨近段骨肉瘤，伴有广泛的骨膜反应和骨样基质，表现极具侵袭性

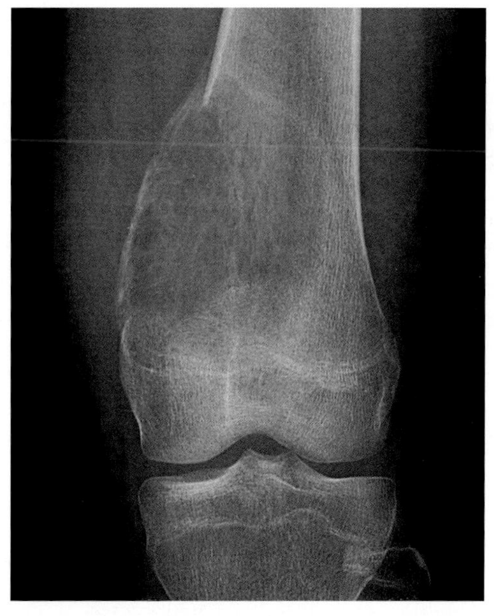

图 5.43 毛细血管扩张型骨肉瘤，没有骨样基质。股骨远侧干骺端 - 骨干偏心性地图样膨胀性破坏，过渡带宽，股骨内侧皮质突破和破坏。可能被误诊为侵袭性动脉瘤性骨囊肿，这是潜在的诊断陷阱，这样的病变需要活检以作出准确诊断

感染

- 在骨骺病变一节中讨论了局灶性的 Brodie 脓肿。有时会沿窦道延伸到骨皮质表面或到儿童的生长板（图 5.44 a、b）。

骨干病变

- 纤维结构不良
- 单房性骨囊肿
- 动脉瘤性骨囊肿
- 纤维黄色瘤
- 内生软骨瘤
- 软骨肉瘤
- 感染
- 转移瘤
- 骨髓瘤
- 小圆蓝细胞肿瘤：
  - 淋巴瘤
  - 白血病
    - 尤因肉瘤

纤维结构不良

- 未能形成正常的骨组织的发育异常，骨髓腔内形成纤维 - 骨组织。
- 地图样溶骨性病变，过渡带窄、边缘不同程度硬化。倾向于在长骨上形成长病变，就是说，如果看到地图样病变在长骨上延伸了很长一段距离，那就要考虑为纤维结构不良。
- 内部纤维基质在 X 线平片上常表现为磨玻璃样密度。
- 多发性纤维结构不良可以伴发两种综合征，稍后讨论。
- 最常见于骨盆、股骨和胫骨。

见图 5.45 和图 5.46。

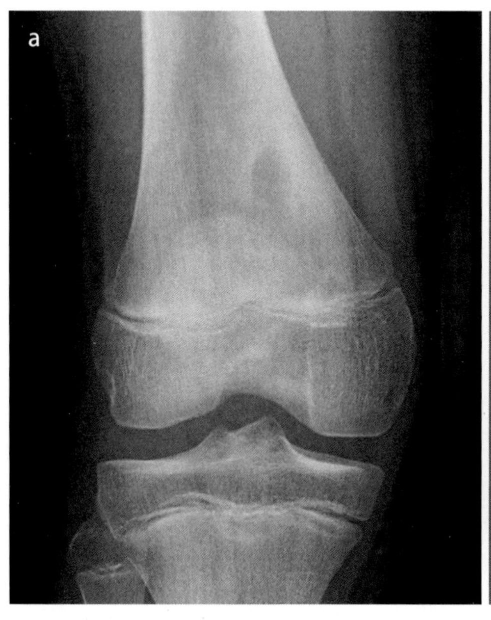

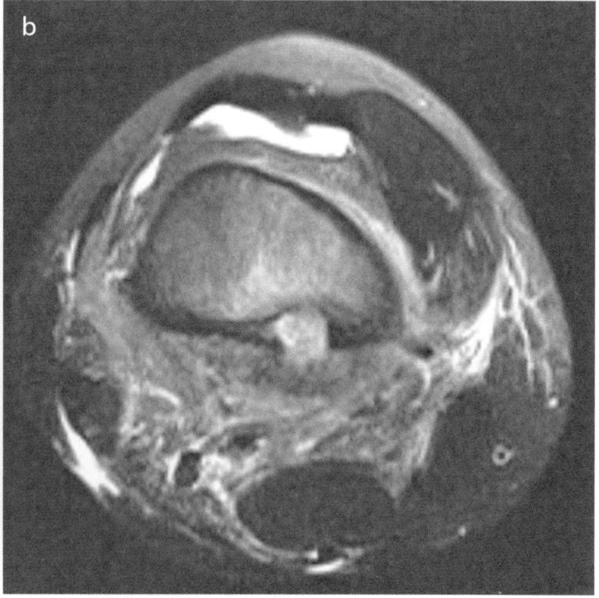

图 5.44　（a）股骨远段脓肿表现为地图样溶骨性区，周围有反应性骨硬化缘。（b）同一病例的 MRI 显示位于股骨远段皮质的脓肿，邻近骨髓和软组织水肿。脓肿后方有局灶性缺损，这是骨髓腔与邻近软组织之间的通道

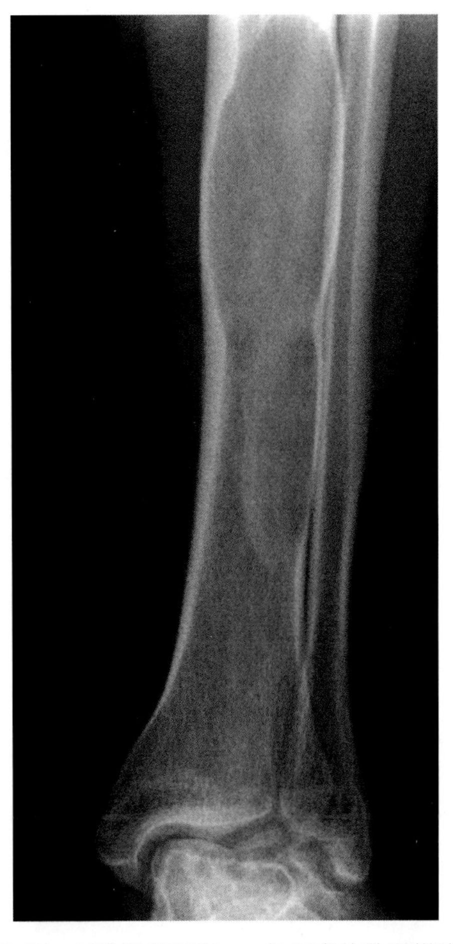

图 5.45 纤维结构不良——长距离的地图样溶骨病变，有狭窄过渡带和非硬化边缘。内部纤维基质表现为模糊的磨玻璃样密度

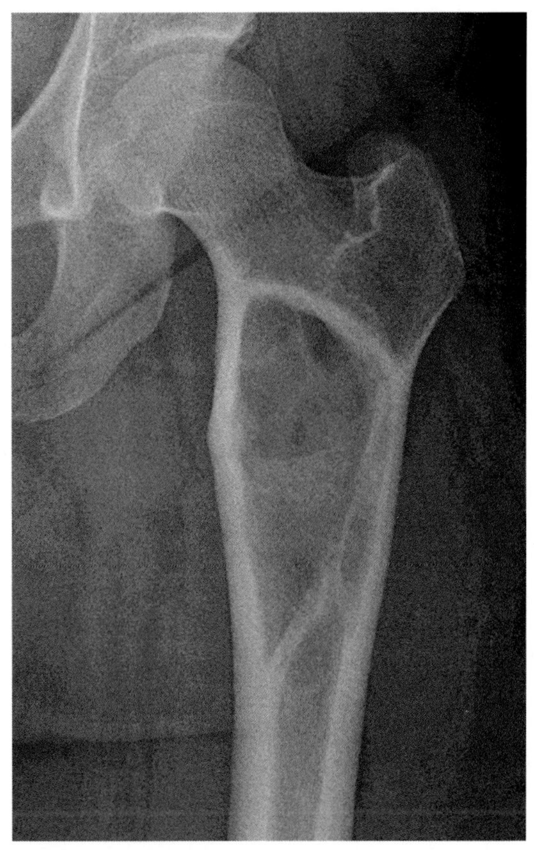

图 5.46 股骨近端是纤维结构不良的典型部位，表现为地图样溶骨性病变伴狭窄过渡带和硬化缘，骨质轻度膨胀，内部可见纤维基质

纤维黄色瘤（也称为非骨化纤维瘤）

- 常见的偶然发现的良性病变，见于儿童和年轻人，随着年龄的增长，通常会消退或退化，仅留下隐约可见的硬化灶。
- 年轻患者的病灶可能会轻微生长，但表现非常典型，通常很容易诊断。在体积大、疼痛或病理性骨折的情况下，最终可能会被刮除和移植。
- 地图样溶骨性病变具有狭窄的过渡带和硬化缘，位于髓腔偏心位置或位于皮质。
- 位于干骺端 - 骨干，最常见于股骨和胫骨（图 5.47a、b）。

转移和骨髓瘤

- 最常见的两种骨肿瘤，在老年人中更是如此。
- 地图样溶骨病变具有狭窄或宽的过渡带，但不会出现硬化缘。也可以表现为侵蚀性浸润性病变。

见图 5.48 和图 5.49。

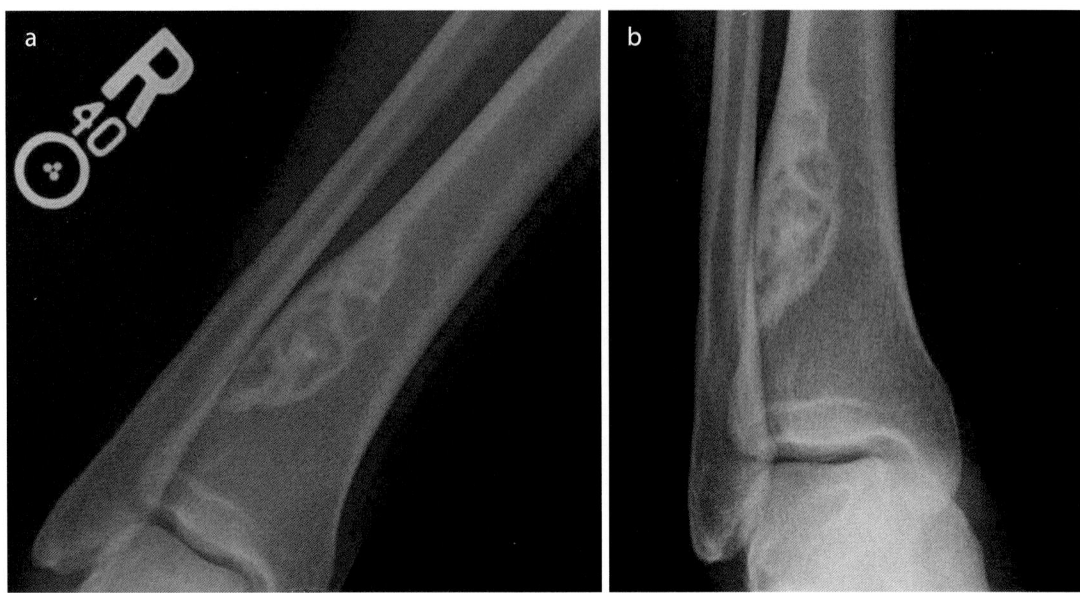

图 5.47　（a）典型的纤维黄色瘤。胫骨远段偏心性地图样溶骨病变，有窄过渡带和硬化缘。（b）同一患者，纤维黄色瘤随时间的推移而逐渐退变，内部硬化程度逐渐增加

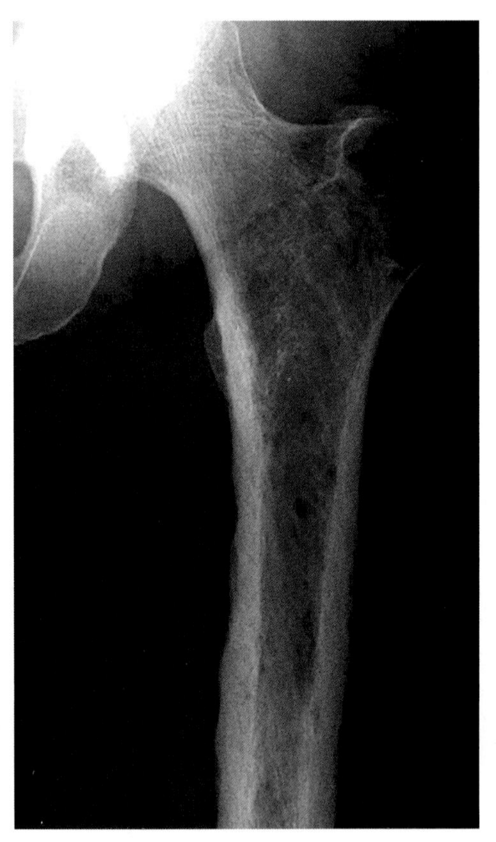

图 5.48　乳腺癌转移引起股骨骨干的非地图样浸润性或虫蚀性改变

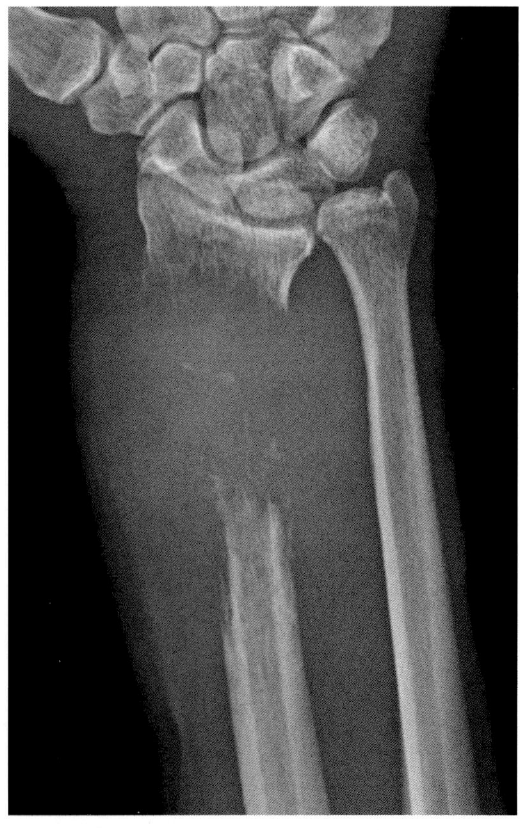

图 5.49　肺癌转移。桡骨远侧骨干地图样骨质破坏，过渡带宽。病变呈膨胀性伴有皮质破坏，其近侧桡骨有侵蚀性病变

小圆蓝细胞肿瘤

- 淋巴瘤、白血病和尤因肉瘤，X 线平片表现很相似。
- 通常为非地图样、浸润性溶骨性破坏，可能伴有侵袭性骨膜反应（图 5.50）。

中心性病变
- 纤维结构不良
- 单房性骨囊肿
- 内生软骨瘤
- 软骨肉瘤
- 小圆蓝细胞肿瘤
  • 淋巴瘤
  • 白血病
  • 尤因肉瘤
- 转移瘤
- 骨髓瘤

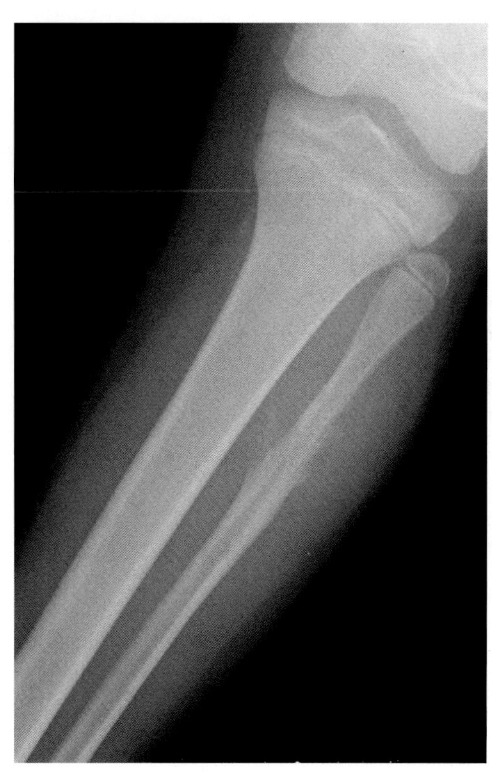

图 5.50 腓骨近侧骨干尤因肉瘤，影像学表现为侵袭性骨膜反应

偏心性病变
纤维黄色瘤
动脉瘤样骨囊肿
骨肉瘤
骨巨细胞瘤
GES［注：GES 为三种典型良性病变的首字母缩写：Giant cell tumor（G）、Enchondroma（E）和 Simplebone cysc（S），即骨巨细胞瘤、内生软骨瘤和单纯性骨囊肿］

皮质或皮质旁病变
骨纤维结构不良
牙釉质瘤
纤维黄色瘤
骨样骨瘤
骨软骨瘤

骨纤维结构不良

- 良性病变，绝大多数发生于胫骨，腓骨也有发生。
- 地图样膨胀性骨破坏，移行带窄，有硬化缘。
- 影像学特征与牙釉质瘤（见下文）相同，常需要活检明确诊断。

见图 5.51。

牙釉质瘤

- 属于低级别恶性肿瘤，需要治疗，与骨纤维结构不良不同。
- 几乎总是发生在胫骨，偶见于腓骨。
- 地图样膨胀性破坏，过渡带窄，边缘硬化程度不一。病变比骨纤维结构不良更长、更大、内部更复杂。常需要活检确诊（图 5.52）。

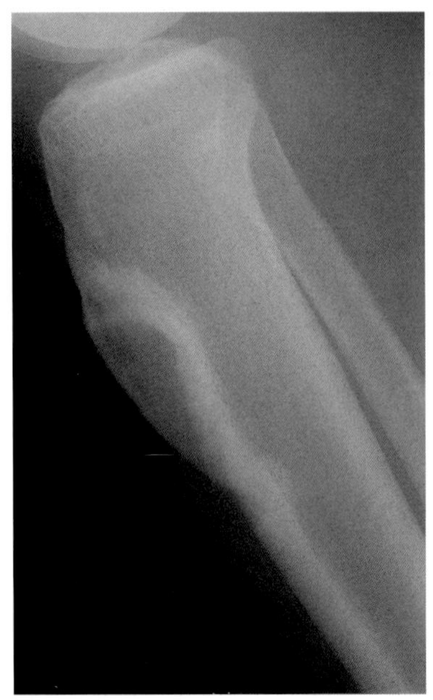

图 5.51　胫骨前部皮质的骨纤维结构不良

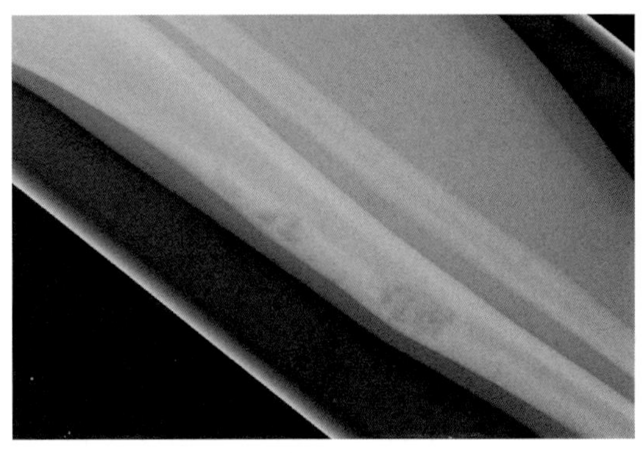

图 5.52　胫骨前部皮质的牙釉质瘤，与骨纤维结构不良相似，但病变更长、表现更复杂

骨样骨瘤

- 小的良性成骨性肿瘤，常见于年轻人。
- 位于皮质，也可发生于骨髓腔。下肢长骨最常见。
- 中心常可见硬化瘤巢伴环形透亮区，周围反应性硬化。表现与 Brodie 脓肿相似。
- 临床有疼痛等症状，常采用消融治疗，有时病变可能自行消退。

见图 5.53。

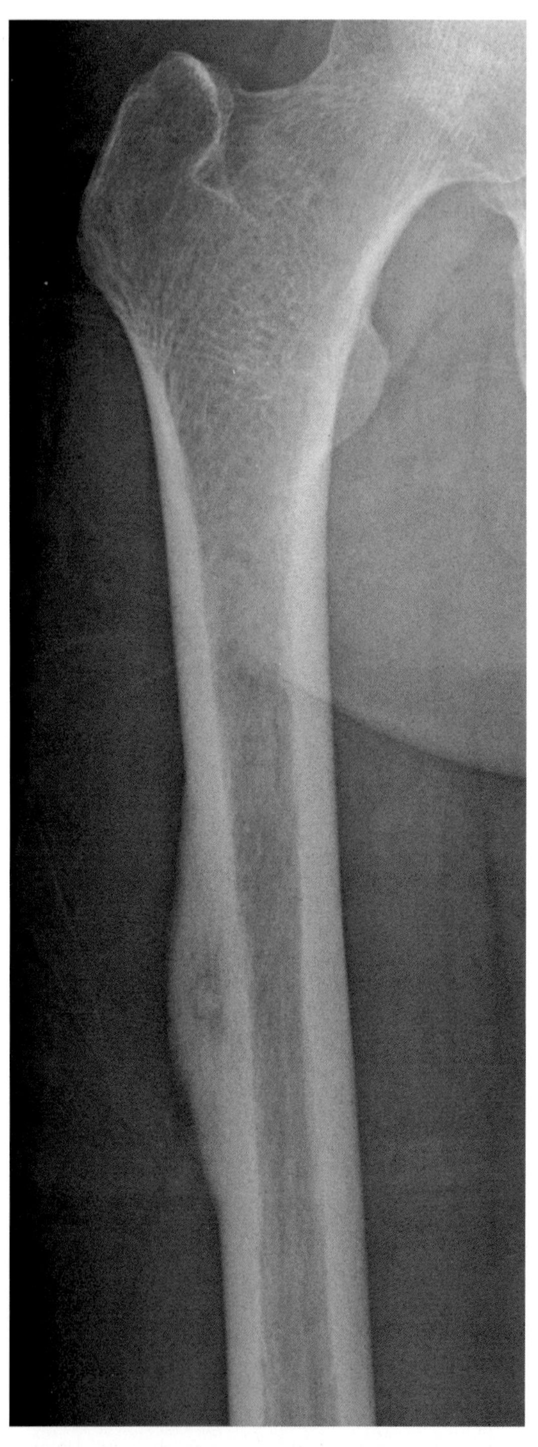

图 5.53　股骨干中段皮质的骨样骨瘤。瘤巢表现为中央硬化灶伴透亮带环绕，周围可见光滑、良性的骨膜反应

远节指骨

需要指出一个特别的部位——手的远节指骨。两个肿瘤几乎都发生于此，也不能很好地归入其他分组，即血管球瘤和表皮样包涵囊肿。

血管球瘤

发生于指甲下的良性血管病变，属于软组织的神经肌肉增生性病变，起源于血管球体，可引起邻近远节指骨的侵蚀和重塑，X线平片表现为地图样溶骨性破坏伴狭窄的过渡带（图 5.54）。

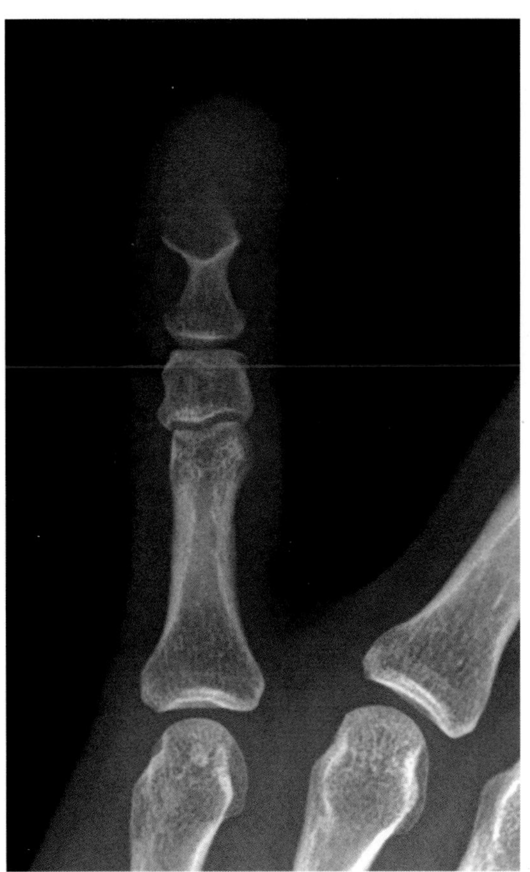

图 5.54 血管球瘤累及远节指骨，肿瘤引起指骨的侵蚀和重塑

表皮样包涵囊肿

可以发生在软组织和骨骼，不是真正的肿瘤，而是表皮性内衬性囊肿并产生角蛋白而缓慢长大，由于创伤将产生角蛋白的细胞转移到邻近的软组织或骨中所致。X线平片表现与血管球瘤相似，地图样骨质破坏伴狭窄的过渡带（图 5.55）。

> **要点**
>
> 远节指骨发现溶骨性病变，考虑血管球瘤和表皮样包涵囊肿。

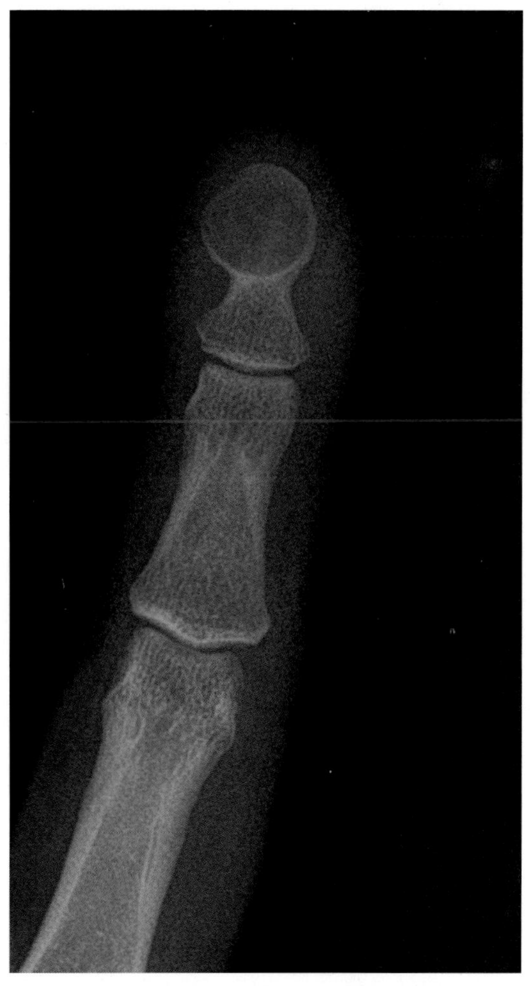

图 5.55 表皮样包涵囊肿。X 线平片表现与血管球瘤非常相似，位于远节指骨是诊断关键

基质

肿瘤的基质依赖于肿瘤的组织学。矿化基质很容易识别，而非矿化基质更难判断。正确识别基质将有助于肿瘤的进一步精准诊断。

肿瘤基质的类型
- 矿化
  - 骨样基质
  - 软骨基质
- 非矿化
  - 液体
  - 纤维
  - 脂肪

骨样基质

- 成骨性肿瘤常产生骨样基质。典型的例子是由普通型骨肉瘤形成的骨样基质，X 线平片上表现为云雾状致密影（图 5.56）。

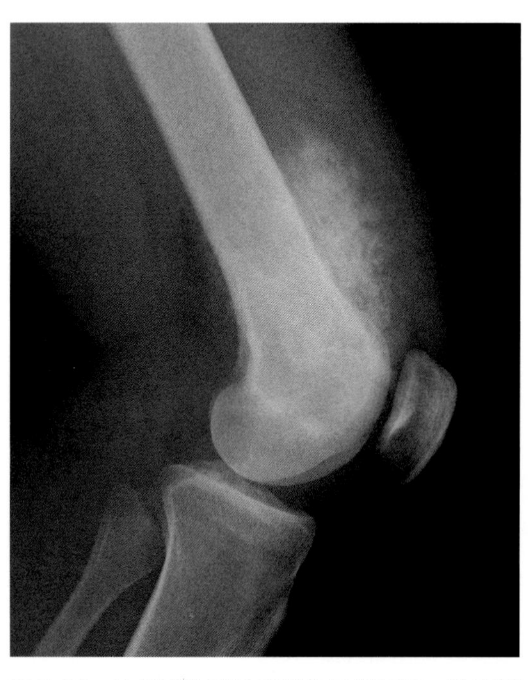

图 5.56 X 线平片可见典型的骨样基质，致密模糊的云雾状影，是骨肉瘤的典型表现

软骨基质

- 成软骨性肿瘤，最典型的是内生软骨瘤和软骨肉瘤，产生软骨基质，在 X 线平片上比骨样基质更细小、更具网状和点状特征（图 5.57）。

液体

- 含液囊性病变，X 线平片表现为单纯的溶骨性病变。典型表现为单腔性或单纯性骨囊肿，即骨内含液囊腔（图 5.58a、b）。动脉瘤性骨囊肿含有更复杂的脓液 / 血液，内部有多发分隔囊腔。

纤维

- 典型的例子是纤维结构不良，X 线平片表现为模糊、半透明的稍高密度影（图 5.59）。

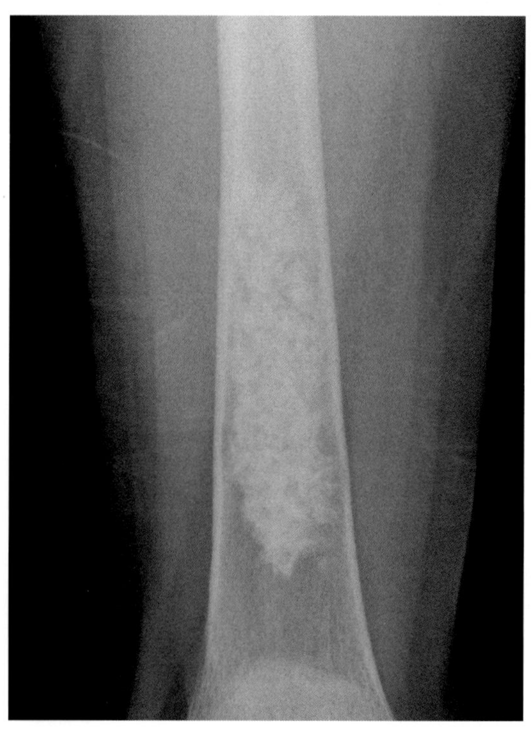

图 5.57 内生软骨瘤中软骨样基质的典型表现

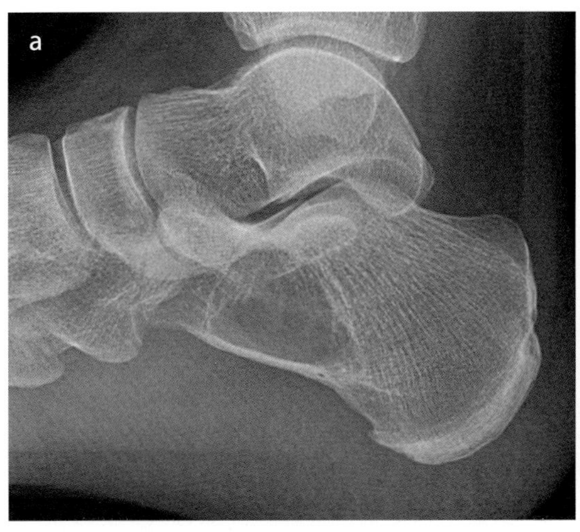

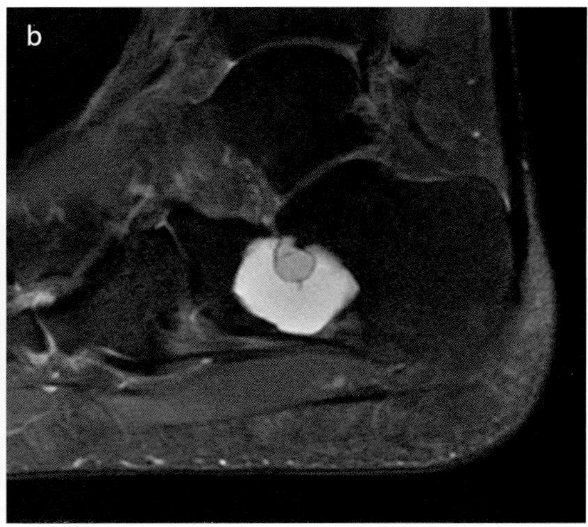

图 5.58 （a）单房性骨囊肿。骨内脂肪瘤表现相似，也常见于跟骨。（b）MRI 显示这是含液体的囊肿，而不是脂肪瘤。这两个病变都是良性的，可能没有必要鉴别

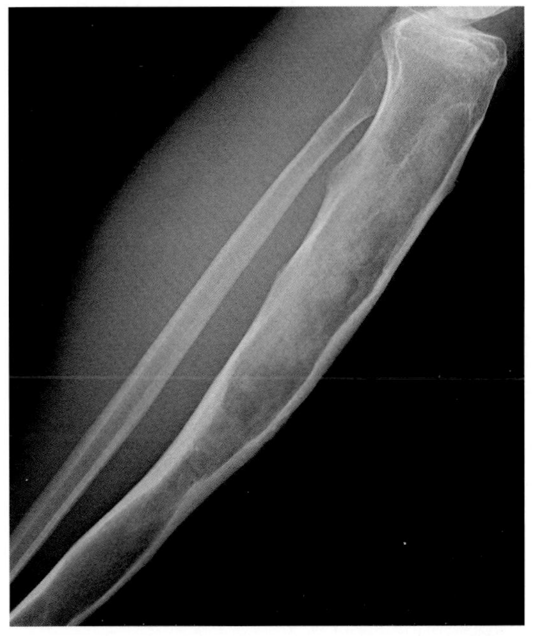

图 5.59 胫骨纤维结构不良。记住：长骨的长病变（如本例）应该想到纤维结构不良。本例可见典型的纤维基质

脂肪

- 骨内脂肪瘤是典型例子。X 线平片表现为透亮区，很像囊肿。可能需要 MRI 或 CT 来确定病变内部为脂肪（图 5.60）。

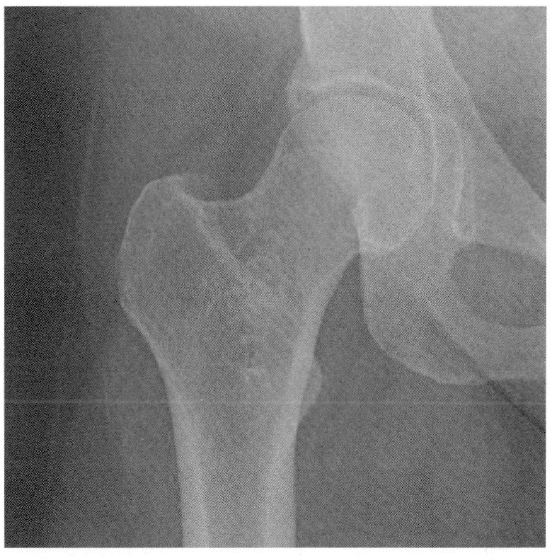

图 5.60 股骨骨内脂肪瘤，但没有 MRI 的情况下很难确定是脂肪瘤。这是脂肪瘤很常见的好发部位，表现为无侵袭性，内部有脂肪内营养不良性钙化

肿瘤样病变

有些良性病变与肿瘤相似，可能导致误诊。正确认识和诊断这些病变是有意义的。

感染

我们已经知道局灶性骨脓肿（Brodie 脓肿）可以与骨肿瘤相似。骨骼感染表现可以

多种多样，可能类似于骨肿瘤。鉴别诊断应该总是考虑到感染的可能性（图 5.61 和图 5.62）。

棕色瘤

- 不是肿瘤，而是破骨细胞过度活跃聚集导致骨吸收所致，X 线平片表现为溶骨性病变，可能会表现为侵袭性。
- 可以单发或多发。最好的诊断线索是甲状旁腺功能亢进的病史，常伴有其他甲状旁腺功能亢进的影像学表现。

见图 5.63。

> **要点**
>
> 如果有甲状旁腺功能亢进的病史，或者有相应的影像学征象，那么让你困惑的溶骨性病变可能是棕色瘤。

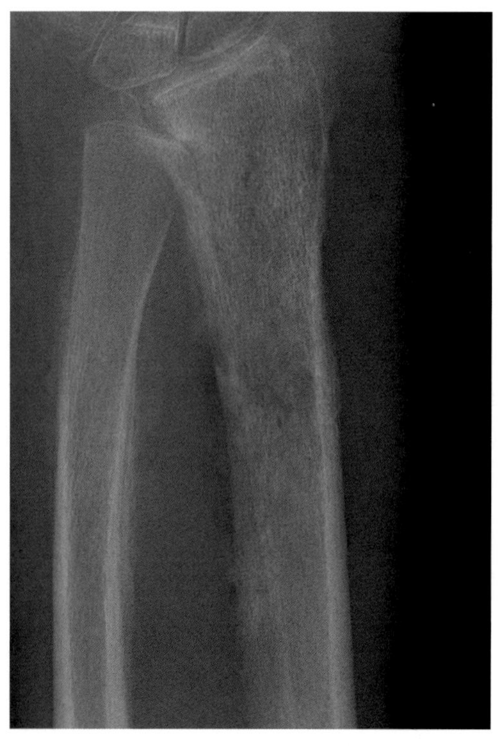

图 5.61　桡骨和尺骨远段侵袭性骨膜反应，桡骨远段有浸润性溶骨性破坏。本例看起来很可怕，但结果是骨髓炎、而不是肿瘤。转移瘤也很可能出现这种表现

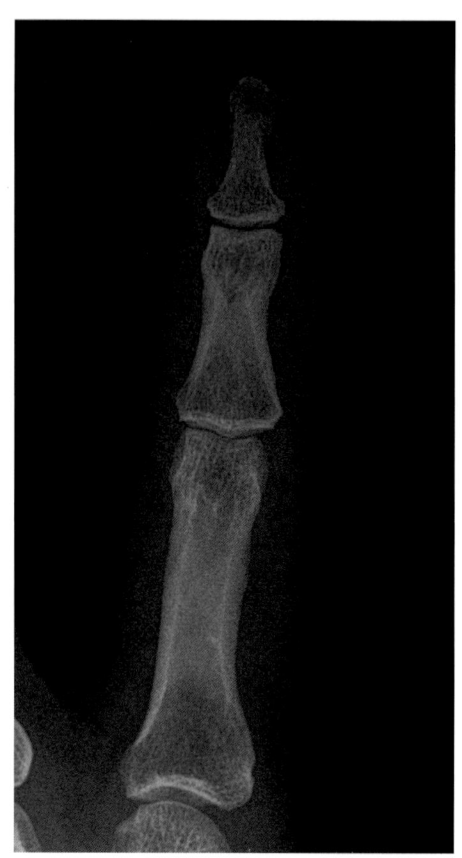

图 5.62　远节指骨地图样溶骨性病变伴皮质破坏，也是局灶性骨感染病例。影像诊断线索是手指软组织的不规则和缺损

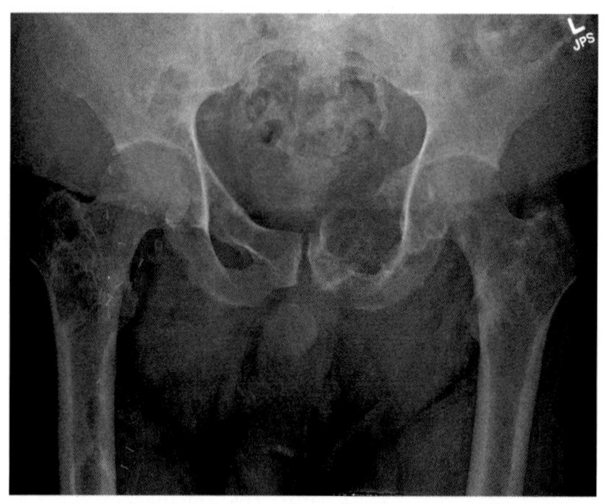

图 5.63　骨盆和两侧股骨近端多发性溶骨性病变，伴有多处皮质破坏和变薄。看起来很可怕，最初想到的应该是转移瘤和多发性骨髓瘤。但是，更仔细地观察会发现甲状旁腺功能亢进的征象 - 骨吸收和骶髂关节改变。最后诊断为甲状旁腺功能亢进相关的棕色瘤

骨坏死

- 骨坏死（骨梗死）的局灶性区域性表现很像肿瘤，经常被误认为是软骨性肿瘤，因为高密度灶形态与软骨基质相似。通常可以鉴别骨坏死区域和骨肿瘤，因为其外观和形态并不相同。
- 骨坏死往往有好发部位，如膝关节附近，常为多灶性。
- X 线平片表现常为地图样、网状硬化区域（图 5.64）。

巨大骨岛

- 骨岛是常见的偶然发现，通常表现为骨内小的硬化区，常有毛刺状边缘。巨大骨岛表现相似但更大（2~4 cm）。对邻近骨组织没有任何相关的破坏作用。
- 一般来说，骨岛（正常大小的骨岛）不生长或发生变化，但确实有少数骨岛可以新出现、消失或长大（图 5.65 a~c）。

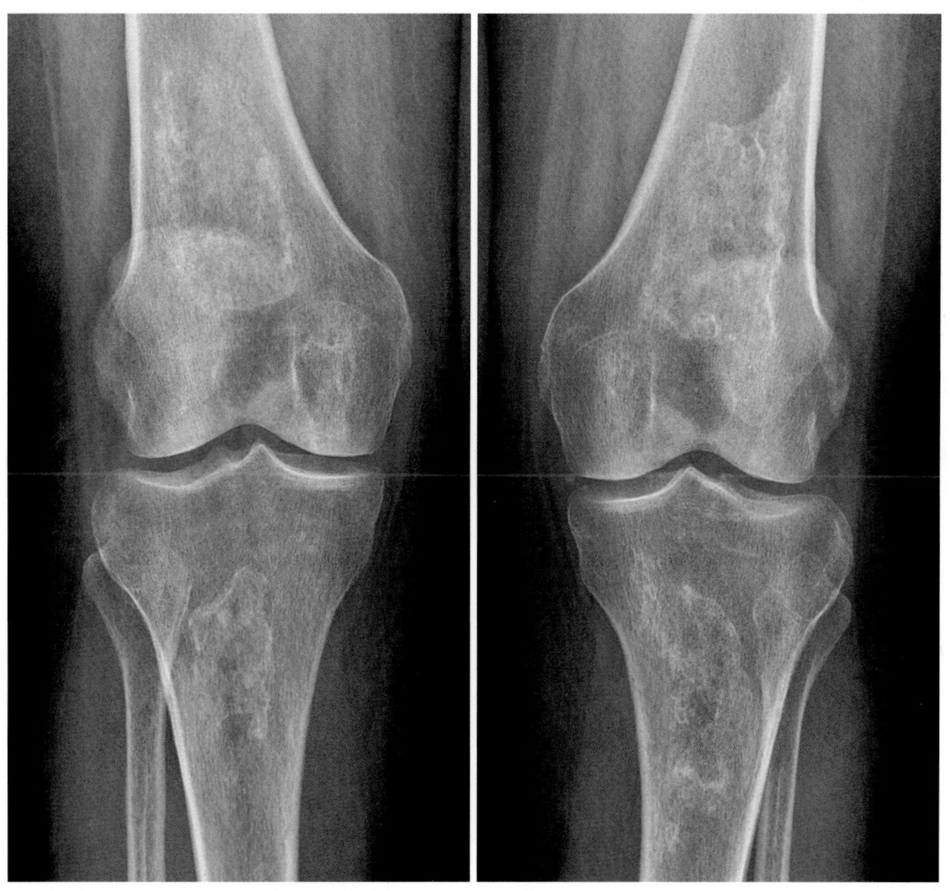

图 5.64　膝关节周围的多灶性骨梗死。梗死灶是网状结构的局灶性硬化区域，乍看起来相似，但与软骨样基质明显不同

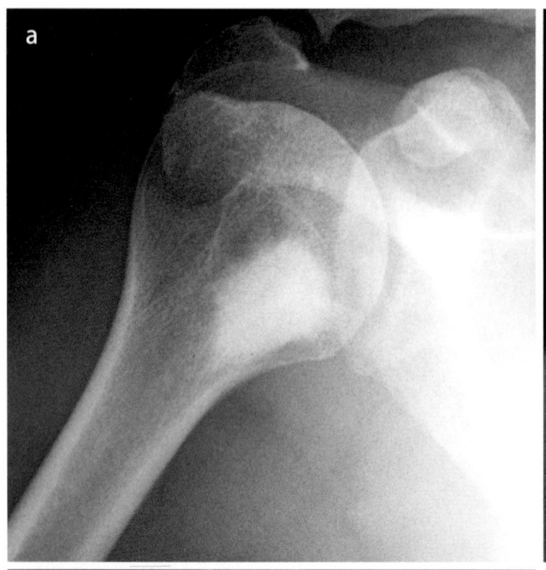

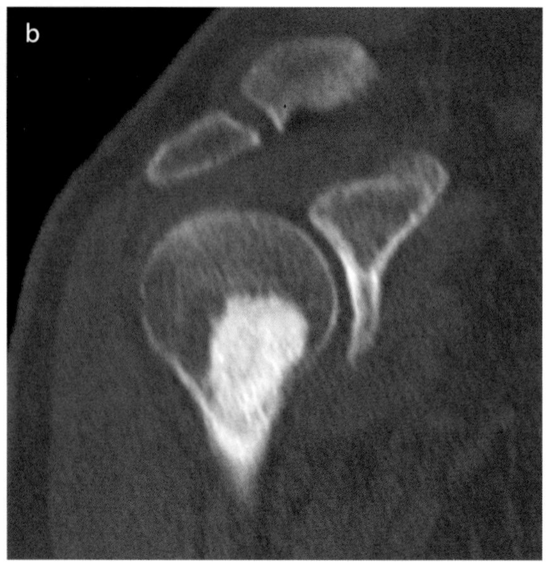

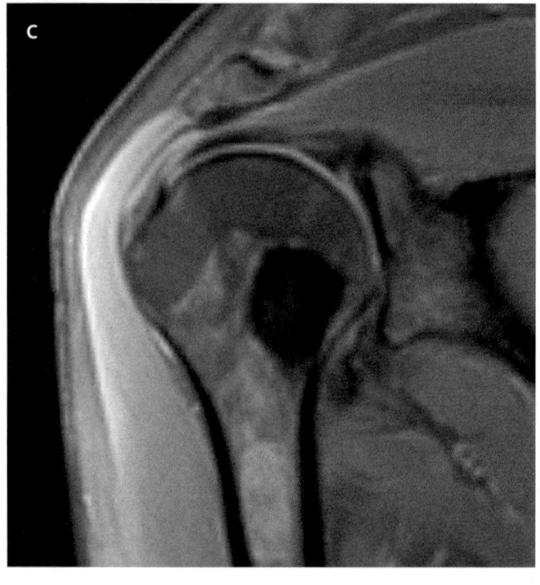

图 5.65 （a）X 线平片发现巨大骨岛。大的局灶性硬化区，边缘呈毛刺状。（b）CT 表现相似，没有骨膜反应、骨破坏或其他令人担忧的影像学表现。（c）MRI 表现为黑色信号缺失区，没有周围水肿。这些都是良性征象，使我们更加放心：这只是巨大骨岛

有三种良性的硬化性骨发育不良，与肿瘤相似，值得讨论。通常表现明显，也很容易诊断。

骨斑点症

- 常染色体显性遗传疾病，其特征是骨的多发圆形硬化灶，类似于多个骨岛。均良性且无症状（图 5.66）。

条纹状骨病

- 良性硬化性发育不良，形成硬化性带状条纹与长骨平行，也可见于扁骨。X 线平片上，就像有人拿了白色记号笔在骨骼上画了多条直线。虽然罕见，但容易诊断（图 5.67）。

蜡泪样骨病

- 良性硬化性发育不良，可同时累及骨皮质和骨髓。
- 特征性的表现是厚的不规则线条状骨形成，通常累及同一生骨节。经典的和经常重复的教科书式描述是“滴落

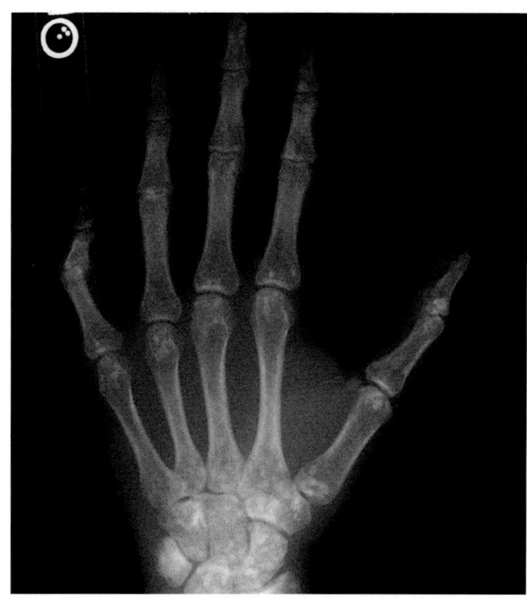

图 5.66 骨斑点症。多发性硬化灶，与骨岛相似。良性

的蜡烛蜡”，这是恰当的和富有诗意的描述，我们没有更好的描述。

- 虽然是良性的，但可能有症状并导致生物力学障碍，跨越关节时更明显。

见图 5.68。

多发骨病变

如果骨病变是多发的，鉴别范围就会缩小，这是诊断的重要因素。显而易见，多发性骨肿瘤最常见的原因是转移瘤和骨髓瘤。

转移瘤和骨髓瘤

请记住“M's”，但也要记住骨髓瘤不会发生在儿童身上，应有其他考虑。儿童转移瘤也罕见。

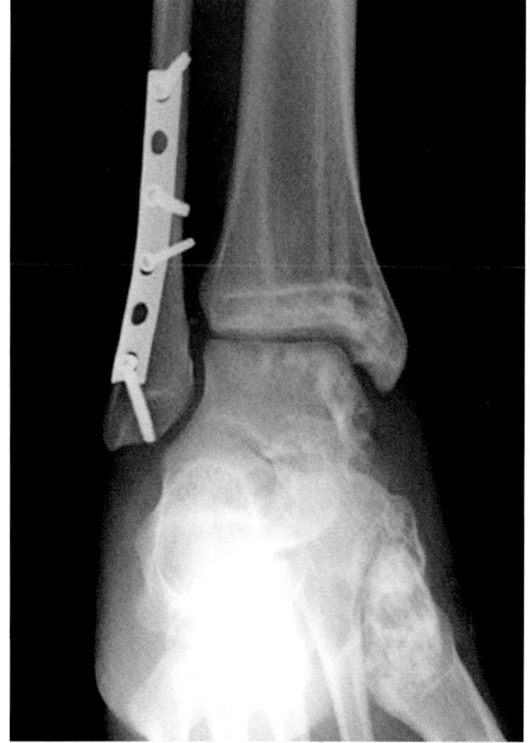

图 5.67 胫骨条纹状骨病，表现为多发条状致密带，距骨也受累。长骨表现更容易辨认

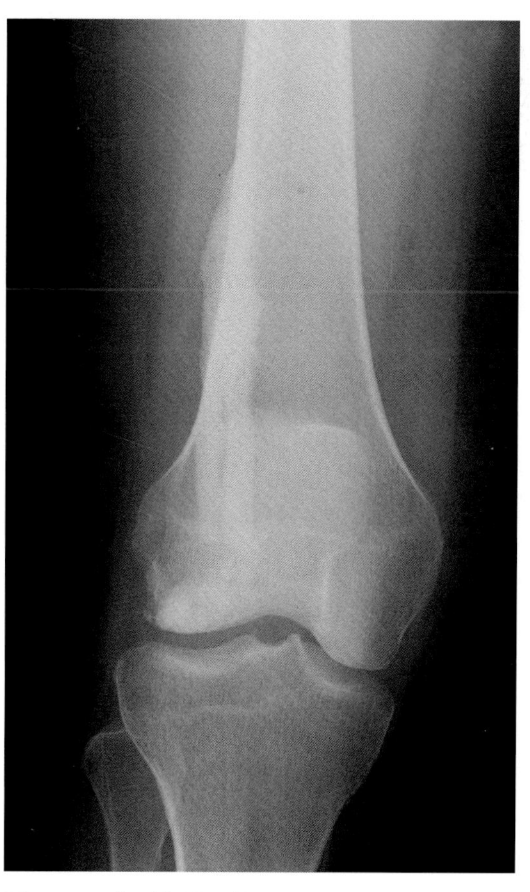

图 5.68 典型的蜡泪样骨病，沿股骨远段的厚的条状硬化骨，确实像滴落的蜡烛蜡

如果发现多发性骨病变，首先考虑转移瘤和骨髓瘤，特别是老年人（图 5.69 和图 5.70）。

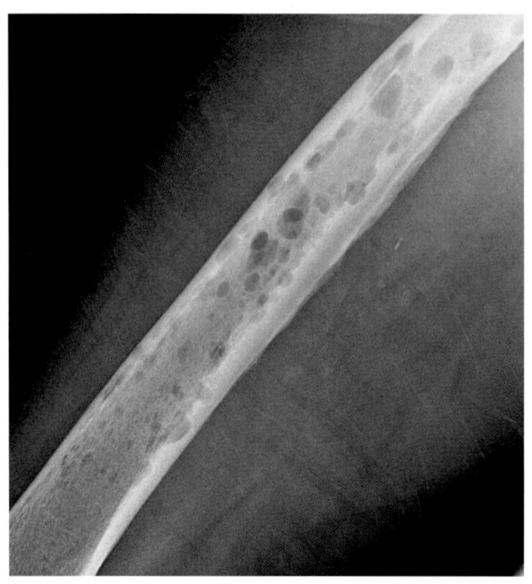

图 5.69 弥漫性转移性淋巴瘤。多发性溶骨性病变，很少是良性的

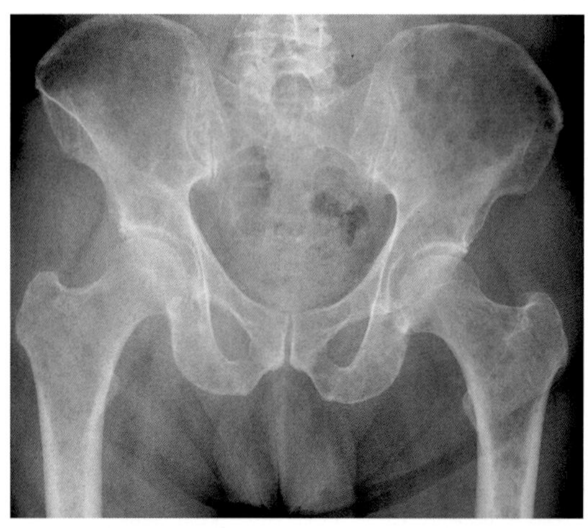

图 5.70 多发性骨髓瘤，多发性小的溶骨性病变

多骨型纤维结构不良

- 纤维结构不良可以多骨受累，可与两种综合征相关。
- McCune-Albright 综合征
  多骨型纤维结构不良。
  皮肤色素沉着区。
  内分泌异常，常与性早熟相关。
- Mazabraud 综合征
  多骨型纤维结构不良伴肌内黏液瘤。

见图 5.71。

多发性内生软骨瘤综合征

- 有两种已经命名的综合征与多发性内生软骨瘤相关。
- Ollier 病——多发性内生软骨瘤。其中一个内生软骨瘤发生恶变的风险高于单独的内生软骨瘤。
- Maffucci 综合征——多发性内生软骨瘤伴软组织血管瘤。发生内生软骨瘤的恶变风险更高。

见图 5.72。

感染

感染表现可以与肿瘤很像，应该始终列入多发骨病变的鉴别诊断。通常，临床表现会提供诊断线索（图 5.73a~c）。

棕色瘤

- 如上所述，可以多发，与骨肿瘤相似。如果有甲状旁腺功能亢进，最好将棕色瘤作为诊断（图 5.74）。

朗格汉斯细胞组织细胞增生症

- X 线平片表现多种多样，从地图样骨质破坏到更具侵袭性的渗透性、浸润性破坏。通常为多发骨病变，但也可以是孤立性病灶，由朗格汉斯细胞恶性增殖所致。
- 除骨骼外，其他器官系统也可能受累。
- 多发于儿童或年轻人的疾病。年龄超过 50 岁的患者的鉴别诊断中无须考虑。儿童多发溶骨性病变，尤其在颅骨上，必须考虑这个诊断，这是朗格汉斯细胞组织细胞增生症特异性表现（图 5.75）。

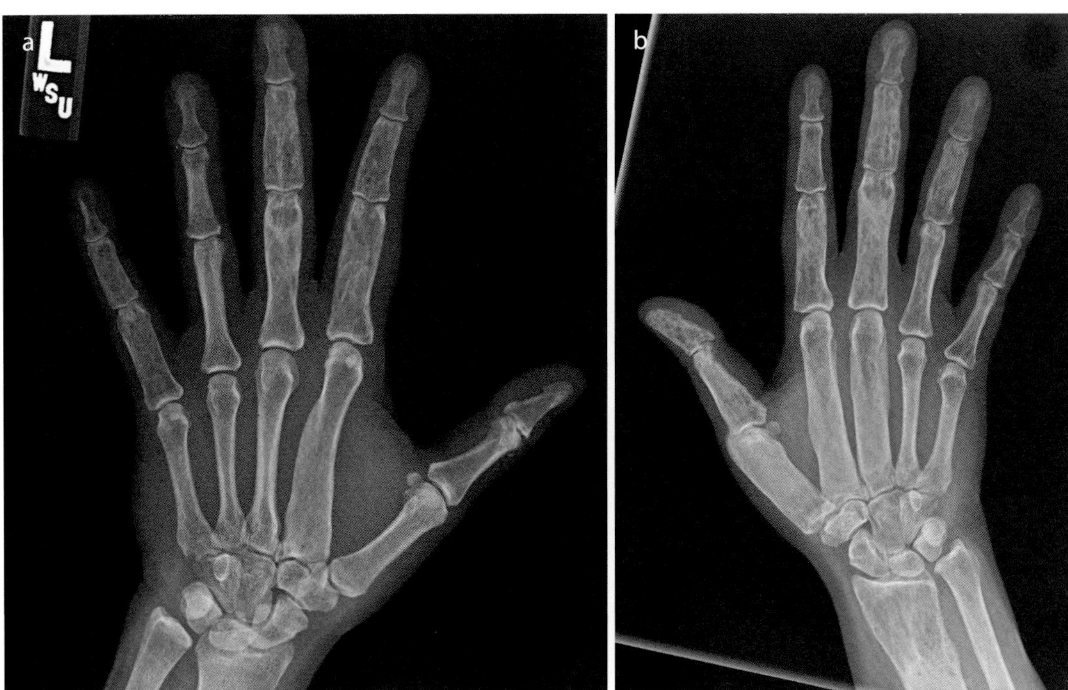

图 5.71 （a）多骨型纤维结构不良。双手多发性溶骨性病变，手部纤维结构不良并不常见，但可以遇见。（b）右手有更多的纤维结构不良病灶。桡骨远端和第 1 掌骨病变的纤维基质是纤维结构不良的典型表现

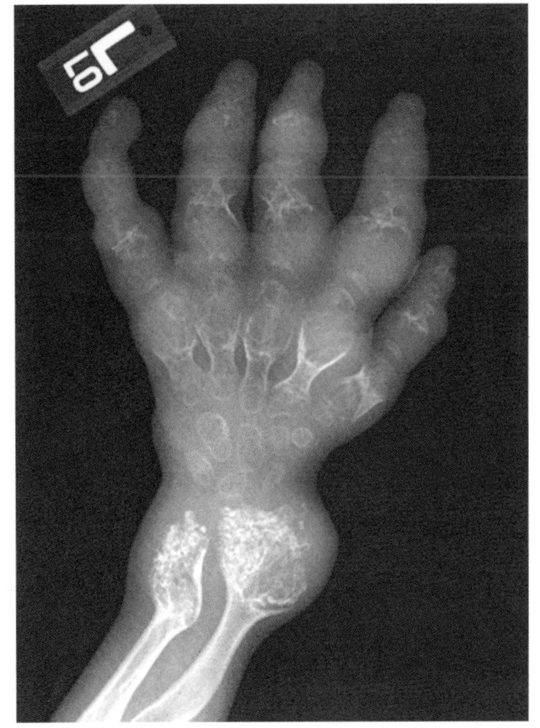

图 5.72 多发性内生软骨瘤患儿，表现为多发膨胀性溶骨性病变。注意桡骨和尺骨远端的软骨样基质是诊断的最佳依据

知识要点必记

如果你已经掌握了这里介绍的内容的一部分，恭喜你，你接受的骨肿瘤诊断的培训已经超过了其他人。

有几个关键点需要再次强调。

- 成人的多发性溶骨性病变应该立即想到转移瘤或骨髓瘤。
- 识别良性病变和恶性病变比正确的组织学诊断更重要。过渡带、骨膜反应、年龄和数目等关键证据有助于判定良恶性。如果有疑问，则应进行活检或至少监测病变。
- 请注意，老年人具有良性表现的肿瘤，也应该考虑威胁性更大的肿瘤。

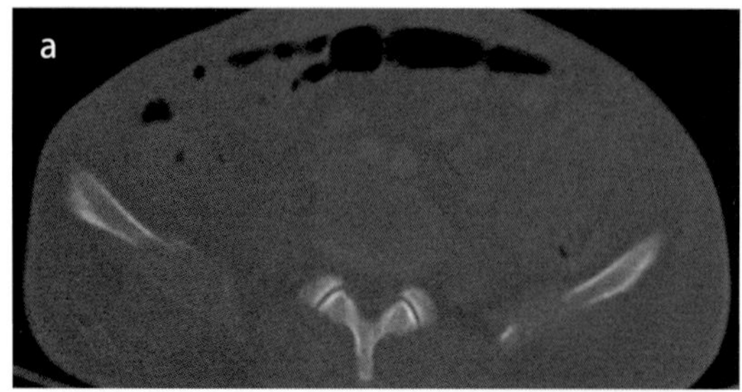

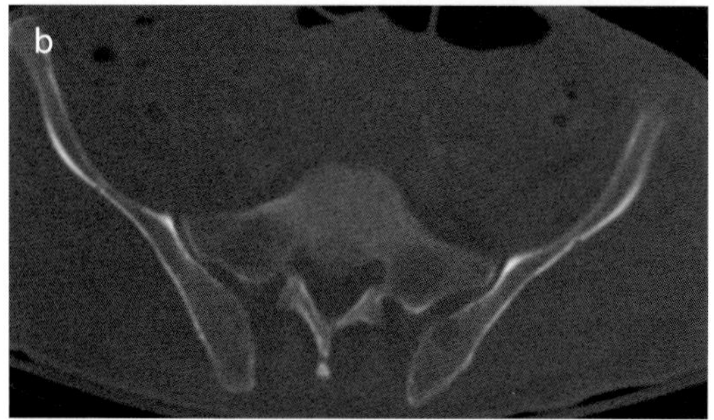

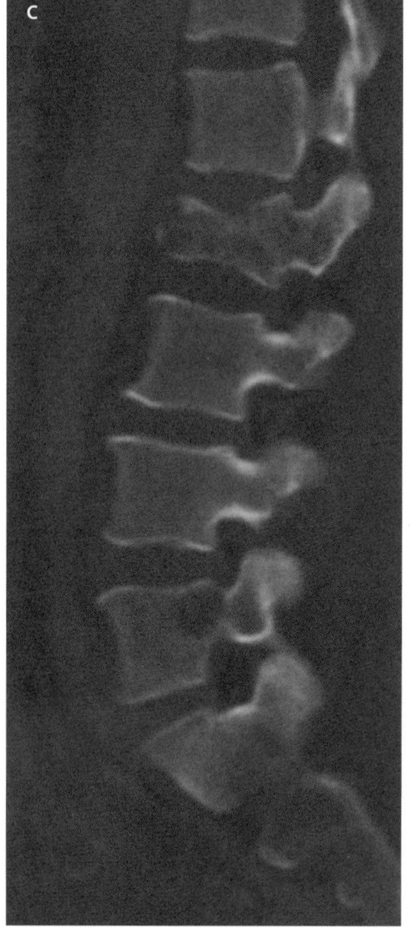

图 5.73　（a~c）由播散性球孢子菌病感染引起的多发性溶骨性病变，L2 病变引起病理性骨折和椎体塌陷

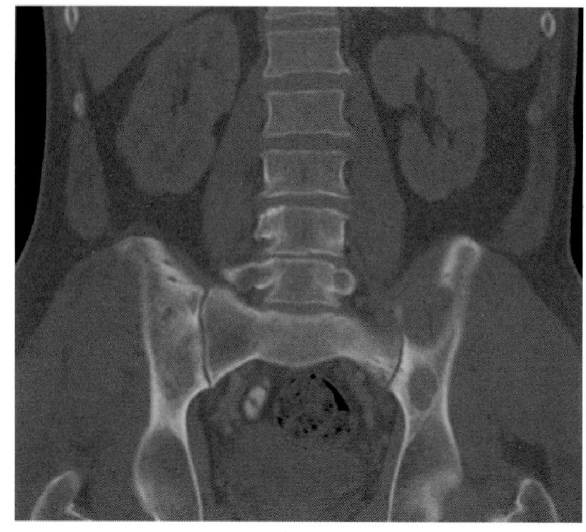

图 5.74　多发溶骨性病变很可能是转移瘤或骨髓瘤，但本例是甲状旁腺功能亢进相关的棕色瘤

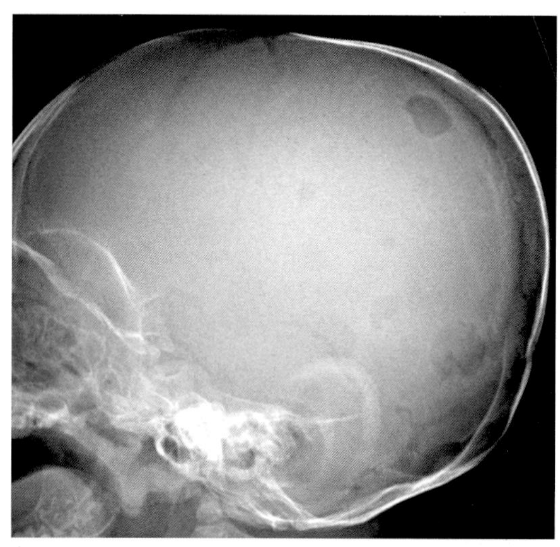

图 5.75　颅骨多发溶骨性病变。囟门未闭，所以这是儿童患者。本例具有朗格汉斯细胞组织细胞增生症的典型表现

实战演习

准备好测试自己了吗？
锁定目标、子弹上膛！出发！

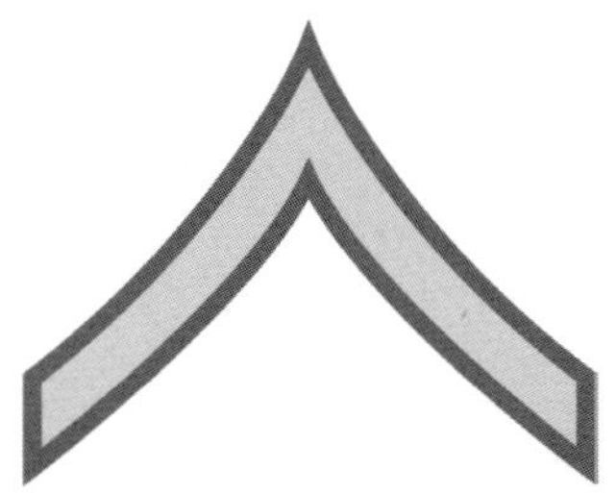

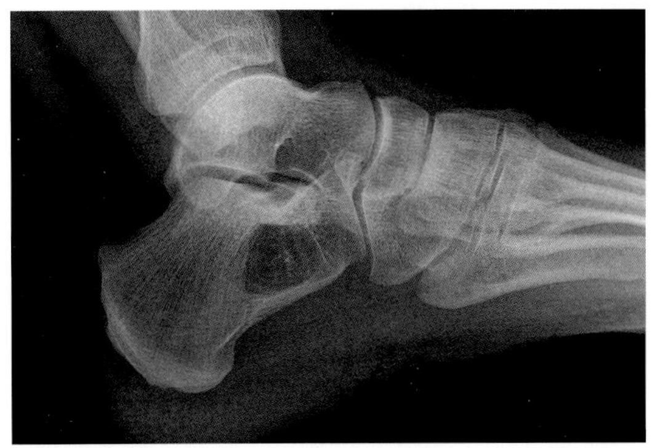

1
- 描述影像学表现。
- 良性还是恶性？
- 本例只有一个正确的诊断。是什么？

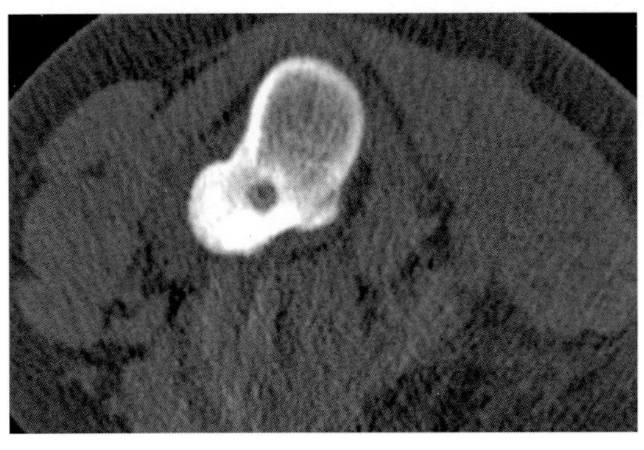

2
- 描述本例儿童患者的影像学表现。
- 良性还是恶性？
- 最佳诊断是什么？

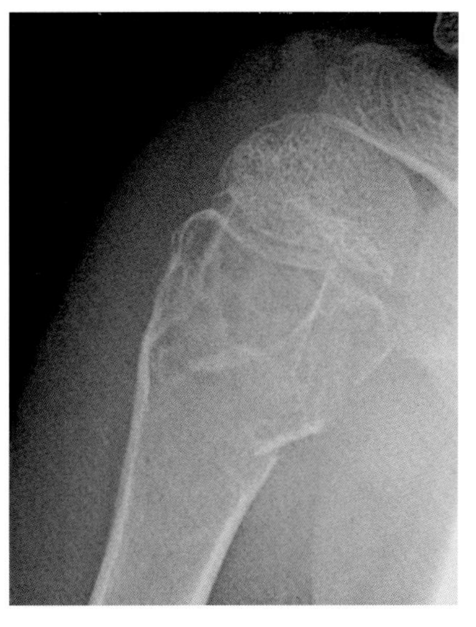

3
- 描述本例儿童患者的影像学表现。
- 良性还是恶性？
- 最佳诊断是什么？

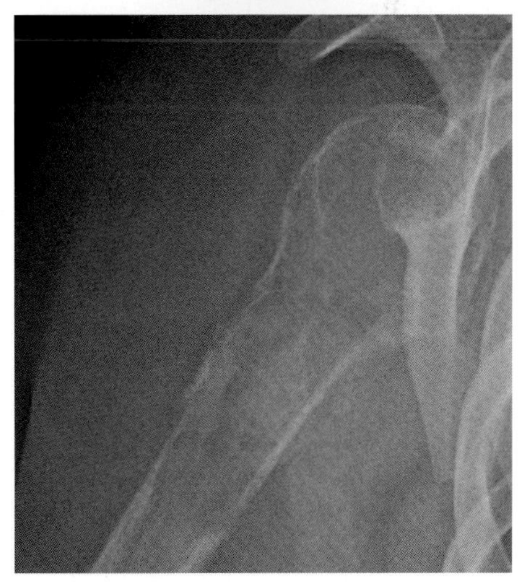

4
- 描述本例中年女性患者的影像学表现。
- 良性还是恶性？
- 最佳诊断是什么？

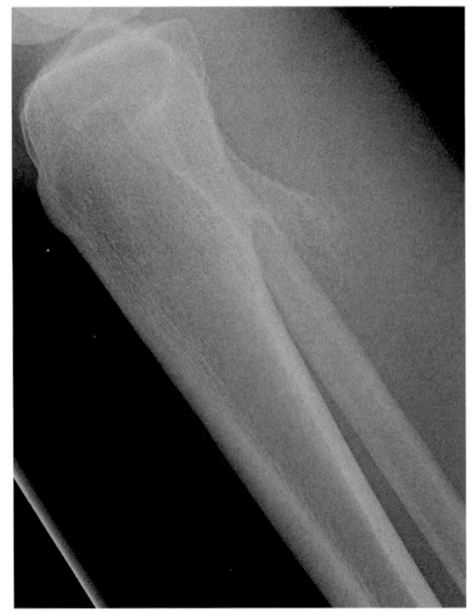

5
- 描述这个年轻人的影像学表现。
- 良性还是恶性？
- 唯一可能的诊断是什么？

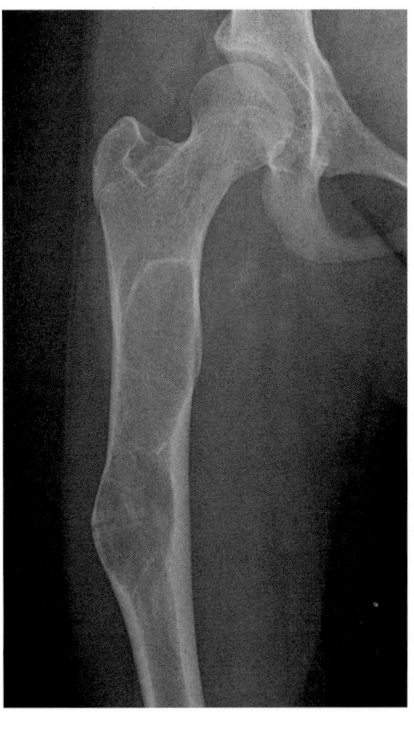

6
- 描述这个青少年的影像学表现。
- 良性还是恶性？
- 最佳诊断是什么？

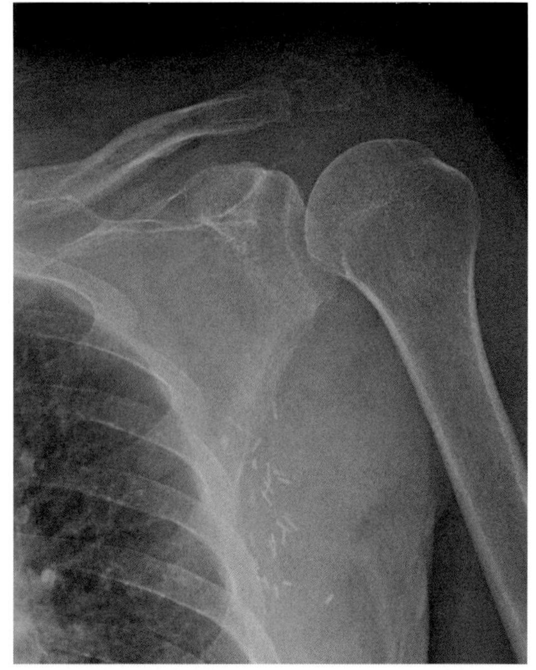

7
- 描述这个老年人的影像学表现。
- 良性还是恶性？
- 最佳诊断是什么？

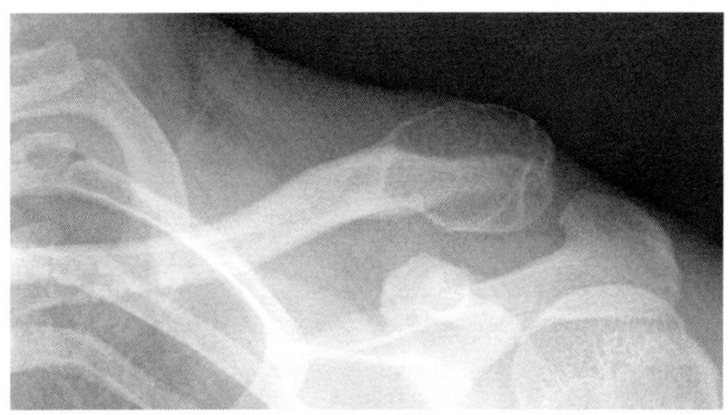

8

- 描述这个青少年的影像学表现。
- 良性还是恶性？
- 最佳诊断是什么？

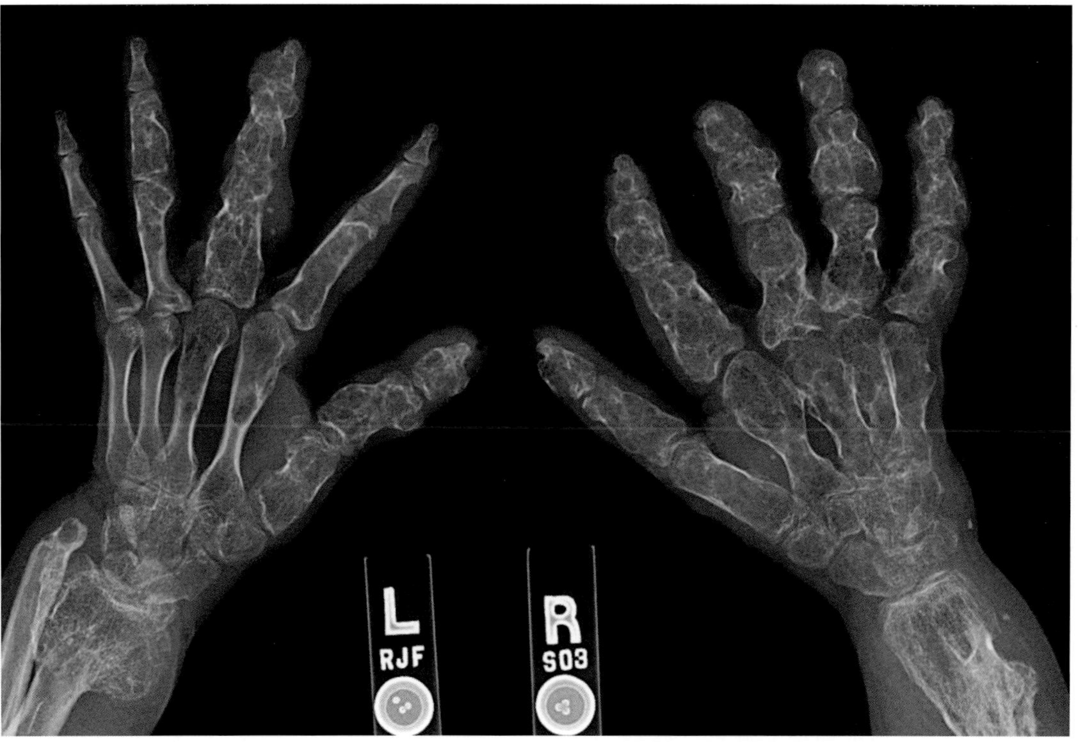

9

- 描述影像学表现。
- 良性还是恶性？
- 最佳诊断是什么？

复盘评估

自我评估，误诊和漏诊是正常的，但要确保从中吸取教训。

1

- 描述影像学表现。
  跟骨前部边界清晰的溶骨性病变，过渡带窄、无硬化缘，中央硬化灶。
- 良性还是恶性？
  上述特征均符合良性病变。
- 本例只有一个正确的诊断。是什么？
  本例为骨内脂肪瘤，没有其他可能性。当病变中心出现退行性脂肪钙化时，可以确定这个诊断。如果没有中央钙化，则单房性骨囊肿（unicameral bone cyst）也有可能，这两种病变均常见于跟骨这个部位。

2

- 描述本例儿童患者的影像学表现。
  股骨皮质可见小的边界清晰的溶骨性病变，过渡带窄，中央隐约可见硬化灶，周围有明显的光滑、良性的骨膜反应。
- 良性还是恶性？
  表现符合良性病变。
- 最佳诊断是什么？
  这是典型的骨样骨瘤。这种小的良性病变多见于儿童或年轻人，常有明显但良性的骨膜反应，虽然可能引起疼痛，但无恶性可能。

3

- 描述本例儿童患者的影像学表现。
  肱骨近端干骺端中央地图样溶骨性病变，过渡带窄，无硬化缘。病变内有病理性骨折，骨折片漂浮在病灶中央。
- 良性还是恶性？
  描述仍符合良性特征，并发骨折需进一步治疗。
- 最佳诊断是什么？
  单房性骨囊肿，特异性表现为“碎片坠落”征。

4

- 描述本例中年女性患者的影像学表现。
  在肱骨近端干骺端－骨干地图样溶骨性病变，移行带宽，伴有皮质破坏和轻微侵袭性骨膜反应。
- 良性还是恶性？
  不能确定为良性，特别是成年人，有恶性可能。
- 最佳诊断是什么？
  中老年患者的侵袭性溶骨性病变，首先考虑转移性肿瘤或多发性骨髓瘤。此例最终确诊为骨髓瘤/浆细胞瘤。

5

- 描述这个年轻人的影像学表现。
  腓骨骨干近端外生性骨病变，皮质和髓腔连续。
- 良性还是恶性？
  没有恶性表现。
- 唯一可能的诊断是什么？
  骨软骨瘤，无其他诊断可能性。本例为带蒂骨软骨瘤，尽管单发病变偶尔会出现恶变，但此例中并无恶性相关表现。

6

- 描述这个青少年的影像学表现。
  股骨骨干近段中央可见地图样溶骨性病变，过渡带窄，部分边缘硬化。内部有模糊的纤维样基质，病变远端出现病理性骨折。
- 良性还是恶性？

表现符合良性，但已经使骨骼强度减弱并出现了病理性骨折，所以需要治疗。

- 最佳诊断是什么？
  长骨的长病变提示纤维结构不良，本例很典型。

7

- 描述这个老年人的影像学表现。
  肩胛骨地图样、膨胀性溶骨性病变，涉及肩峰及其内侧，伴骨皮质破坏和变薄。
- 良性还是恶性？
  恶性可能大。
- 最佳诊断是什么？
  老年患者需反射性地考虑转移性肿瘤或多发性骨髓瘤。本例为转移性黑色素瘤。

8

- 描述这个青少年的影像学表现。
  锁骨远端有一个膨胀性的溶骨性病变，过渡区窄，无硬化带。
- 良性还是恶性？
  患者年龄很关键，如果本例为 60 岁，应该警惕。青少年患者恶性可能小，尽管病灶有骨质破坏。
- 最佳诊断是什么？
  这是动脉瘤样骨囊肿，表现为扩张性溶骨性病变。

9

- 描述影像学表现。
  存在多个边界清晰的溶骨性病变，其中一些病变呈膨胀性，伴有软组织钙化。
- 良性还是恶性？
  尽管病灶多发，但表现为良性。
- 最佳诊断是什么？
  多发性软骨瘤，软组织钙化源自血管瘤，考虑为 Maffucci 综合征。

参考文献

1. Wenaden AE, Szyszko TA, Saifuddin A. Imaging of periosteal reactions associated with focal lesions of bone. Clin Radiol. 2005;60(4):439–56.
2. Miller TT. Bone tumors and tumorlike conditions: analysis with conventional radiography. Radiology. 2008;246(3):662–74.
3. Chen EM, Masih S, Chow K, Matcuk G, Patel D. Periosteal reaction: review of various patterns associated with specific pathology. Contemp Diagn Radiol. 2012;35(17):1–5.
4. Gemescu IN, Cheerleader KM, Rehnitz C, Weber MA. Imaging features of bone tumors: conventional radiographs and MR imaging correlation. Magn Reson Imaging Clin. 2019;27(4):753–67.
5. Simon MA, Finn HA. Diagnostic strategy for bone and soft-tissue tumors. JBJS. 1993;75(4):622–31.
6. Campanacci M, Mercuri M, Gasbarrini A, Campanacci L. The value of imaging in the diagnosis and treatment of bone tumors. Eur J Radiol. 1998;1(27):S116–22.
7. Giudici MA, Moser RP Jr, Kransdorf MJ. Cartilaginous bone tumors. Radiol Clin N Am. 1993;31(2):237–59.
8. Adler CP, Kozlowski K. Primary bone tumors and tumorous conditions in children: pathologic and radiologic diagnosis. Springer Science & Business Media; 2012.
9. Motamedi K, Seeger LL. Benign bone tumors. Radiol Clin. 2011;49(6):1115–34.
10. Shah JN, Cohen HL, Choudhri AF, Gupta S, Miller SF. Pediatric benign bone tumors: what does the radiologist need to know?: pediatric imaging. Radiographics. 2017;37(3):1001–2.
11. Hwang S, Hameed M, Kransdorf M. The 2020 World Health Organization classification of bone tumors: what radiologists should know. Skelet Radiol. 2023;52(3):329–48.
12. Errani C, Tsukamoto S, Mavrogenis AF. Imaging analyses of bone tumors. JBJS Rev. 2020;8(3):e0077.
13. Mehta K, McBee MP, Mihal DC, England EB. Radiographic analysis of bone tumors: a systematic approach. In Seminars in roentgenology 2017 (52, 4, pp. 194-208). WB Saunders
14. Nomikos GC, Murphey MD, Kransdorf MJ, Bancroft LW, Peterson JJ. Primary bone

tumors of the lower extremities. Radiol Clin. 2002;40(5):971–90.
15. Murphey MD, Choi JJ, Kransdorf MJ, Flemming DJ, Gannon FH. Imaging of osteochondroma: variants and complications with radiologic-pathologic correlation. Radiographics. 2000;20(5):1407–34.
16. Murphey MD, Robbin MR, McRae GA, Flemming DJ, Temple HT, Kransdorf MJ. The many faces of osteosarcoma. Radiographics. 1997;17(5):1205–31.
17. Kransdorf MJ, Murphey MD. Osseous tumors. In: Imaging of bone tumors and tumor-like lesions: techniques and applications. Springer; 2009. p. 251–306.
18. Kransdorf MJ, Murphey MD. Giant cell tumor. In: Imaging of bone tumors and tumor-like lesions: techniques and applications. Springer; 2009. p. 321–36.
19. Islinger RB, Kuklo TR, Owens BD, Horan PJ, Choma TJ, Murphey MD, Temple HT. Langerhans' cell histiocytosis in patients older than 21 years. Clin Orthop Relat Res. 2000;379:231–5.
20. Flemming DJ, Murphey MD. Enchondroma and chondrosarcoma. Seminars in musculoskeletal radiology 2000 (4, 01, 0059-0072). Thieme Medical Publishers, New York, NY
21. Murphey MD, Carroll JF, Flemming DJ, Pope TL, Gannon FH, Kransdorf MJ. From the archives of the AFIP: benign musculoskeletal lipomatous lesions. Radiographics. 2004;24(5):1433–66.
22. Robbin MR, Murphey MD. Benign chondroid neoplasms of bone. Seminars in musculoskeletal radiology 2000 (4, 01, 0045-0058). Thieme Medical Publishers, New York, NY
23. Murphey MD, Andrews CL, Flemming DJ, Temple HT, Smith WS, Smirniotopoulos JG. From the archives of the AFIP. Primary tumors of the spine: radiologic pathologic correlation. Radiographics. 1996;16(5):1131–58.
24. Murphey MD, wan Jaovisidha S, Temple HT, Gannon FH, Jelinek JS, Malawer MM. Telangiectatic osteosarcoma: radiologic-pathologic comparison. Radiology. 2003; 229(2):545–53.
25. Murphey MD, Kransdorf MJ. Soft tissue tumors. In: Radiologic-pathologic correlations from head to toe: understanding the manifestations of disease. Springer; 2005. p. 743–54.
26. Serfaty A, Samim M. Bone tumors: imaging features of the most common primary osseous malignancies. Radiol Clin. 2022;60(2):221–38.
27. Parman LM, Murphey MD. Alphabet soup: cystic lesions of bone. Seminars in musculoskeletal radiology 2000(4, 01, 0089-0102). Thieme Medical Publishers, New York, NY
28. Murphey MD, Sartoris DJ, Quale JL, Pathria MN, Martin NL. Musculoskeletal manifestations of chronic renal insufficiency. Radiographics. 1993;13(2):357–79.
29. Sobti A, Agrawal P, Agarwala S, Agarwal M. Giant cell tumor of bone-an overview. Arch Bone Jt Surg. 2016;4(1):2.
30. Chakarun CJ, Forrester DM, Gottsegen CJ, Patel DB, White EA, Matcuk GR Jr. Giant cell tumor of bone: review, mimics, and new developments in treatment. Radiographics. 2013;33(1):197–211.
31. Chen W, DiFrancesco LM. Chondroblastoma: an update. Arch Pathol Lab Med. 2017;141(6):867–71.
32. Kransdorf MJ, Stull MA, Gilkey FW, Moser RP Jr. Osteoid osteoma. Radiographics. 1991;11(4):671–96.
33. Chai JW, Hong SH, Choi JY, Koh YH, Lee JW, Choi JA, Kang HS. Radiologic diagnosis of osteoid osteoma: from simple to challenging findings. Radiographics. 2010;30(3):737–49.
34. Angtuaco EJ, Fassas AB, Walker R, Sethi R, Barlogie B. Multiple myeloma: clinical review and diagnostic imaging. Radiology. 2004;231(1):11–23.
35. Collins MS, Koyama T, Swee RG, Inwards CY. Clear cell chondrosarcoma: radiographic, computed tomographic, and magnetic resonance findings in 34 patients with pathologic correlation. Skelet Radiol. 2003;32:687–94.
36. Cottalorda J, Bourelle S. Modern concepts of primary aneurysmal bone cyst. Arch Orthop Trauma Surg. 2007;127:105–14.
37. Van der Naald N, Smeeing DP, Houwert RM, Hietbrink F, Govaert GA, der DV. Brodie's abscess: a systematic review of reported cases. J Bone Jt Infect. 2019;4(1):33–9.
38. Kransdorf MJ, Moser RP Jr, Gilkey FW. Fibrous dysplasia. Radiographics. 1990;10(3):519–37.
39. O'Donnell RJ, Springfield DS, Motwani HK, Ready JE, Gebhardt MC, Mankin HJ. Recurrence of giant-cell tumors of the long bones after curettage and packing with cement. JBJS. 1994;76(12):1827–33.
40. Mravic M, LaChaud G, Nguyen A, Scott MA, Dry SM, James AW. Clinical and histopathological diagnosis of glomus tumor: an institutional experience of 138 cases. Int J Surg Pathol. 2015;23(3):181–8.
41. Lincoski CJ, Bush DC, Millon SJ. Epidermoid cysts in the hand. J Hand Surg (Eur Vol).

2009;34(6):792–6.
42. Gould CF, Ly JQ, Lattin GE Jr, Beall DP, Sutcliffe JB III. Bone tumor mimics: avoiding misdiagnosis. Curr Probl Diagn Radiol. 2007;36(3):124–41.
43. Mhuircheartaigh JN, Lin YC, Wu JS. Bone tumor mimickers: a pictorial essay. Indian J Radiol Imaging. 2014;24(03):225–36.
44. Greenspan A. Bone island (enostosis): current concept—a review. Skelet Radiol. 1995;24:111–5.
45. Smith J. Giant bone islands. Radiology. 1973;107(1):35–6.
46. Brien EW, Mirra JM, Latanza L, Fedenko A, Luck J Jr. Giant bone island of femur. Case report, literature review, and its distinction from low grade osteosarcoma. Skelet Radiol. 1995;24(7):546–50.
47. Ihde LL, Forrester DM, Gottsegen CJ, Masih S, Patel DB, Vachon LA, White EA, Matcuk GR Jr. Sclerosing bone dysplasias: review and differentiation from other causes of osteosclerosis. Radiographics. 2011;31(7): 1865–82.
48. Mainzer F, Minagi H, Steinbach HL. The variable manifestations of multiple enchondromatosis. Radiology. 1971;99(2):377–88.
49. Azouz EM, Saigal G, Rodriguez MM, Podda A. Langerhans' cell histiocytosis: pathology, imaging and treatment of skeletal involvement. Pediatr Radiol. 2005;35:103–15.
50. Stull MA, Kransdorf MJ, Devaney KO. Langerhans cell histiocytosis of bone. Radiographics. 1992;12(4):801–23.

6 骨科器械

基础知识

骨科植入物通常分为三大类：①稳定性器械；②关节置换器械；③锚固器械。

稳定性器械主要用于稳定单块骨骼以促进自然愈合，或者限制两块骨骼之间运动（如关节融合）。有各种各样的器械可以实现这些目的，随着应用场景、骨折形状和周围软组织损伤等其他临床因素的变化，可以选择不同的器械。

关节置换器械用于部分或完全替换关节。虽然基本的器械结构长期保持稳定，材料科学的进步为其带来了显著改进。大关节置换术是最常见的，但几乎所有滑动关节都可以进行置换。

锚固器械主要用于将软组织结构固定到骨骼上。典型的例子是缝线锚钉，通常用于关节盂修复和韧带重建手术。

器械影像学检查

X 线平片

X 线平片是评估器械的基础工具。几乎所有植入物的手术病例在术后恢复室都会进行便携式 X 线平片拍摄，以确保植入物位置正确，并排除骨折、关节脱位或组件失效等即时并发症。在开放性复位内固定术（ORIF）中，还会评估骨折对齐情况。后续复查的 X 线平片用于观察植入物周围的骨骼愈合过程。

CT

CT 在评估器械并发症时非常有帮助，但一般不应用于无症状患者。主要的适应证是植入物术后疼痛或者怀疑骨折内固定术后不愈合。与 X 线平片相比，CT 能够更清晰地显示骨与植入物的界面，早期植入物周围的透亮区更容易被发现。此外，CT 还能够更精确地显示假体周围的骨折线。

CT 的主要缺点是由器械引起的显著条纹伪影。这是由线束硬化和光子缺乏效应共同作用造成的，伪影可能相当严重，有时甚至会使影像失去诊断价值。尽管金属伪影消除技术有所改善，但其效果仍然有限。双能量 CT 可以显著减少金属伪影，但目前尚未广泛使用。此外，骨科、内科和急诊科的医师通常对这种技术不熟悉，并不清楚所在医疗机构是否配备双能量 CT 扫描仪，或者不清楚是否需要特别申请应用该技术。

MRI

与 CT 类似，MRI 相较于 X 线平片有独特优势，但同样受到金属伪影的限制。MRI 主要作用是检测植入物周围的软组织异常。在某些情况下，依据临床需求可能需要使用对比剂。

核医学

核医学技术通常用于评估植入物的松动及其相关的感染。由于骨骼愈合和重塑，植入物放置后的第一年内，MDP 骨扫描的作用有限。

器械并发症

器械失效

器械失效的基本定义是其不能发挥预期功能。板和螺钉的断裂、缝线锚钉的撕脱以及假体脱位只是一小部分常见并发症。检测器械失效对临床管理至关重要。虽然明显的器械失效一目了然，但早期影像学发现却十分困难。美国前国务卿科林·鲍威尔的第八条领导规则——“检查小细节”正好适用。

器械移位

小型器械的移位较为罕见，通常 X 线平片可以显示，通常意味着修复失败或即将失败。最常见的器械移位似乎是锚固器械，特别是缝线锚钉的移位。了解原始修复位置对判断移位非常有帮助，术后初次 X 线平片很有用。如果发现新出现的器械移位，最好查阅电子病历中的手术记录，以了解病情背景。当影像检查由非骨科医师申请时，影像科医师通常在这方面更具经验，其建议将对临床管理起到关键作用。

器械周围骨折

器械周围骨折较少见，通常有创伤背景，关节置换术后相对常见。然而，任何器械植入都从根本上改变了骨骼的生物力学，增加了骨折的风险。

器械感染

骨科手术最常见的并发症是创伤或手术伤口的感染及器械的感染。诊断主要依赖临床和实验室检查，临床怀疑感染之前，很少有患者影像学上就表现为骨髓炎。通常应用抗生素治疗和清创术治疗，植入器械常需取出。

关节置换后的感染（关节假体感染）可能会导致严重后果，并且是关节置换术后翻修手术最常见原因。此类感染的处理将在下面详细介绍（图 6.1a~d）。

关节置换器械的特定并发症

关节置换器械与其他类型的骨科植入物不同，必须在提供稳定性的同时，确保关节的活动性。由于其复杂性，关节置换术常因很多原因需要翻修，最常见的原因有：①假体周围骨折；②器械脱位；③器械下沉 / 移动；④器械感染。

假体周围骨折可能发生于重大或轻微创伤，也可能是长期应力的结果。任何发生在假体周围的骨折都属于此类。有一种特殊的与假体移动相关的假体周围骨折。器械杆的远端是力矩或扭矩集中的区域，也是机械应力最大的点。现代植入物设计为逐渐变细，旨在将关节应力从植入物平滑过渡到骨骼。X 线平片可能无法清晰显示植入物尖端的运动，或仅表现为非常细微的透亮区。在 ^{99}Tc-MDP 骨扫描中，植入物杆尖端可能会显示为“热点”。骨科肿瘤患者的病理性假体周围骨折通常预示着肿瘤进展。

器械脱位常见于创伤，但也可能在更加隐匿情况下发生。器械脱位在 X 线平片显示明显，见图 6.2。假体周围骨折和器械脱位是关节置换术后 X 线平片需要重点关注的两大并发症。

器械下沉并不常见，主要发生于髋关节置换。在双极髋关节置换术中，任何一个部件都可能出现下沉，股骨部件常见。其他出现下沉的部位包括踝关节、肩关节和椎间植入物，但较少见。部件松动更常见，与下沉密切相关，可以认为是下沉的前兆。典型的 X 线平片表现是骨与植入物界面的透亮区，描述为器械周围透亮区（图 6.3 和图 6.4a、b）。

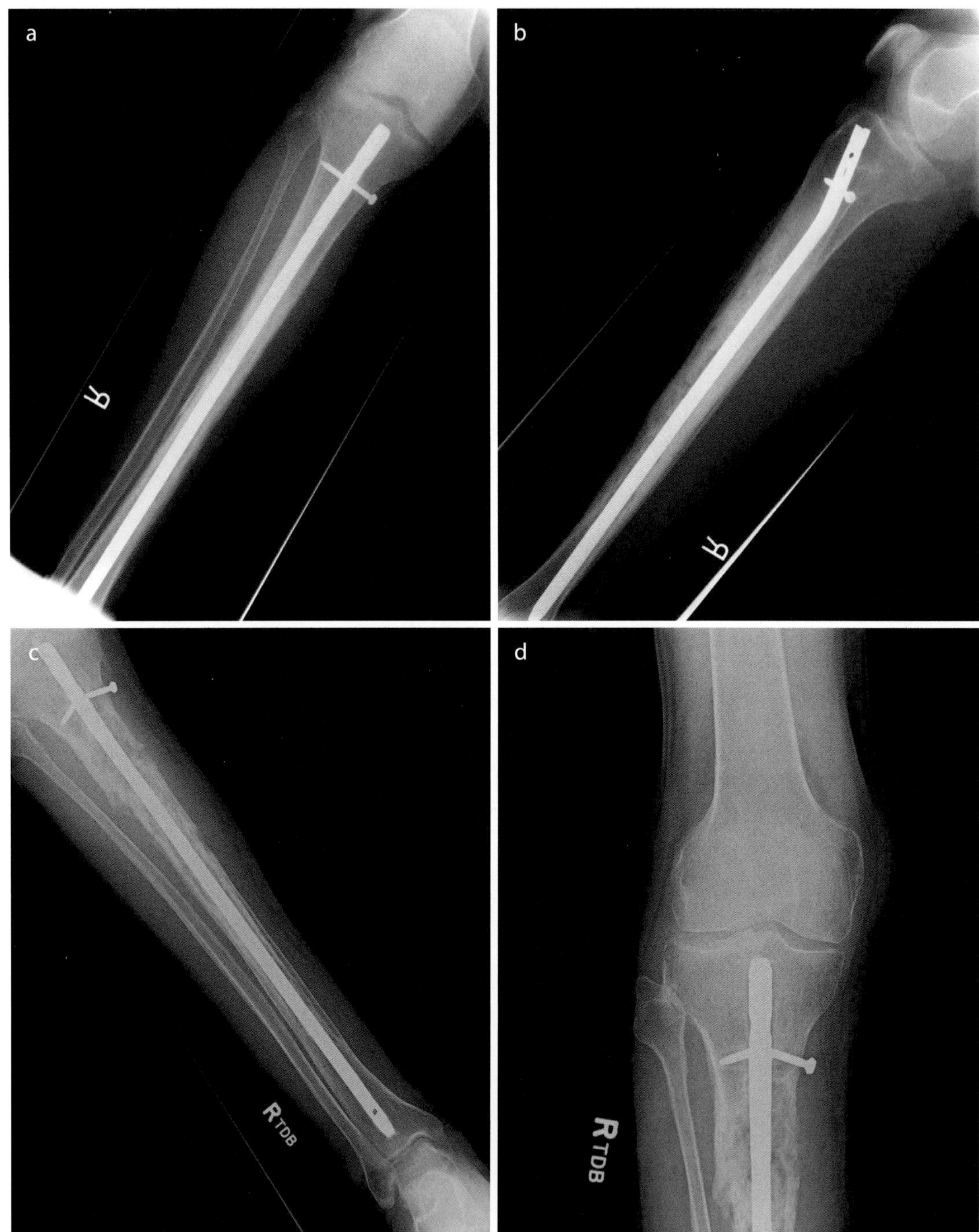

图 6.1　（a~d）器械感染：（a、b）胫骨骨干近中段广泛增厚和不规则，这些表现在髓内钉固定后的骨折愈合中并不常见，因此怀疑感染。（c、d）骨质异常逐渐加重，并出现皮质破坏区。感染使器械进一步失效，髓内钉周围以及螺钉断裂部位可见透亮区

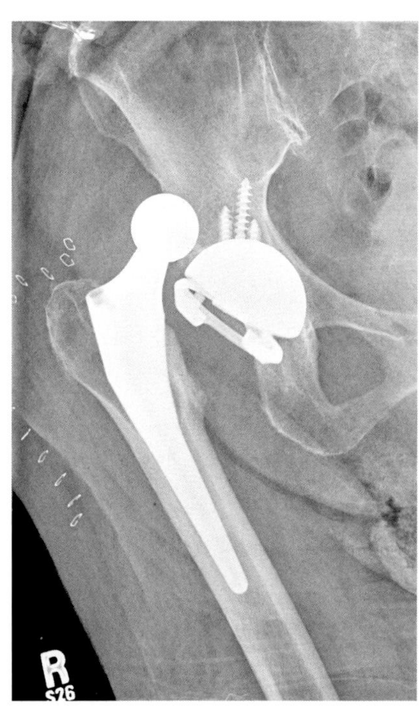

图 6.2 器械脱位：右侧髋关节置换术后即时拍片发现股骨部件完全脱位

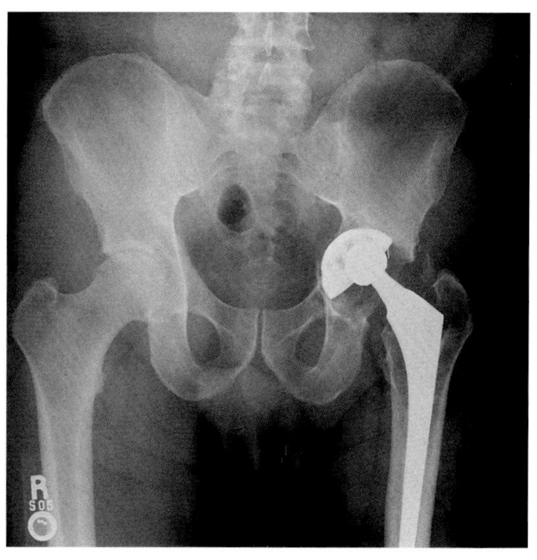

图 6.3 植入物下沉：左侧髋臼杯出现轴向移位，导致覆盖骨变薄，这是由于髋臼组件的松动和下沉引起的。此外，还有聚乙烯磨损表现，这可以通过观察股骨头组件在髋臼组件内的不对称来确定。本例属于进展期病例，容易发现，早期病例则表现细微

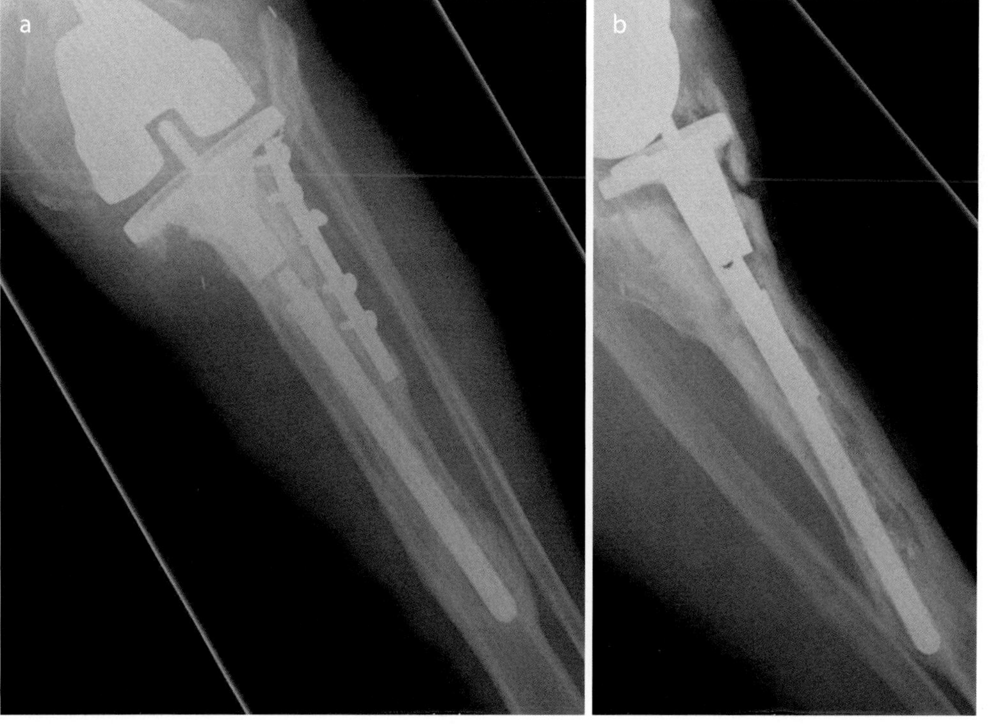

图 6.4 （a）膝关节置换失败：本例存在多个问题，包括胫骨近端假体杆脱离、显著骨溶解和胫骨假体松动。胫骨近端部件下沉，关节外侧间隙呈现不对称狭窄。如果注意胫骨关节面与腓骨近端的位置，可以很好地理解下沉和塌陷的程度。（b）侧位片显示胫骨杆明显移位和松动并穿破了胫骨后缘皮质

在骨扫描中，植入物松动的另一个经典表现是放射性药物摄取增加，通常在透亮区形成之前便可观察到。假体杆尖端的局部摄取增加，表明存在松动和异常的部件运动。

在所有器械相关的并发症中，假体关节感染可能是最严重且最复杂的。影像学检查在诊断和处理植入物相关感染时，与实验室检验资料一起起着重要作用。金属伪影使 CT 和 MRI 的应用受到限制，因此，X 线平片成为首选的影像手段，疑难病例可以选用核医学。

疾病控制与预防中心（CDC）将感染区分为急性和慢性，以术后 90 天为分界点。从影像学角度来看，这一划分的影响不大，但有助于预测病原体并制订治疗方案。假体关节感染的主要临床症状是关节置换部位的持续疼痛，通常伴随活动范围的受限。尽管影像学表现并无特异性，但有一些常见的特征。

器械相关感染 X 线平片表现与骨髓炎和器械松动相似。海绵骨和小梁骨的脱矿化导致皮质模糊和局部骨量减少，器械周围的透亮区与松动难以区分。

慢性病例中可能会出现骨膜炎。在适当的临床背景下，根据 X 线平片就可以采取进一步的诊治，如影像引导下的关节穿刺术。

核医学检查比过去使用得少。^{111}In 标记的白细胞显像对假体关节感染非常敏感，但由于 ^{111}In 标记的白细胞也会在正常的骨髓中积聚，其特异性较低。为解决这一问题，通常会进行 ^{99m}Tc 标记硫胶体显像以绘制骨髓的图像。如果在两种显像中同一区域同时显示放射性药物摄取，则被认为是正常的；^{111}In- 白细胞显像中活跃但在 ^{99m}Tc- 硫胶体显像中未显示的区域则高度怀疑感染。

关节假体的关节面会随时间发生磨损。根据假体类型，可以预测部件磨损带来的并发症。聚乙烯衬垫的磨损会产生微小颗粒，诱发滑膜炎。聚乙烯磨损可能导致部件错位，髋关节置换术常表现为股骨部件从髋臼杯的中心偏移至非对称位置（图 6.5a、b）。

MRI 是最为敏感的影像学手段，表现为膨胀性假性囊肿，其 T_1WI 和 T_2WI 信号强度

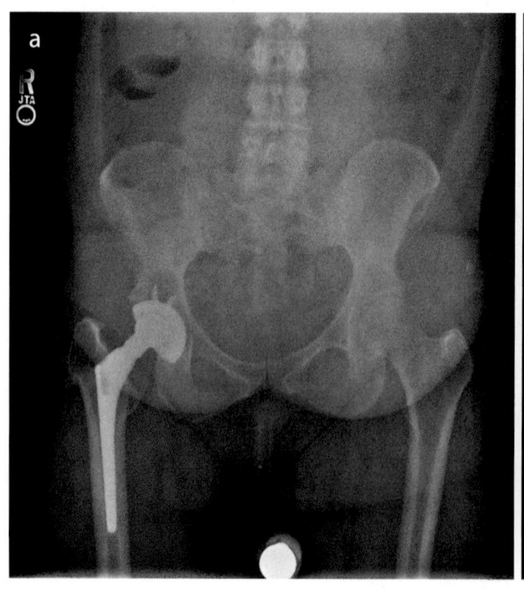

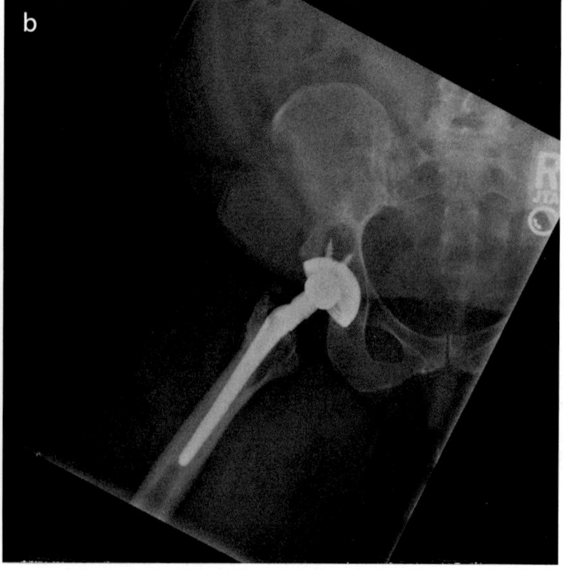

图 6.5　（a、b）右侧全髋关节置换术，髋臼周围的骨溶解反映了因滑膜炎和积液而扩张的假性囊肿，本例继发于衬垫磨损，股骨部件与髋臼组件不对称位置也证明了这一点

通常为低到中等，与肌肉组织相似，较难察觉。因此，需要特别留意细微之处。如果积液量大，可能进入髂腰肌滑囊，甚至破入邻近软组织。

同样，金属－金属假关节也可能引发磨损相关的并发症。金属颗粒可能触发不同类型的炎症反应，不在本文讨论范畴。炎性反应可能由于部件腐蚀和金属离子释放而引发。这些并发症统称为局部不良反应。有些学者使用这个词特指某类并发症，而另外一些学者可能指的是另一种并发症。因此在报告中需谨慎使用，该术语可能存在歧义。不管如何命名，金属－金属假关节装置，即髋关节置换，由于其高并发症率，已被 FDA 发布警告。

炎症反应会导致关节假性囊肿扩张，并在 T_2 加权成像中显示为高信号液体。假性囊肿的裂开很常见，炎症液体可能扩散到周围结构（图 6.6a～c）。

关节积液常进入大转子滑囊和髂腰肌滑囊，从而关节内压力减低，滑囊内炎症可能影响周围肌腱附着点或神经血管束。由于这些并发症的复杂性，已经开发了分级系统。报告相关章节中提到，如果你所在的医院有使用分级系统的习惯，建议使用；否则就简单描述影像学表现。

知识要点必记

记住每种骨科器械的制造商名称确实是个挑战，幸运的是，这并不是必须的。外科医师通常知道他们使用了哪些器材。不过，当你遇到新器械时，阅读手术记录很有帮助，这些器械可能会被再次使用。

如果你发现轻微的器械并发症，请联系手术医师。通常，从预约到真正完成 X 线平片拍摄可能已经过了几周。

不良局部组织反应通常与金属－金属髋关节置换装置相关，但需注意，腐蚀是金属

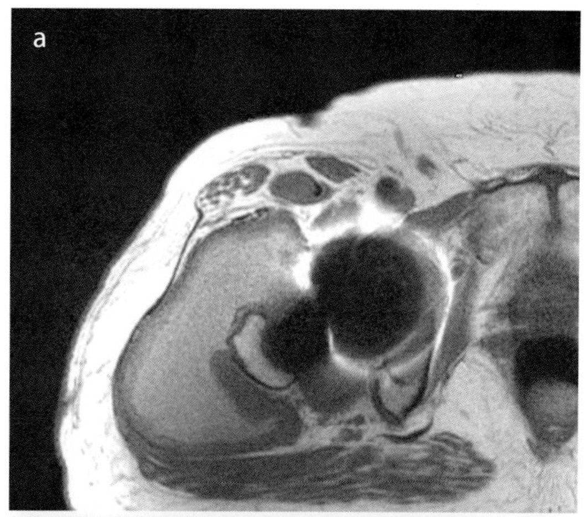

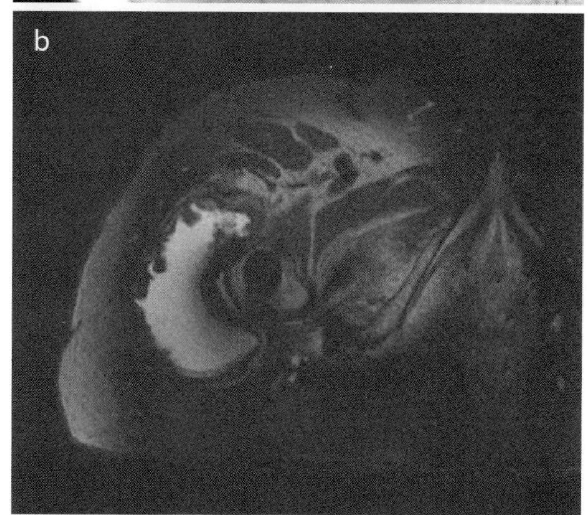

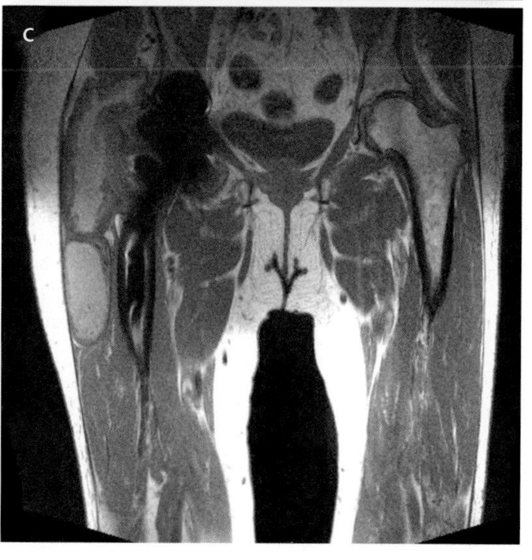

图 6.6 （a～c）患者 65 岁，很久以前全髋置换，右髋部疼痛进行性加重。局部不良组织反应：右髋关节的 MRI 影像，包含轴位 T_1、轴位 T_2 和冠状位 T_1 成像，髋关节周围有 T_1WI 和 T_2WI 高信号的关节周围液体积聚

离子释放的主要原因，而这些金属离子是引发炎症反应的关键因素。腐蚀可能发生在任何金属表面，无论负重部件的材质如何（图 6.7）。

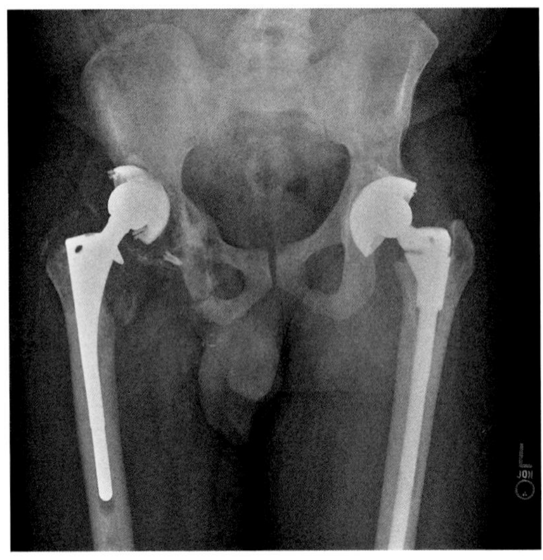

图 6.7 所有主要器械并发症（除感染外）都显示在这张骨盆 X 线平片中。与器械相关的并发症包括右髋臼杯移位、螺钉脱落、右股骨部件松动、右侧转子间平面的植入物周围骨折，以及髋臼杯向上外侧下沉。周围软组织不规则和点状软组织钙化反映了潜在的不良局部组织反应

参考文献

1. Bottlang M, Fitzpatrick DC, Lutz C, Anderson DD. Biomechanics of fractures and fracture fixation. In: Tornetta P, Ricci WM, Ostrum RF, et al., editors. Rockwood and Green's fractures in adults. 9th ed. Philadelphia: Wolters Klewer; 2020.
2. Burge AJ. Total hip arthroplasty: MR imaging of complications unrelated to metal wear. Semin Musculoskelet Radiol. 2015;19(1):31–9.
3. Davis DL, Morrison JJ. Hip arthroplasty pseudotumors: pathogenesis, imaging, and clinical decision making. J Clin Imaging Sci. 2016;6:17.
4. Fritz J, Lurie B, Miller TT, Potter HG. MR imaging of hip arthroplasty implants. Radiographics. 2014;34(4):E106–32.
5. https://www.state.gov/dipnote-u-s-department-of-state-official-blog/colin-l-powells-thirteen-rules-of-leadership/.
6. Love C, Tomas MB, Marwin SE, Pugliese PV, Palestro CJ. Role of nuclear medicine in diagnosis of the infected joint replacement. Radiographics. 2001;21(5):1229–38.
7. Palestro CJ. Nuclear medicine and the failed joint replacement: past, present, and future. World J Radiol. 2014;6(7):446–58.
8. Pinski JM, Chen AF, Estok DM, Kavolus JJ. Nuclear medicine scans in total joint replacement. J Bone Joint Surg Am. 2021; 103(4):359–72.
9. Roemer FW, Crema MD, Trattnig S, Guermazi A. Advances in imaging of osteoarthritis and cartilage. Radiology. 2011;260(2):332–54.
10. Thippeswamy PB, Nedunchelian M, Rajasekaran RB, Riley D, Khatkar H, Rajasekaran S. Updates in postoperative imaging modalities following musculoskeletal surgery. J Clin Orthop Trauma. 2021;22: 101616.
11. Yanny S, Cahir JG, Barker T, et al. MRI of aseptic lymphocytic vasculitis-associated lesions in metal-on-metal hip replacements. AJR Am J Roentgenol. 2012;198(6):1394–402.

7 关节炎

如何评估和分析关节炎或以关节为中心的疾病？

第一步，理解病变位于关节内。这是讨论的基础，我们将探讨如何判断病变是否以关节为中心。

所有对关节炎的理解都来自于一个基础：病变位于关节。这可能是评估关节炎的最简单也是最难的部分。

第二步，了解关节疾病类型有哪些，我们将一一介绍。

第三步，评估影像学表现，并将其与已知的关节病变进行比较，找出最可能的原因。

关节中心病变
- 骨关节炎
- 炎症性关节炎
- 化脓性关节炎
- 神经性关节病
- 沉积性疾病
- 血友病性关节病
- 良性增生性病变
- 血管畸形

逐步分析与诊断
- 判断病变位于关节。
- 梳理所有关节为中心的疾病。
- 结合影像学表现、知识和临床信息，将诊断范围缩小到一个或两个最可能的选项。

随着时间的推移，这一分析流程会逐渐内化、习以为常。像骨关节炎这样的常见疾病，其表现十分明显，我们通常可以快速完成这些步骤。然而，遇到疑难病例时，这种分析流程变得尤为有用。

如何判断是关节炎或关节病变？

在首次 X 线平片中寻找关节受累的征象，包括关节间隙狭窄 / 破坏、骨侵蚀、骨赘或相邻的反应性硬化或囊肿形成。任何一个或多个征象都有助于确定病变是否位于关节内部。有时你可能只发现轻微骨侵蚀或重塑；有时则会看到广泛的关节破坏，非常明显。在某些情况下，平片可能无法显示关节为中心的病变，可能需要其他断面成像技术，如 CT、MRI 或超声，它们在评估关节炎方面各有优缺点。本手册中主要聚焦于 X 线平片表现和诊断。

关节炎的 X 线平片表现
- 关节间隙狭窄或破坏
- 骨侵蚀
- 骨赘
- 软骨下硬化

让我们从最常见、最关键的关节疾病开始。

骨关节炎

虽然这是最常见的关节炎类型，但是我们不会花太多时间详细讨论它。

骨关节炎是一种退行性关节磨损疾病，软骨逐渐磨损、丧失并最终破坏，随着病变发生进展，关节间隙逐渐变窄，关节边缘形成反应性骨赘。骨关节炎很常见，几乎可以出现在任何关节，尤其是第1掌腕关节、膝关节、肩关节和髋关节等部位，它可以继发于外伤，也可仅仅是生活中的磨损和老化所致。

影像学表现通常比较直观，寻找关节间隙狭窄、边缘骨赘，以及常伴随的软骨下反应性硬化和囊肿形成。

以下是一些典型示例：图7.1、图7.2和图7.3。

骨关节炎也可能有一些微妙的放射学表现。尽管MRI是更好显示软骨损伤的方法，但我们仍然可以通过平片得到一些信息，尤其是在膝关节，髌骨的软骨损伤通常可以在X线平片上清楚可见，表现为髌骨软骨下骨的透亮区和不规则，类似表现可存在于股骨滑车。髌骨软骨损伤是膝关节退行性关节炎的常见表现，但经常被忽略，因为我们习惯性地认为在没有关节间隙狭窄的情况下无法通过X线平片评估软骨。

转变观念，在某些情况下，即使没有关节间隙狭窄或关节炎的其他表现，X线平片也能对软骨进行评估（图7.4a、b）。

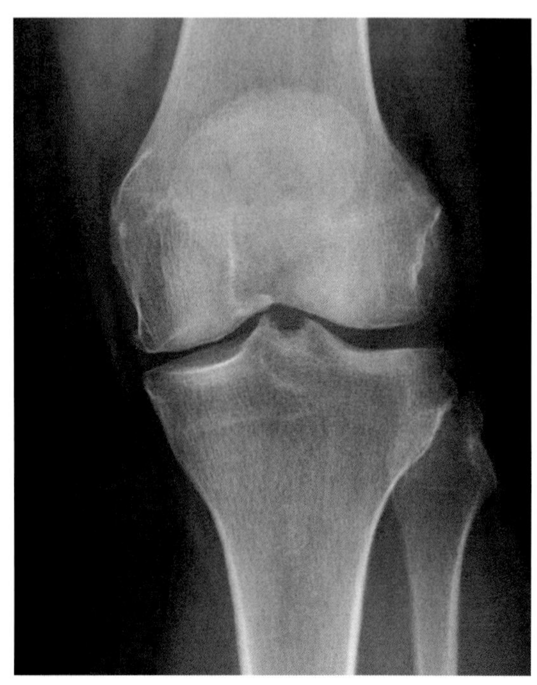

图7.2　膝关节轻度骨关节炎，病变限于关节内侧间隙，表现为轻微关节间隙狭窄和小骨赘形成

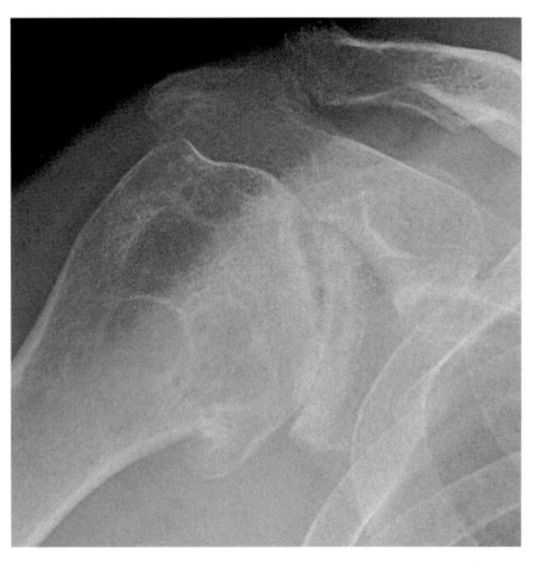

图7.1　肩关节严重退行性骨关节炎。关节间隙几乎完全变窄，伴反应性软骨下硬化和肱骨头内侧的大骨赘

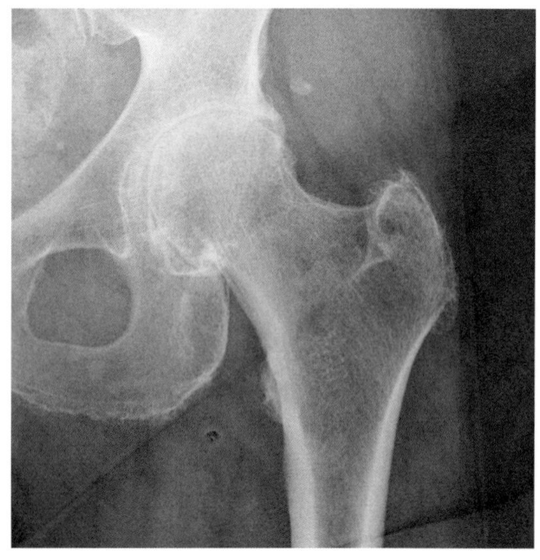

图7.3　髋关节的严重骨关节炎，也是常见部位

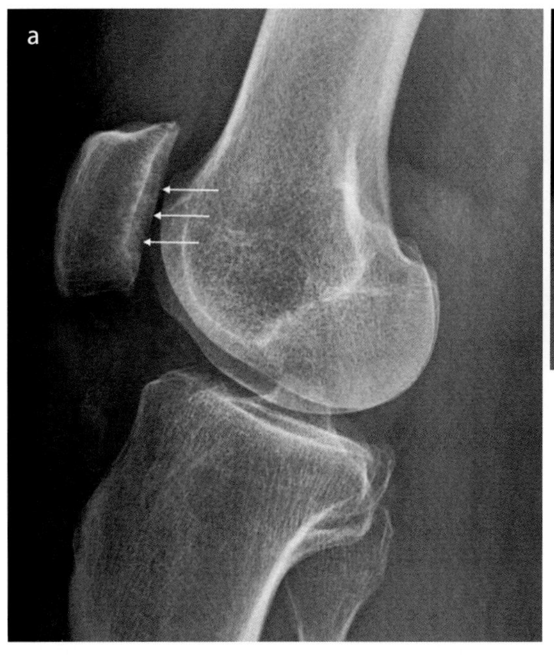

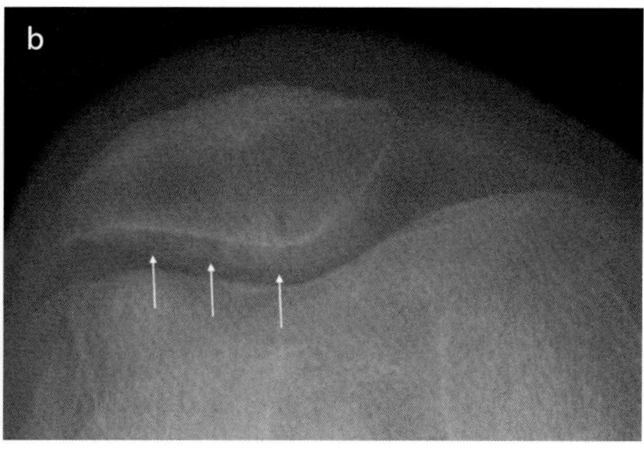

图 7.4 （a）X 线平片可见髌骨软骨损伤。（b）软骨损伤通常在髌骨轴位或日出位上更清楚

> **要点**
>
> 髌股关节软骨损伤通常可通过 X 线平片观察，即使没有关节间隙狭窄。
>
> 寻找软骨下骨质密度减低和囊状不规则。

侵蚀性骨关节炎

侵蚀性骨关节炎值得关注，是一种严重的骨关节炎，除了典型的关节间隙破坏、骨赘之外，还伴有关节侵蚀。骨质侵蚀通常不出现在骨关节炎，但会出现在侵蚀性骨关节炎。侵蚀性关节炎几乎总是发生于手部的指间关节，少数患者发生于足部的趾间关节。

侵蚀性关节炎的三个典型表现

- 关节间隙变窄
- 边缘性骨赘
- 中央性侵蚀

根据这三个影像学特征可以将侵蚀性骨关节炎与银屑病关节炎区分开来，后者也好发于指间关节（图 7.5）。

实际上，骨质侵蚀并不总是局限于中央部位，而是沿着关节面呈锯齿状发展，但应有中央侵蚀部分。侵蚀性骨关节炎偶可引起关节强直，这通常只发生在炎症性关节病。

炎症性关节病

炎症性关节病是以炎症为特征的自身免疫性疾病，其特点是导致关节的侵蚀和破坏。脊柱也经常受累，出现侵蚀和强直。

虽然不同的炎症性关节病之间常存在重叠和界限不清的情况，但在这里将讨论单纯、典型的类型。需要注意的是，实际工作中，疾病的过程并不是那么清晰，也并不总是像我们描述的那么典型表现。

这些炎症性关节病可分为经典的类风湿性关节炎和血清阴性关节病（类风湿因子阴性）。血清阴性关节病包括强直性脊柱炎、银屑病关节炎和肠病性关节炎等。

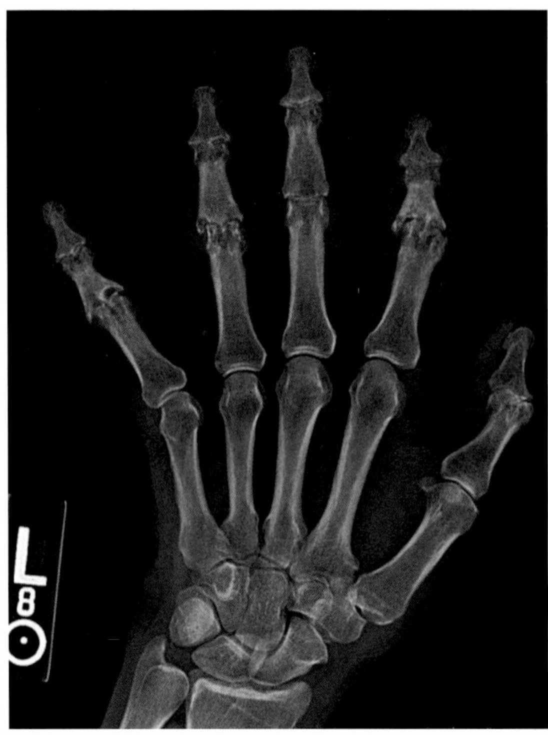

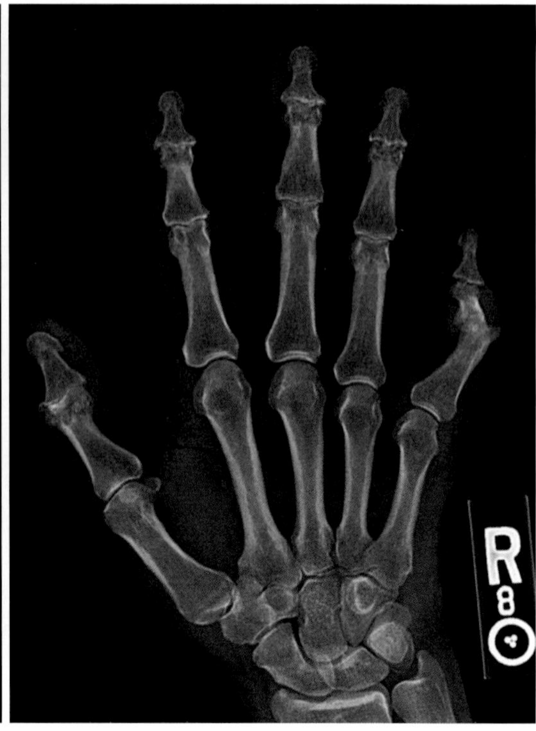

图 7.5　侵蚀性骨关节炎表现为关节间隙狭窄、边缘性骨赘和中央性侵蚀。本例近节指间关节受累最严重

炎症性关节病

类风湿性关节炎

幼年特发性关节炎（JIA）

血清阴性关节病

- 强直性脊柱炎
- 银屑病关节炎
- 反应性关节病
- 肠病性关节炎

在通常情况下，每种类型的炎症性关节炎都会有各自的好发关节，这是用来判断是哪种类型关节炎的主要方法。通常可以区分炎症性关节病和退行性关节炎，但并不总是可以明确指出是哪种类型的炎症性关节炎。不过，结合受累关节的分布情况，很有可能作出正确诊断。

以下是讨论这些炎症性关节病的典型 X 线平片表现，其中许多是晚期和控制不佳的病例。希望通过早期治疗，这些表现将不再常见，但日常工作中，仍能看到许多病变晚期严重破坏的病例。

在谈论炎症性关节炎的诊断时，经常会提到一个词——关节周围骨量减少。这是指关节周围的骨骼相对脱钙。这一表现可能存在，并与炎症性关节炎有关。对此，我们刻意不详细讨论，而是简要讨论，是因为这种表现本身并无特异性，并不是炎症性关节炎的标志。根据我们的经验，这一表现被过度使用，或诊断时过度依赖。确实，炎症性关节炎下可以有这个表现，但通常伴随着其他更明显的征象。没有其他阳性发现（如关节间隙狭窄和侵蚀）时，不应依赖它作出诊断。

MRI 和超声可以检测到炎症性关节炎的早期、细微征象，但这不在本书的讨论范围内。

> **要点**
>
> 虽然骨关节炎是迄今为止最常见的关节炎形式，但人们很容易将所有关节疾病都称为退行性关节炎。
>
> 缺乏骨赘的关节炎，应该考虑其他可能性。

"有什么你希望我注意的地方吗？"
"注意那狗在夜间的不寻常举动。"
"那狗整夜什么举动也没有。"
"那正是不寻常之处！"福尔摩斯说。
——阿瑟柯南道尔，选自《银色烈焰》

这句话值得牢记，因为在评估关节炎时，需要注意的一点是有没有骨赘，骨赘是退行性骨关节炎的典型表现。缺乏骨赘并不总是炎症性关节炎，但应该可以提醒你所面临的可能不是常见的关节炎。

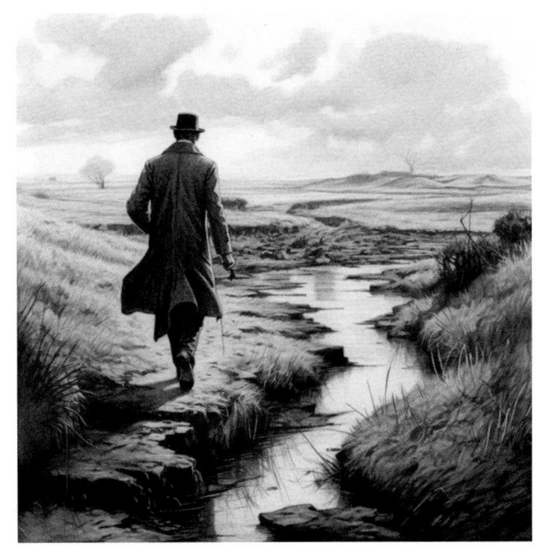

类风湿性关节炎

概述

多关节

经典目标关节

- 腕关节和掌指关节
- 指间关节通常不受影响
- 中足、踝关节和跖趾关节
- 髋关节
- 膝关节
- 肘关节

可能侵犯其他关节，上述关节都是比较常见和典型的关节。识别它们的最佳方法是多看几个例子。

观察目标

手 / 腕

双侧对称性受累。

观察关节间隙是否出现狭窄和侵蚀。

掌指关节常有半脱位。

指间关节通常不受累（图 7.6、图 7.7、图 7.8 和图 7.9）。

足 / 踝

双侧对称性受累。

注意关节间隙是否出现狭窄和侵蚀。

跖趾关节是最常受累的部位，踝关节和足中部关节也可受累。

趾间关节通常不受影响（图 7.9、图 7.10 和图 7.11）。

肩关节

双侧对称。

关节间隙变窄，伴有关节面侵蚀和破坏。

锁骨远端也可受累（图 7.12）。

膝关节

双侧对称。

骨质侵蚀好发于边缘，伴关节间隙狭窄（图 7.13）。

髋关节

双侧对称。

关节间隙变窄，通常没有骨赘，尽管可能存在继发性或共存的骨关节炎。

可能存在关节向内侧轴向移位畸形（图 7.14）。

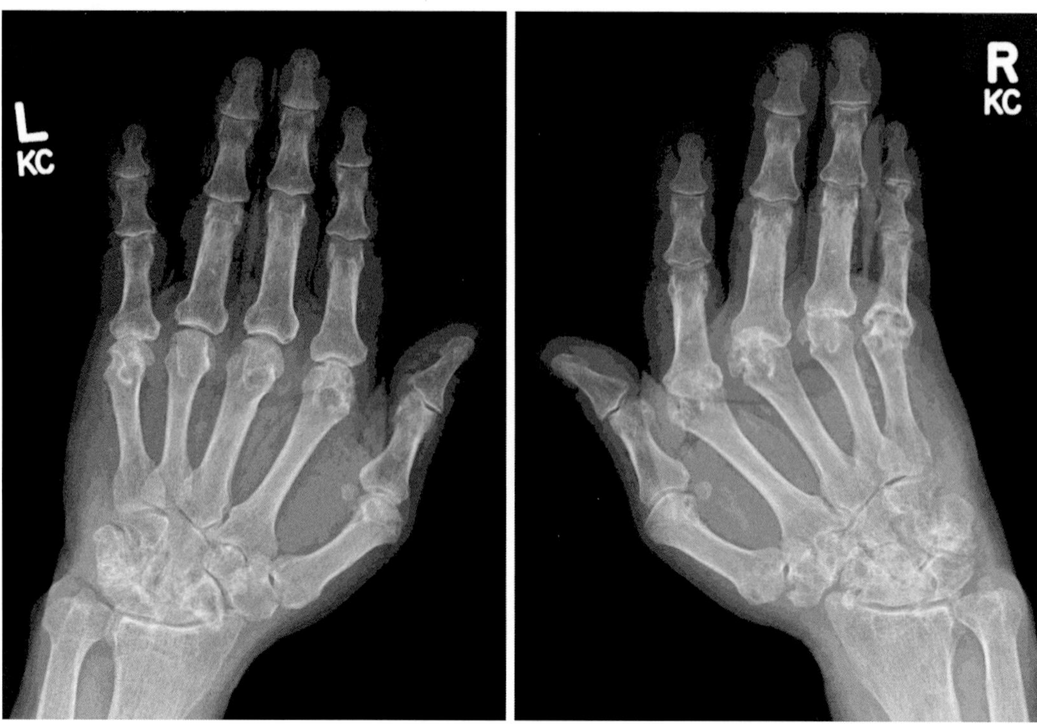

图 7.6 以腕关节和掌指关节为中心的严重类风湿性关节炎。有多处侵蚀和关节间隙狭窄。右侧的掌指关节出现半脱位，这是类风湿关节炎晚期的典型表现

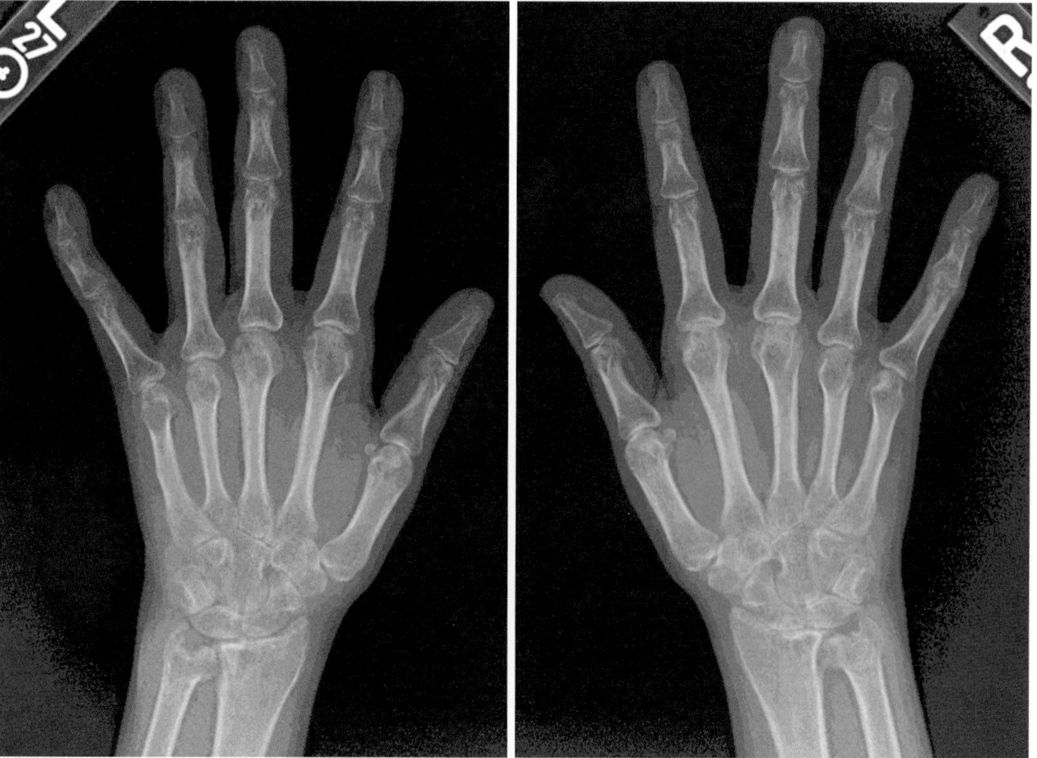

图 7.7 另一例晚期类风湿性关节炎。双侧对称性受累

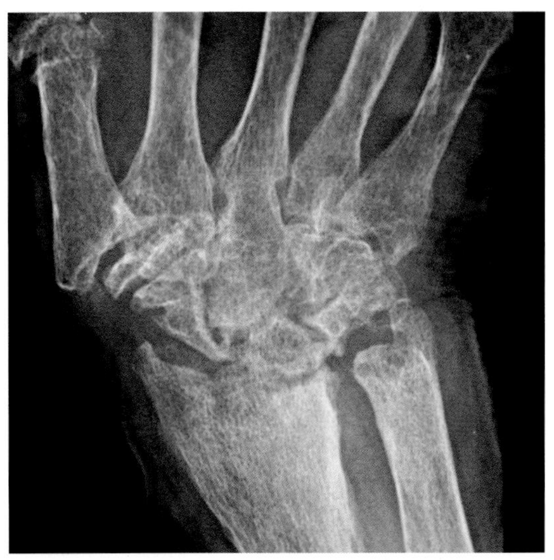

图 7.8 严重的骨质破坏侵蚀性类风湿性关节炎，腕骨和关节受到严重破坏和侵蚀

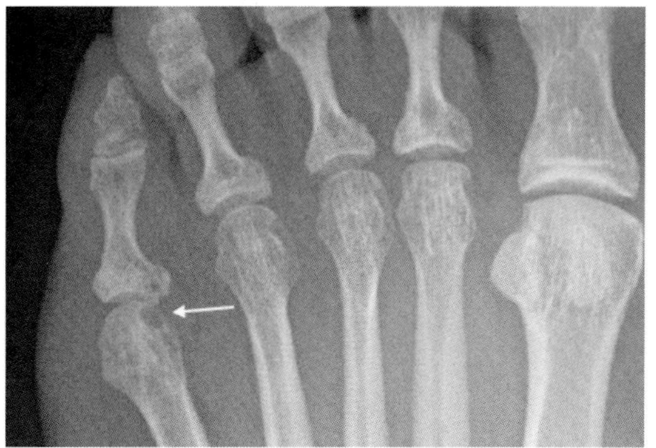

图 7.9 第 5 跖骨远端的小范围侵蚀。这是类风湿性关节炎在足部的典型表现。通常出现侵蚀时，跖趾关节间隙并无明显狭窄

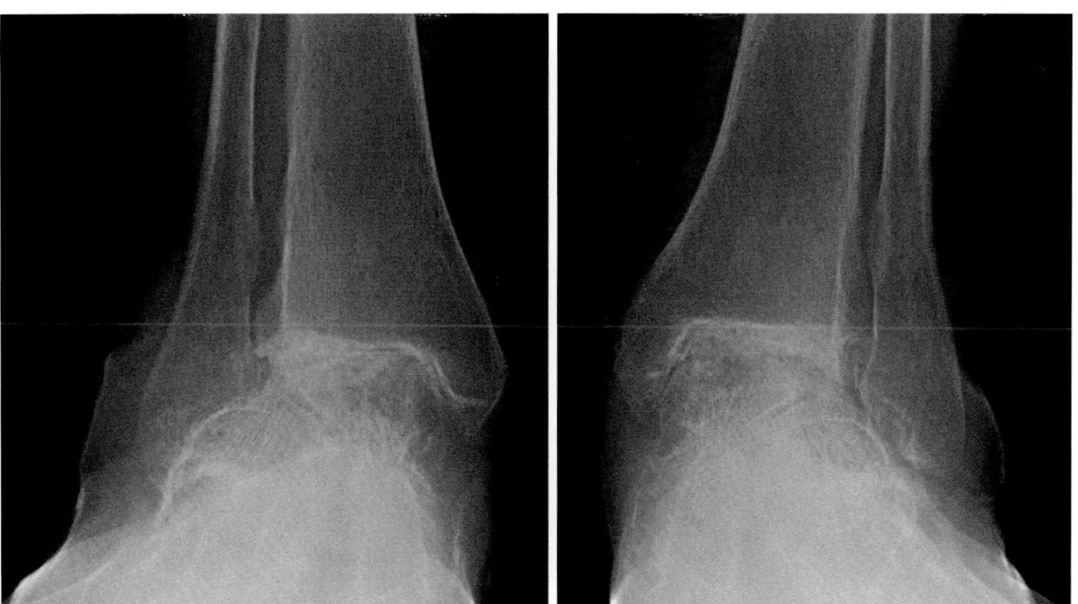

图 7.10 踝关节严重的关节炎，关节间隙几乎完全消失。未见退行性关节炎的骨赘，这是典型的炎症性关节炎表现，本例为类风湿性关节炎

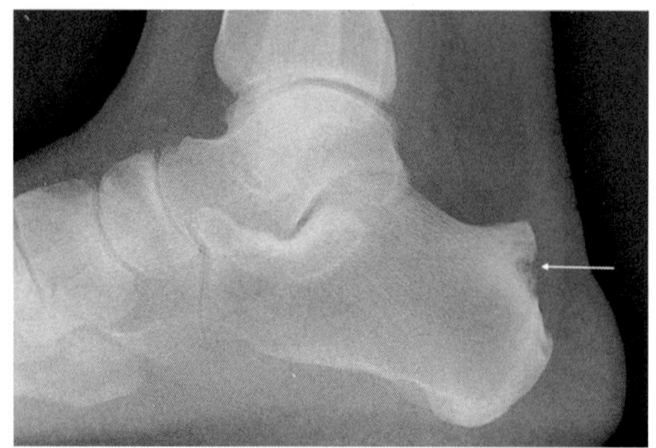

图 7.11　跟骨后缘侵蚀（箭）。这是类风湿性关节炎较少见的侵蚀部位，银屑病或反应性关节炎较常见

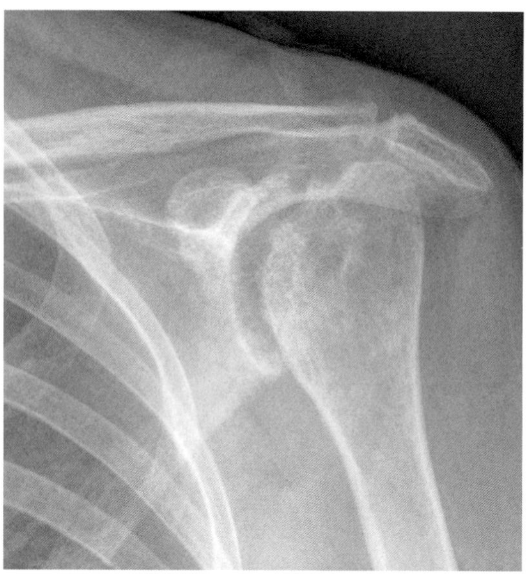

图 7.12　严重侵蚀性类风湿性关节炎，盂肱关节骨质破坏

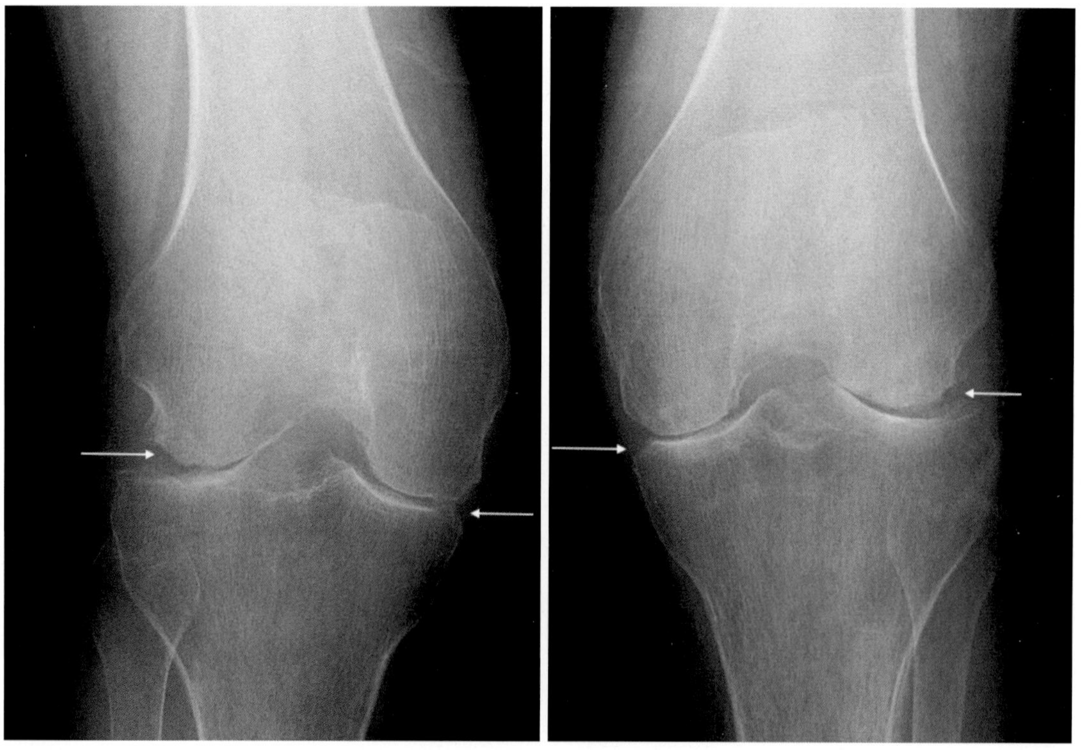

图 7.13　双侧对称性类风湿性关节炎。边缘骨质侵蚀（箭）表现轻微。有明显的关节间隙狭窄，未见骨关节炎的骨赘

肘关节

双侧对称。

与其他部位一样，有关节间隙狭窄、侵蚀和破坏，但没有骨赘（图 7.15）。

骶髂关节

不受累。

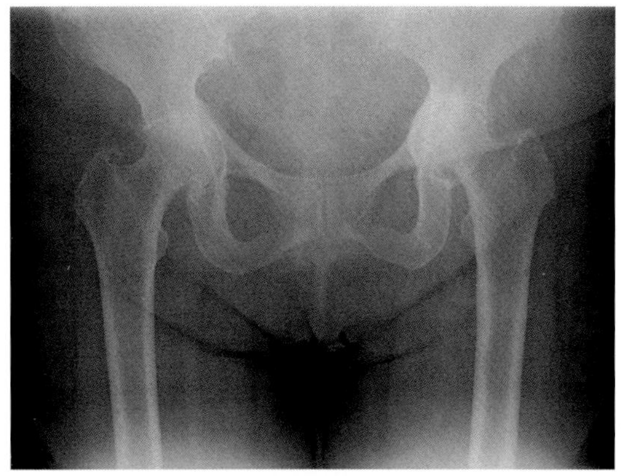

图7.14 髋部严重的类风湿性关节炎。左侧更明显，并伴有关节向内侧轴向移位畸形。未见明显骨赘，伴明显的关节间隙狭窄

幼年特发性关节炎

概要

16 岁之前发病的多种炎症性关节炎的总称。

与类风湿性关节炎相似，但骶髂关节也可受到影响。

通常是非对称的，与双侧对称的类风湿性关节炎不同。

由于炎症通常在骨骼发育成熟之前开始，软骨损伤可能会产生严重且奇怪的慢性畸形。

手 / 腕

双侧发病，但常常不对称。

与类风湿性关节炎一样，腕关节和掌指关节常受累，而指间关节不受累。

当炎症发生在骨骼未成熟时，软骨破坏严重可能导致腕骨完全毁坏（图 7.16、图 7.17 和图 7.18）。

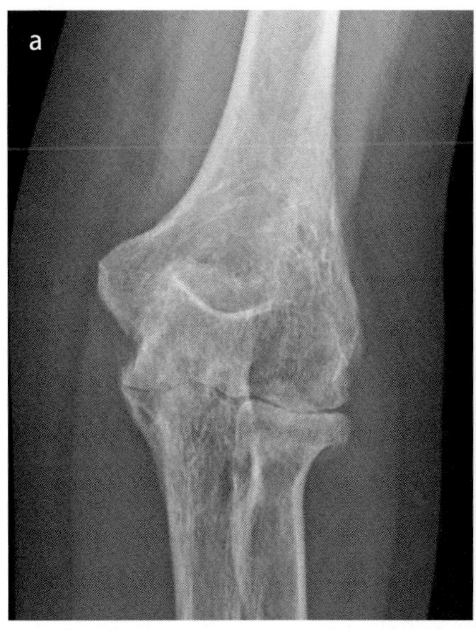

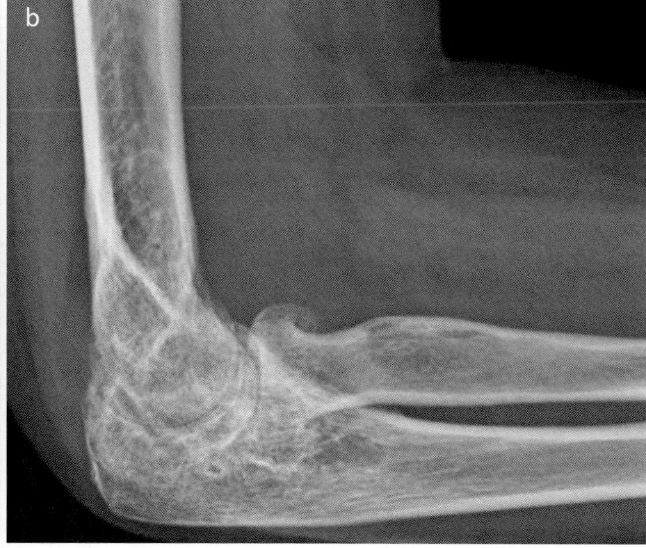

图 7.15 （a）类风湿性关节炎引起的明显关节间隙狭窄和侵蚀。（b）侧位从另一个角度显示关节间隙狭窄和侵蚀，伴少量关节积液（希望你还记得怎样观察肘关节积液）

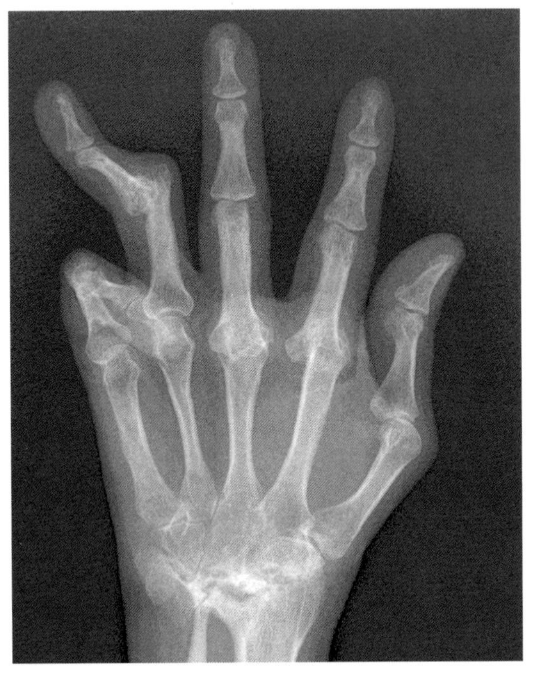

图 7.16　严重变形的幼年特发性关节炎。近排腕骨侵蚀、接近完全消失，桡骨远端与残余腕骨之间部分融合。第 2、3 掌指关节可见畸形和侵蚀，第 4、5 指也有畸形

髋和膝关节

可以是双侧或单侧的，像所有炎症性关节病一样，有明显关节间隙狭窄、无骨赘（图 7.19、图 7.20 和图 7.21）。

强直性脊柱炎

概要

常累及脊柱和骶髂关节，也可累及髋和膝关节。远端小关节常不受累。

脊柱融合和骶髂关节炎是该疾病的特征性表现，可以是近乎完全的强直或脊柱融合，也可以是部分融合，常见于前纵韧带。

疾病的晚期表现通常明显，脊柱强直可以累及脊柱前后部（图 7.22 和图 7.23）。

有时候，严重的强直可以累及髋关节（图 7.24）。

骶髂关节的强直明显，但如果没有仔细观察，容易漏诊（图 7.25 和图 7.26）。

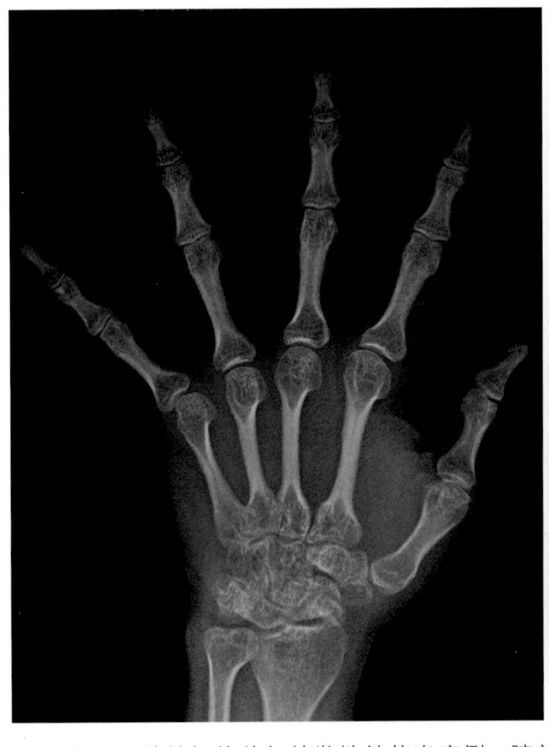

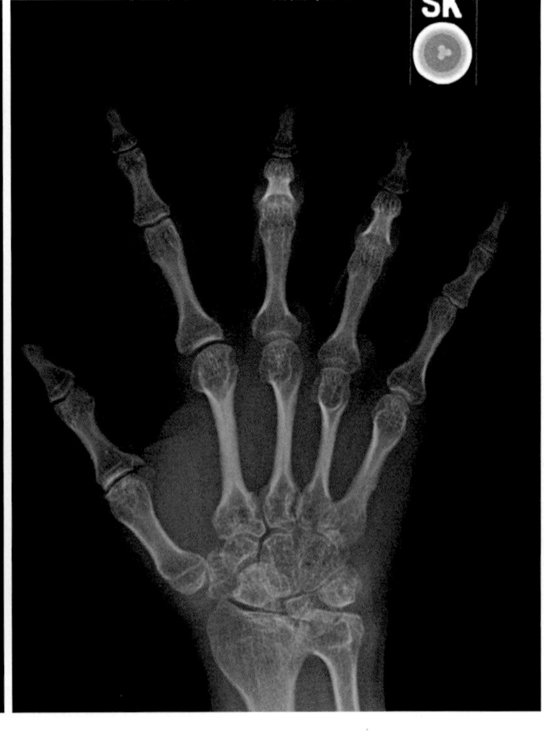

图 7.17　一种较轻的幼年特发性关节炎病例。腕部关节间隙可见变窄，但不明显。这些表现是双侧对称的

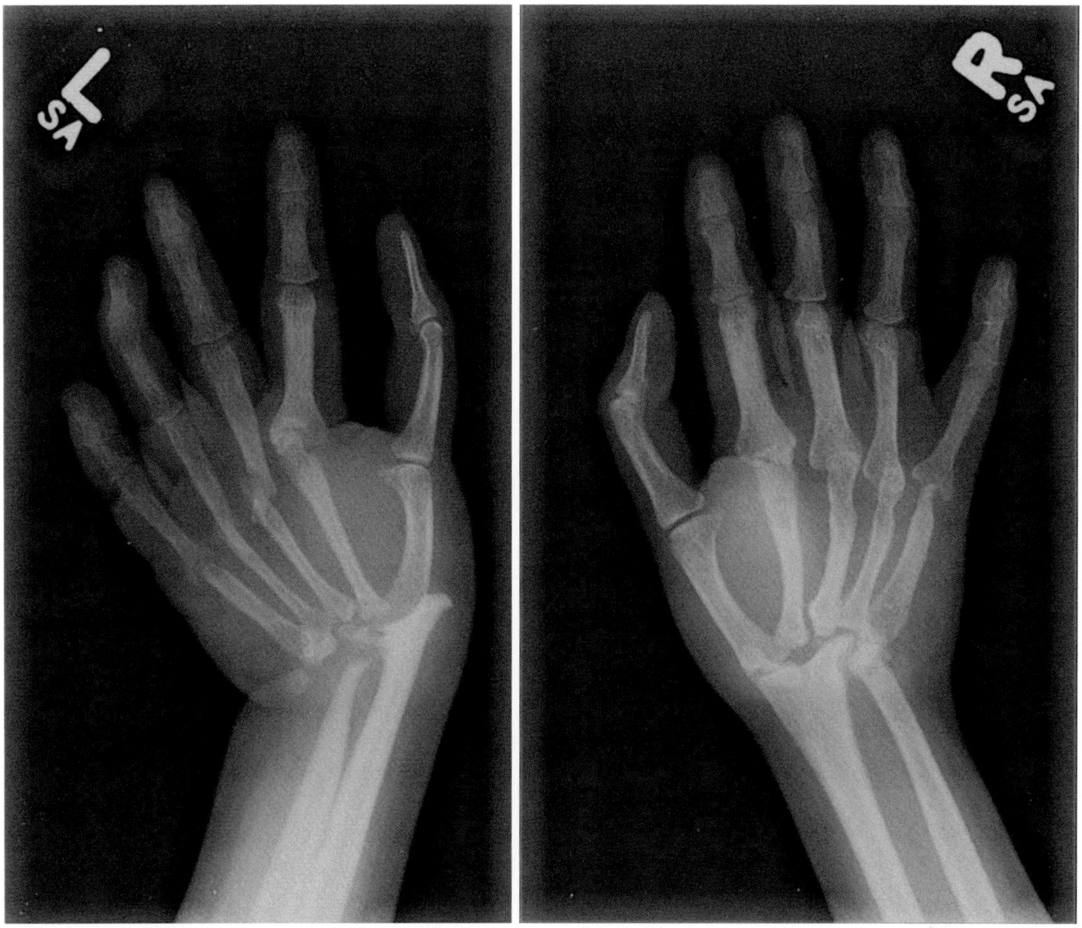

图 7.18　患者 24 岁，自幼患有幼年特发性关节炎，且未经治疗，其腕骨已完全侵蚀、消失，掌指关节也有侵蚀和畸形

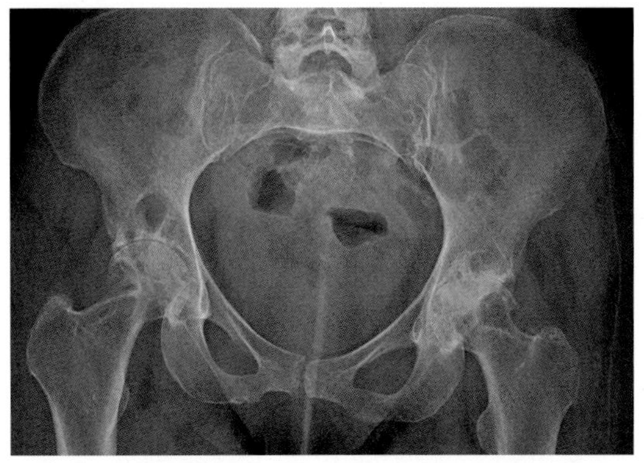

图 7.19　幼年炎症性关节病导致髋关节严重的侵蚀性、破坏性关节炎。跨越髋关节的溶骨性病变很明显。需要注意的是没有明显的骨赘形成

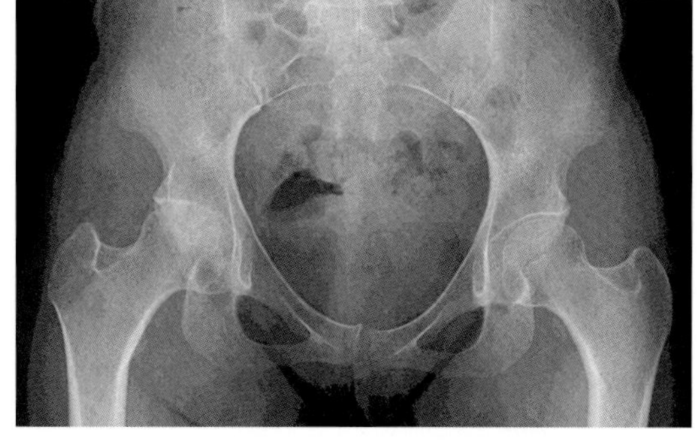

图 7.20　右髋部单侧、至少是两侧非常不对称的幼年特发性关节炎。右髋关节间隙明显均匀性狭窄，侵蚀存在，但不如上例明显。左髋部关节间隙有轻微狭窄

早期骶髂关节炎表现为关节间隙增宽、不规则和硬化。强直性脊柱炎通常双侧对称受累（图 7.27）。

早期的脊柱表现可能很细微，不易察觉。其中一个表现被称为“亮角”征，即椎体终板前部隐约可见硬化，表现为密度增高而发亮，通常伴有椎体的方形变和前缘变平（图 7.28）。

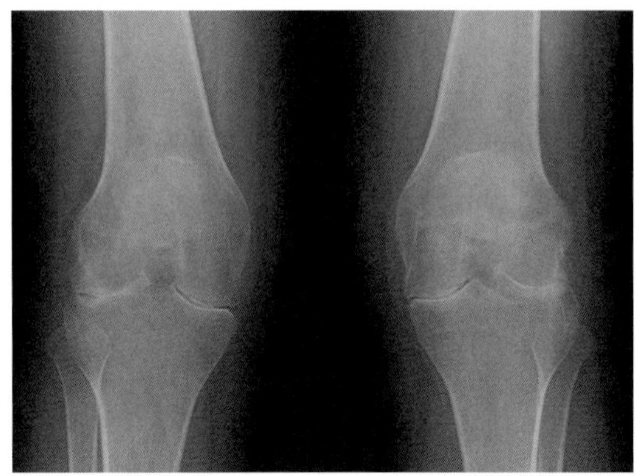

图 7.21　膝关节的幼年特发性关节炎。关节间隙明显对称性狭窄，伴有小的边缘性骨质侵蚀。这种表现并不是幼年特发性关节炎特有的，其他炎症性关节病也有类似表现。没有骨赘，排除骨关节炎

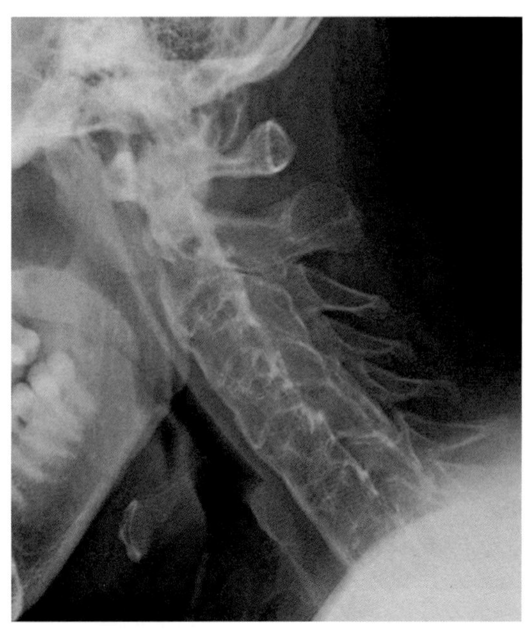

图 7.22　强直性脊柱炎伴脊柱前柱和后柱部分融合，为本病的典型表现

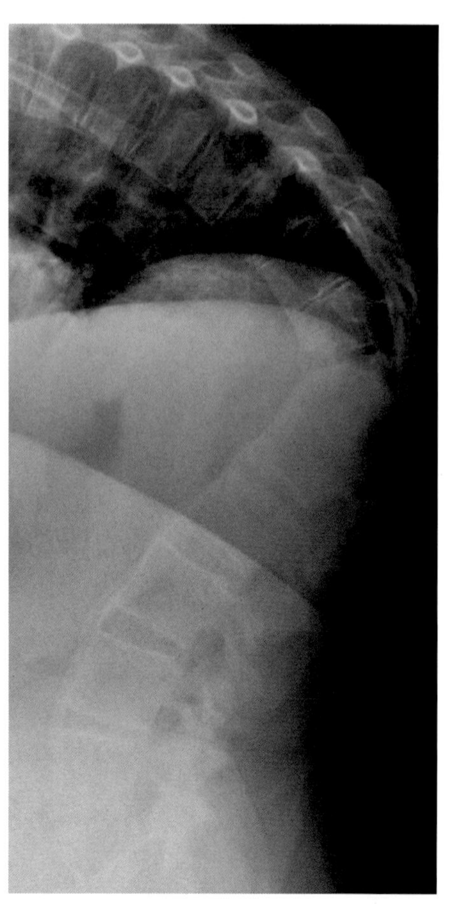

图 7.23　强直性脊柱炎沿脊柱前柱的部分强直。胸腰段严重的脊柱后凸畸形是陈旧性损伤所致

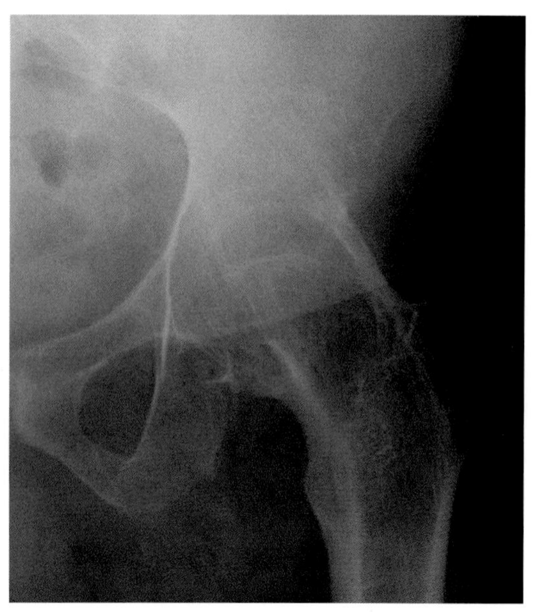

图 7.24　强直性脊柱炎引起的髋关节完全性强直

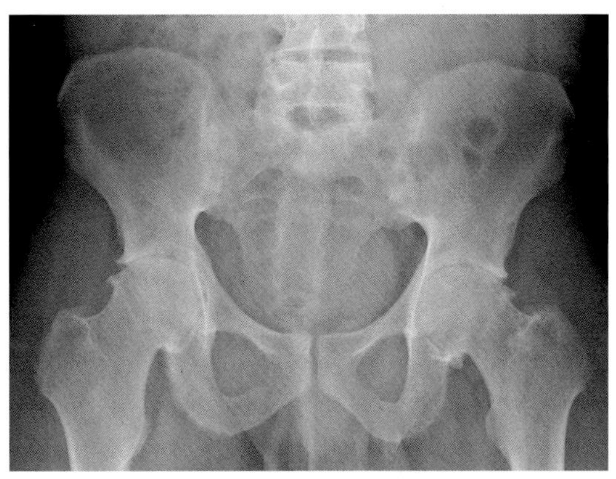

图 7.25 骶髂关节完全强直，容易漏诊。两侧髋关节炎也是炎症性关节病的表现。髋关节边缘的骨赘反映了继发性骨关节炎的表现

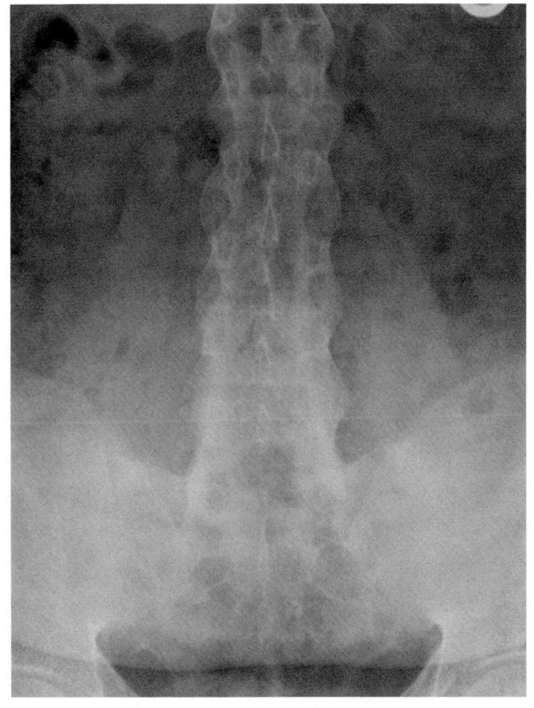

图 7.26 骶髂关节完全融合见于病史长的强直性脊柱炎患者。还可见脊柱强直，在前后位上容易漏诊

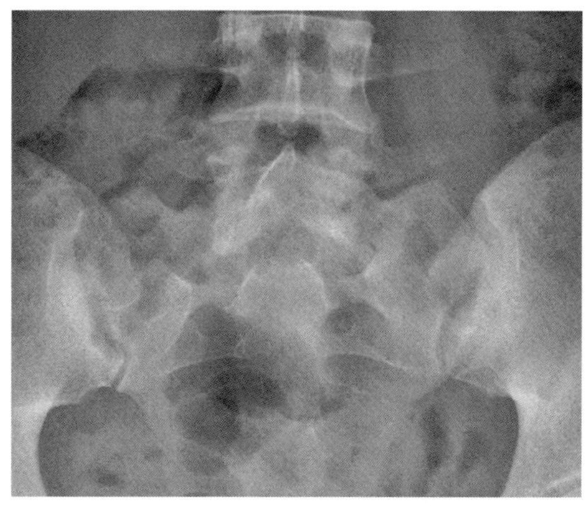

图 7.27 强直性脊柱炎引起的双侧对称性骶髂关节炎。骶髂关节间隙增宽、不规则和硬化。进一步发展会引起骶髂关节完全骨性强直

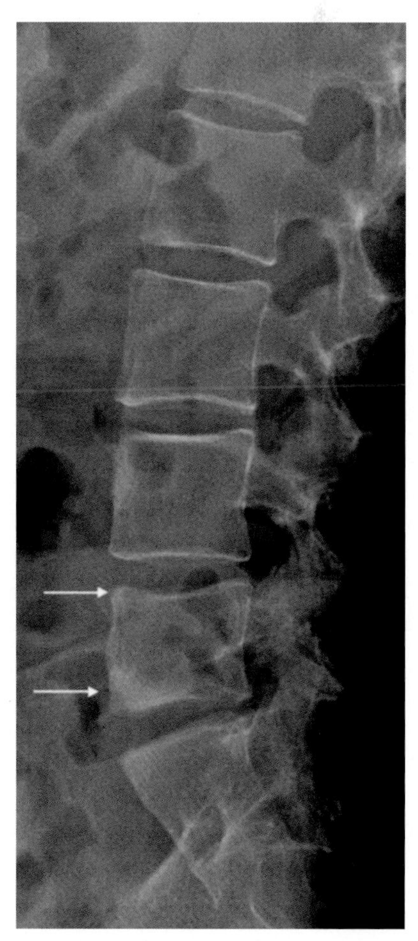

图 7.28 强直性脊柱炎早期征象，椎体终板前部硬化的（箭）。L3、L4 和 L5 椎体前缘变平，这是轻微征象

银屑病关节炎和反应性关节炎

概要

两种类型的关节炎，银屑病关节炎和反应性关节炎，在影像上往往难以区分。临床上，症状可能有所不同，从而进行鉴别。反应性关节炎通常与先前的感染有关，随后出现非感染性炎症性关节炎。

银屑病关节炎比反应性关节炎更易累及手部，反应性关节炎在足部更常见。通常，手和足的小关节受累，指间 / 趾间关节容易受累。

银屑病 / 反应性关节炎的诊断要点

1. 疾病常不对称，可能是双侧或单侧的，往往缺乏类风湿性关节炎的双侧对称性。
2. 手部近、远侧指间关节容易受累，而腕关节和掌指关节可以不累及。这与类风湿性关节炎相反，类风湿性关节炎容易累及近端关节（腕关节和掌指关节）而不累及指间关节。
3. 边缘性侵蚀有助于与中央侵蚀的侵蚀性骨关节炎鉴别。银屑病关节炎可有中央侵蚀，但常伴随边缘性侵蚀，不应该只有单独的中央性侵蚀。
4. 新生骨增生 / 骨膜炎是银屑病关节炎的另一种表现，不出现在类风湿性关节炎。
5. 疾病晚期伴有关节畸形、半脱位和融合。
6. 骶髂关节炎常双侧受累，但不对称或单侧。

观察目标征象

图 7.29：晚期银屑病关节炎。需要注意关节炎的分布，指间关节受累最为严重。虽然疾病存在一定的对称性，但右侧第 2、3 掌指关节不对称受累。

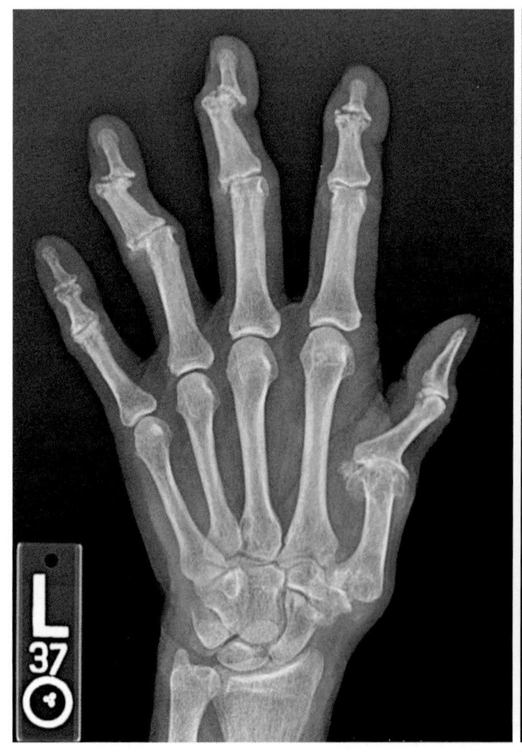

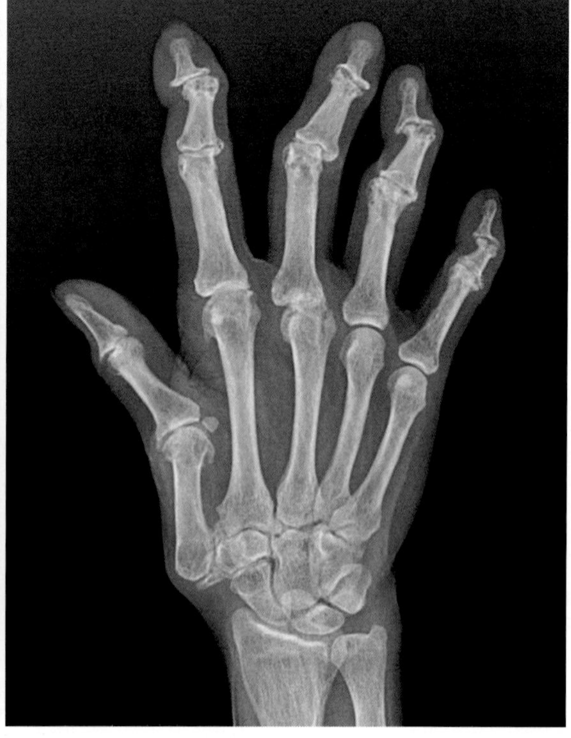

图 7.29 银屑病关节炎，关节严重变形

指间关节表现出炎症性关节病的典型征象，关节间隙狭窄和侵蚀伴有多发半脱位。

第 1 腕掌关节有严重的退行性改变，这与炎症性疾病无关。

图 7.30a：另一例严重银屑病关节炎，近侧腕关节也受到严重影响，这在银屑病关节炎不常见。侵蚀和关节间隙狭窄累及指间关节和腕关节。通常是双侧受累，略不对称。图 7.30b 是右手指的放大图像，显示远节指间关节有强直。

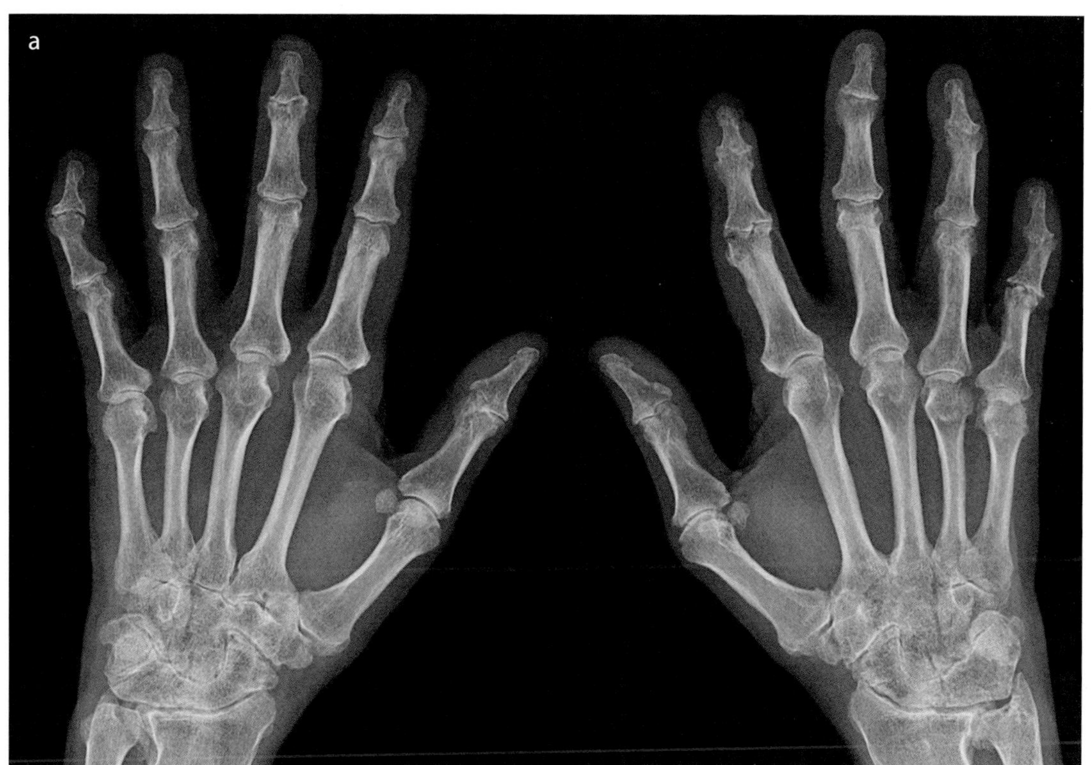

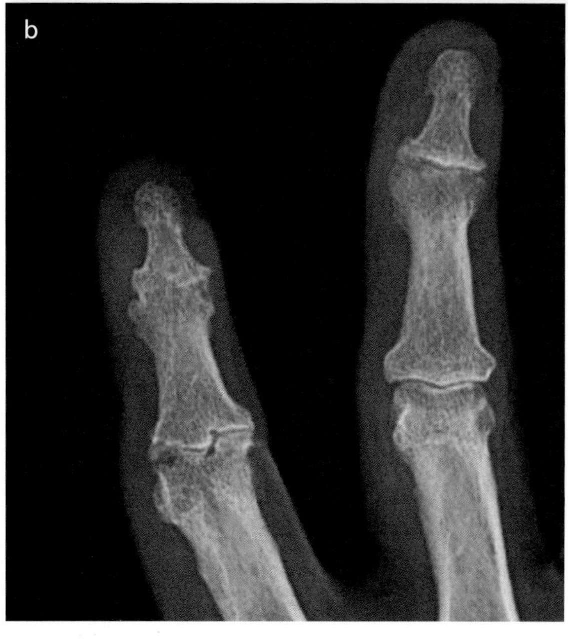

图 7.30 （a）严重的侵蚀性银屑病关节炎，双侧性，但不对称。（b）右手第 2、3 指的放大图像。第 2 指远侧指间关节完全融合，第 3 指远侧指间关节明显的关节间隙狭窄和轻微的边缘侵蚀，第 2、3 指近侧指间关节也有相似表现

图 7.31 和图 7.32：银屑病关节炎的一个特征是指间关节间隙狭窄和边缘侵蚀，常伴增生性新骨形成。

图 7.33：足部也会受累。反应性关节病在足部更常见，银屑病和反应性关节炎都可能与类风湿性关节炎相似。本例跖趾关节受累，表现为骨质侵蚀、关节间隙狭窄和半脱位——所有表现与类风湿性关节炎相似。本例跖趾关节的大量新骨形成有助于与类风湿关节炎的鉴别。

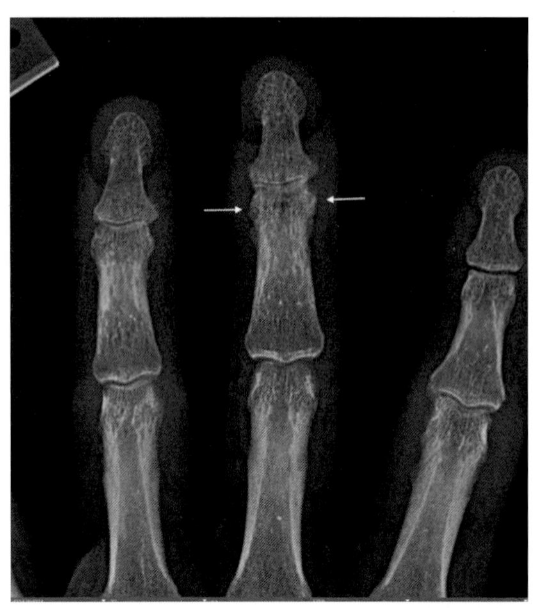

图 7.32　第 2、3 指远侧指间关节关节间隙明显变窄，有轻微边缘性侵蚀。第 3 指远侧指间关节有增生的新骨形成（箭）

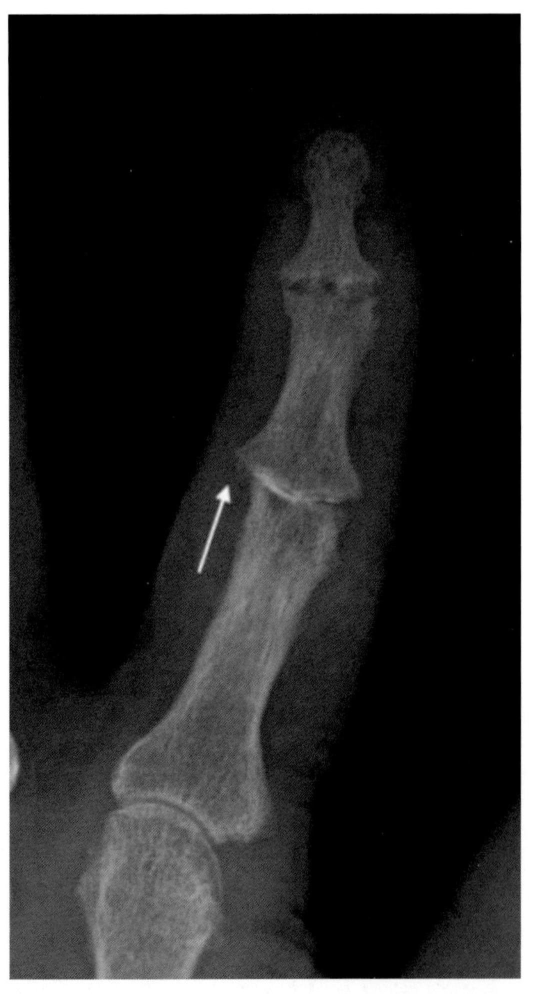

图 7.31　手指近、远侧指间关节间隙明显变窄，没有伴随骨赘。骨质侵蚀在远侧指间关节更明显，同时有边缘、中央侵蚀，近侧指间关节有小的边缘侵蚀。增生性新骨形成（箭）是银屑病关节炎的特征

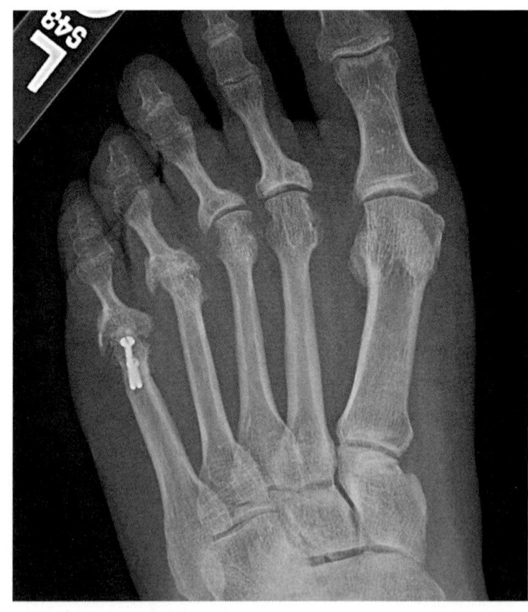

图 7.33　银屑病关节炎累及跖趾关节（第 2 跖趾关节未受累）。注意第 3、4、5 趾近节趾骨基底部新生骨的形成是类风湿性关节炎相鉴别的重要征象

图 7.34：跟骨后缘侵蚀在反应性关节炎中比在银屑病关节炎中更常见，类风湿性关节炎少见（见前面类风湿关节炎的例子）。

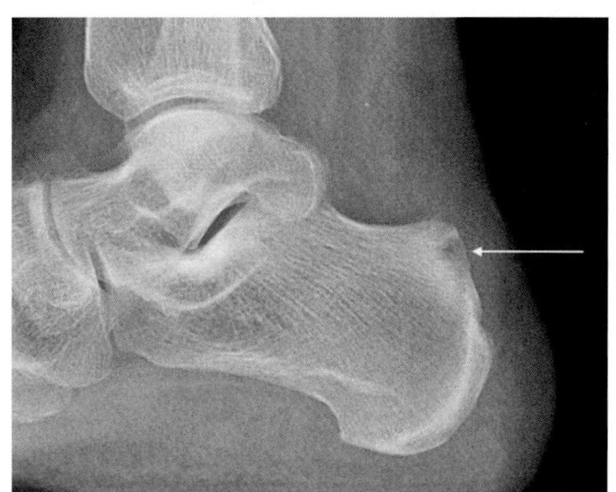

图 7.34 银屑病关节炎的跟骨后缘侵蚀

肠病性关节炎

概要

这是与炎症性肠病（克罗恩病和溃疡性结肠炎）相关的炎症性关节炎。

肠病性关节炎与其他炎症性关节病相比，没有明确特征性影像学征象。肠病性关节炎可累及脊柱，类似强直性脊柱炎。

可以累及骶髂关节，往往是双侧对称的。

手和足远端的小关节可能会受到影响，较少累及膝、髋和肩等较大关节。所有这些表现都是非特异性的，通常需要进一步结合炎症性肠病病史才能诊断肠病性关节炎。

化脓性关节炎

单关节性关节炎，需要考虑到化脓性关节炎，这点很重要。虽然化脓性关节炎可以累及多个关节，但较罕见。化脓性关节炎的表现类似于炎症性关节炎的破坏性和侵蚀性改变，关节间隙变窄伴骨侵蚀。X 线平片常显示关节积液。邻近软组织肿胀也提示关节感染（图 7.35a~b、图 7.36 和图 7.37）。

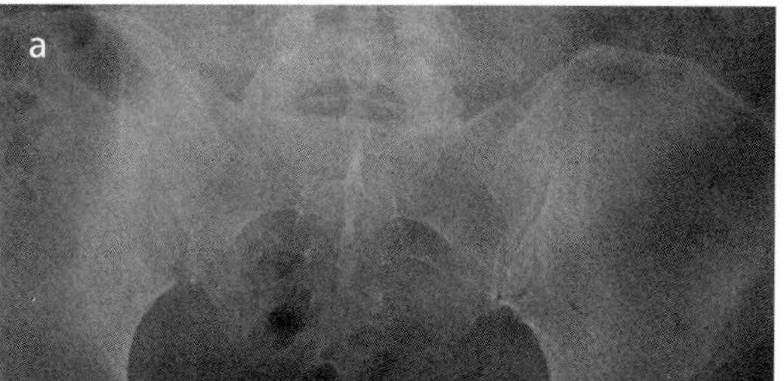

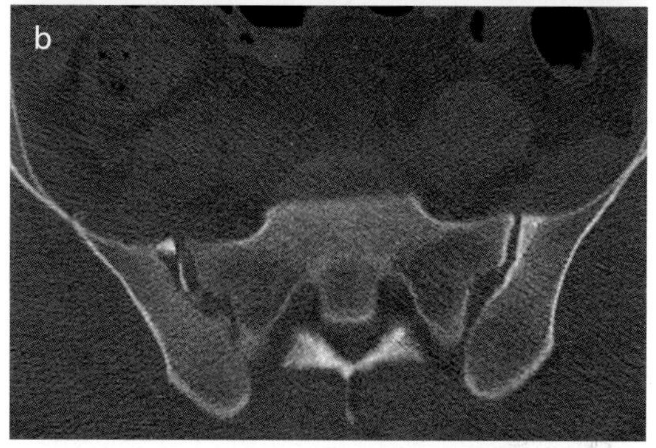

图 7.35 （a）双侧对称性是放射科医师的朋友，有助于诊断。右侧骶髂关节与左侧正常骶髂关节不对称。间隙增宽、关节面侵蚀和不规则。记住：单关节炎症，需要考虑感染。尽管炎症性关节病引起的不对称性骶髂关节炎也有可能。（b）CT 显示更清楚。右骶髂关节关节面破坏、侵蚀和不规则。如果你有福尔摩斯般的观察力，你会发现沿着腰大肌后方的不对称炎症性条索影，这是支持感染性骶髂关节炎的又一个征象

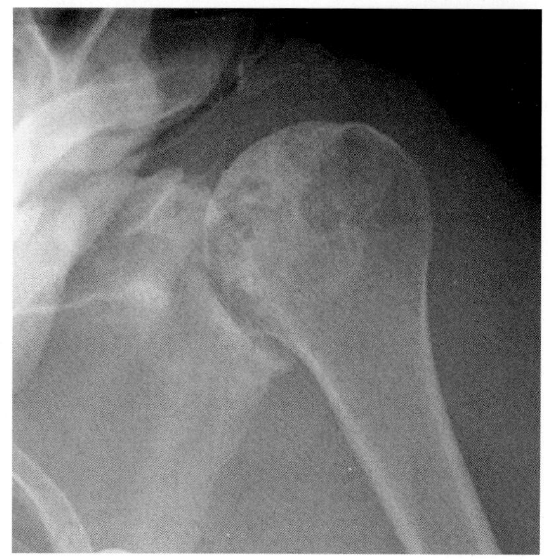

图 7.36 关节间隙明显狭窄，几乎完全消失。没有骨赘，所以不是骨关节炎。这是破坏性化脓性关节炎

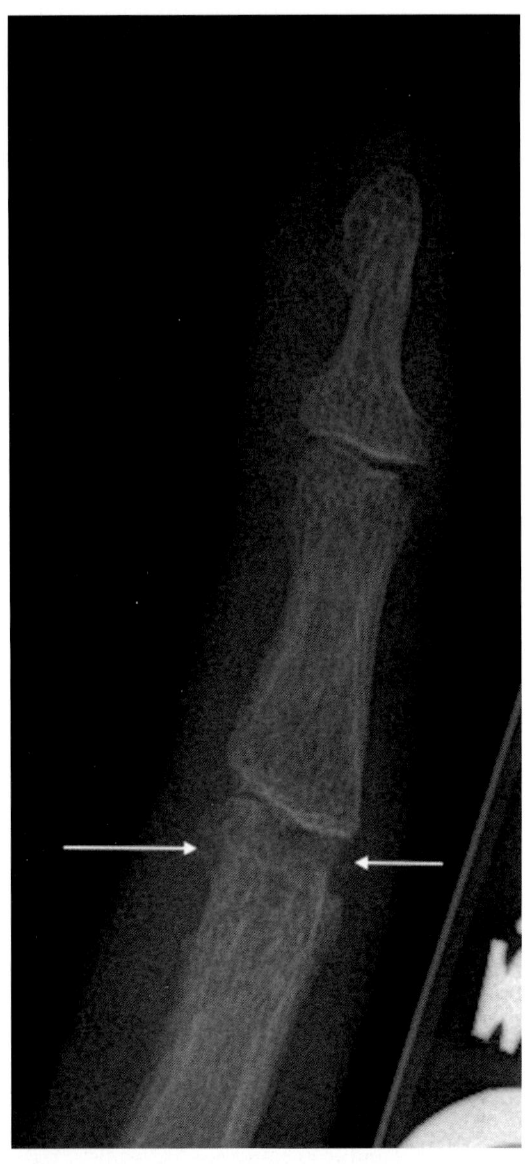

图 7.37 近侧指间关节表现相对轻微的化脓性关节炎。关节间隙明显狭窄和边缘小范围侵蚀（箭）

更多慢性感染，如真菌和分枝杆菌感染，表现相似但病程缓慢。葡萄球菌或链球菌引起的化脓性细菌感染会迅速破坏关节。而慢性感染病程更长，也更难以诊断，因为关节炎可能持续数月，甚至数年而没有明显的或迅速的破坏。

Phemister 三联征是一组慢性感染的影像学表现，最初用于描述化脓性关节炎 / 结核性骨髓炎，也可用于描述真菌感染。

X 线平片三项表现如下：

1. 边缘性侵蚀。
2. 关节间隙逐渐变窄和消失。
3. 关节周围骨量减少（图 7.38）。

> **要点**
>
> 单个关节炎，始终要考虑到感染的可能。

这些发现反映了关节的逐渐破坏，与更常见的化脓性葡萄球菌或链球菌引起的更剧烈和迅速的感染破坏形成对比。

真菌或分枝杆菌感染可伴有广泛的滑膜炎和积液，但没有关节破坏（图 7.39a、b）。

关节穿刺有助于明确诊断和指导治疗。对于分枝杆菌或真菌感染，可能需要滑膜活检才能明确诊断。

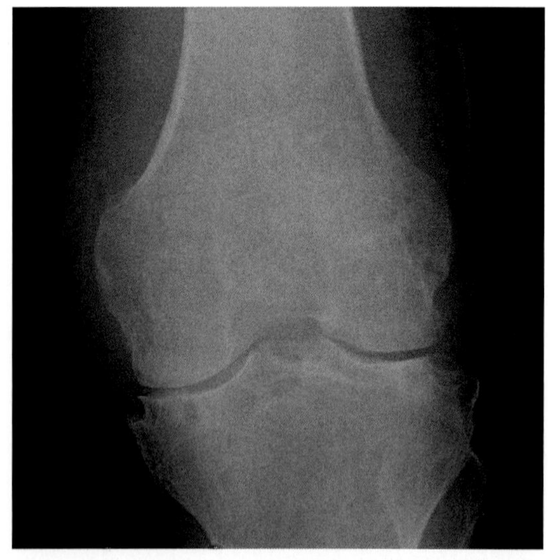

图 7.38 真菌性球孢子菌引起的长期慢性化脓性关节炎的患者，表现出边缘性侵蚀、关节间隙变窄和关节周围骨量减少，即 Phemister 三联征

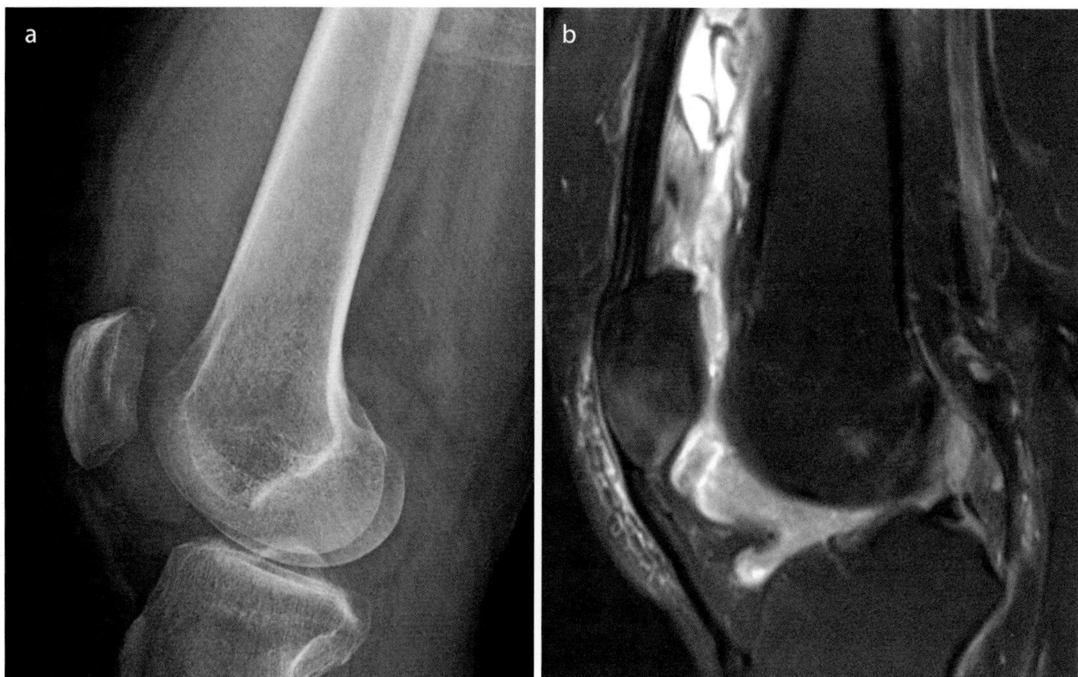

图7.39 （a）最明显的X线平片表现是髌上囊的肿胀和大量积液。（b）MRI显示广泛、弥漫增厚的滑膜炎。这是一例慢性球孢子菌病感染，患者是加利福尼亚州贝克斯菲尔德的居民，该地似乎是这种感染的发源地。尽管本例感染已经持续数年，但没有明显的软骨侵蚀或关节破坏

神经性关节病

也被称为夏科关节炎，以法国著名神经学家杰恩－玛丽·夏科（Jean-Marie Charcot）名字命名。当前糖尿病高发，相关的周围神经病变多见，夏科关节炎也较常见。尽管可以发生在任何关节，但最常见于足和踝部。最值得注意的是双侧肩关节破坏性神经性关节病变，与颈髓的中央脊髓病变或脊髓空洞有关。慢性梅毒感染也可引起这种关节炎，较为罕见，但历史悠久。

该病的X线平片特征是关节严重碎裂和破坏，足踝部可以累及多个关节。可能伴有肥大性新骨形成。

关节破坏非常明显、剧烈，虽然是一种神经性疾病，但通常不会有疼痛（图7.40和图7.41）。

临床中较常见的情境是在破坏性神经性关节病的背景下，鉴别有无化脓性关节炎/骨髓炎。这是非常困难的，我们所依赖的MRI都可以显示两种疾病的异常征象。可以在文献中找到更全面的讨论，在此只作简要提示以帮你鉴别。永远记住：两者可以同时存在。

MRI上诊断骨髓炎的主要征象是骨髓异常：脂肪饱和液体敏感序列上的水肿以及T_1WI序列上的低或中等骨髓信号。骨髓炎和神经性关节病中都有这些表现，神经性关节病的骨髓异常可以很明显。

要点是寻找邻近的溃疡或窦道。如果骨（或关节）病变与溃疡或窦道相邻，则很可能已被感染。

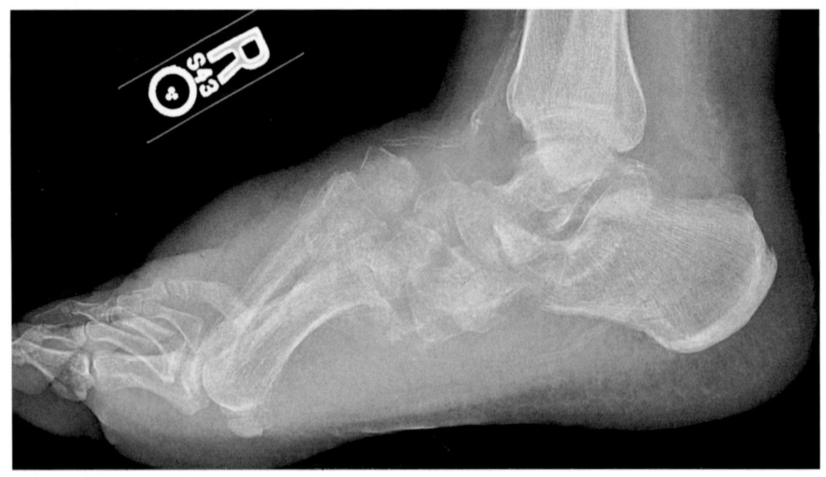

图 7.40 中足严重破坏性神经性关节病。很不幸，这是控制不佳的糖尿病及其相关的周围神经病变患者中的常见表现。其次可见血管钙化，是长期存在的糖尿病引起的

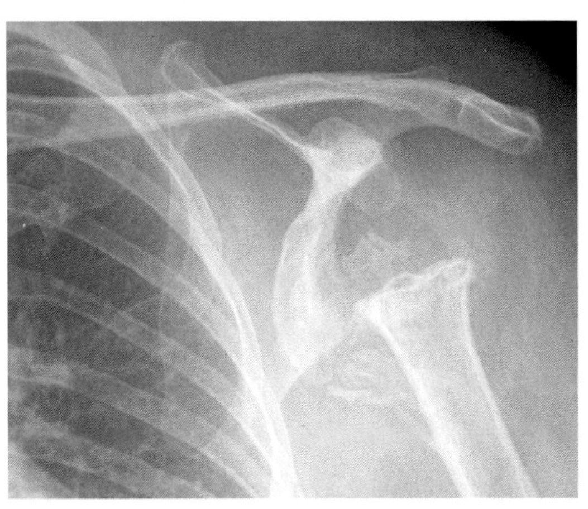

图 7.41 肩部的破坏性神经性关节病，对侧肩部也有病变，是由颈髓的中央空洞引起的。本例除了关节侵蚀和破坏外，还有肥厚的新骨形成

沉积性关节病

有三种主要的沉积性疾病，以关节为中心或关节周围，并可能导致关节炎。

- 痛风
- 焦磷酸钙沉积病（CPPD）
- 淀粉样变性

痛风

要点

- 常见的沉积性疾病，几乎可以发生在任何部位，包括你想象不到的部位。必须牢记痛风，因为它可能以不寻常或非典型的方式出现。如有疑问，请考虑痛风！
- 痛风可以引起侵蚀，这些侵蚀通常被描述为关节旁的，目的是将其与炎症性关节炎的边缘侵蚀区分开来，有时这并不容易。边缘侵蚀位于关节边缘、关节内部，关节旁侵蚀位于关节边缘、关节之外，更多地沿着关节的外侧。通常被描述为骨性侵蚀伴上方关节面悬挂。
- 另一个有助于鉴别痛风与炎症性关节炎及化脓性关节炎的征象是关节间隙通常是正常的，当然，病程长的晚期痛风病例会出现关节间隙破坏。
- 痛风石的 X 线平片表现为致密的软组织肿块。
- 常见好发部位是第 1 跖趾关节和第 1 掌指关节，亦可累及膝关节以及肘关节鹰嘴旁滑囊。但就像我们说的，痛风可以发生在任何部位（图 7.42，图 7.43，图 7.44，图 7.45 和图 7.46）。

> **要点**
> 当有疑问的时候要想到痛风！

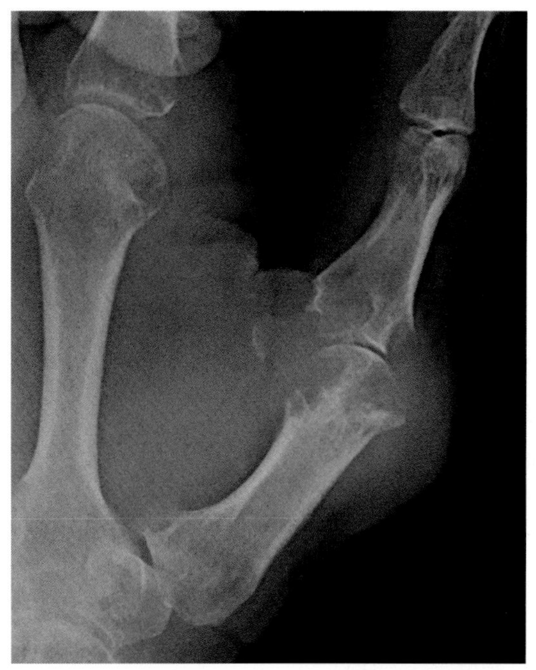

图 7.42 典型痛风影像。三个关键影像表现：①第 1 掌指关节旁骨侵蚀，比边缘性骨侵蚀更向外，在关节面下穿凿样骨质破坏，但不累及表面覆盖的关节软骨；②关节间隙正常（与感染性关节炎或炎症性关节炎鉴别的正要征象）；③关节周围软组织密度影 – 痛风石

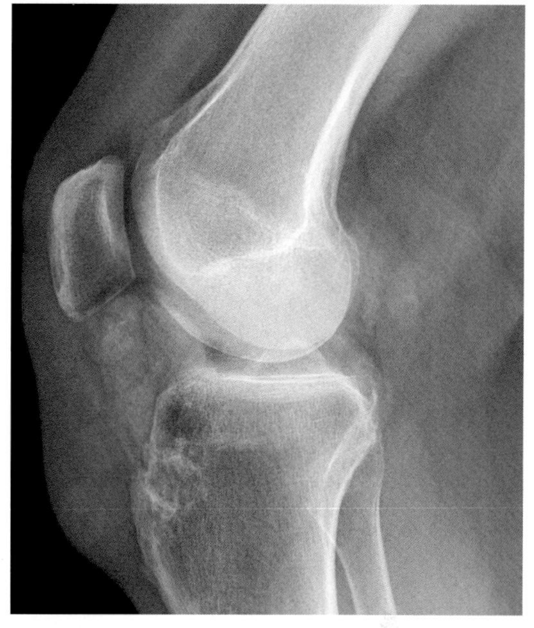

图 7.44 膝关节痛风伴多发大而致密的痛风石。胫骨结节附近的低密度骨侵蚀较难发现。关节间隙正常

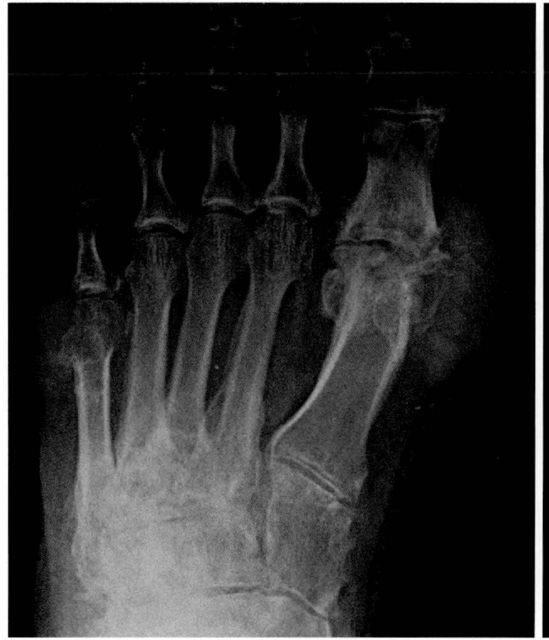

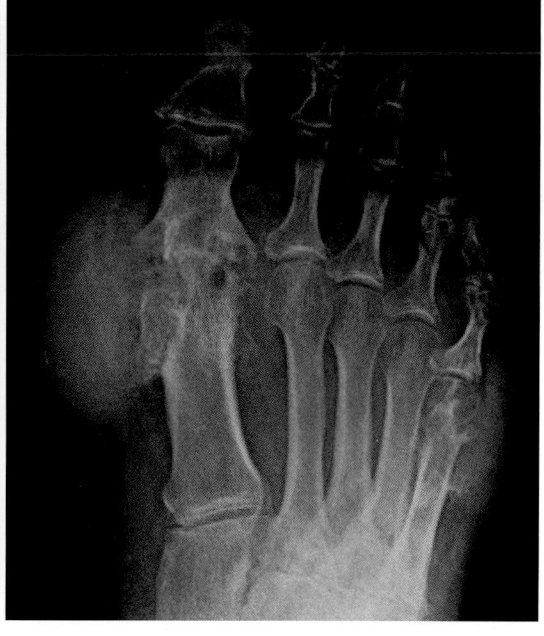

图 7.43 晚期双足痛风伴多发致密的痛风石，以第 1 跖趾关节最显著。骨侵蚀累及双侧第 1 跖趾关节、第 5 跖骨远端及整个中足部。第 1 跖趾关节是最常受累部位之一

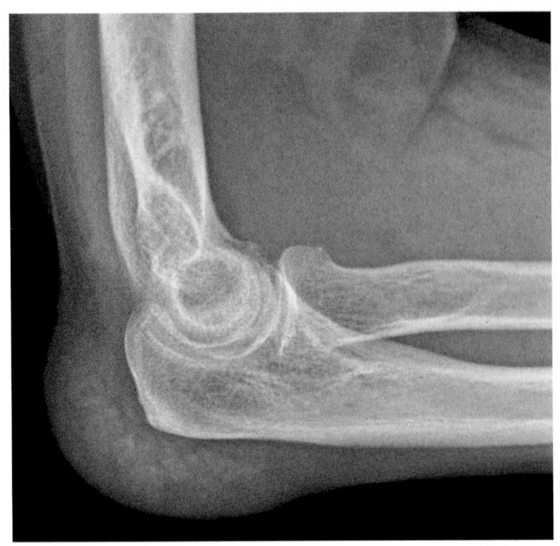

图7.45 尺骨鹰嘴滑囊痛风，痛风的经典累及部位，痛风石呈云絮状高密度影；没有关节周围骨侵蚀，关节间隙正常

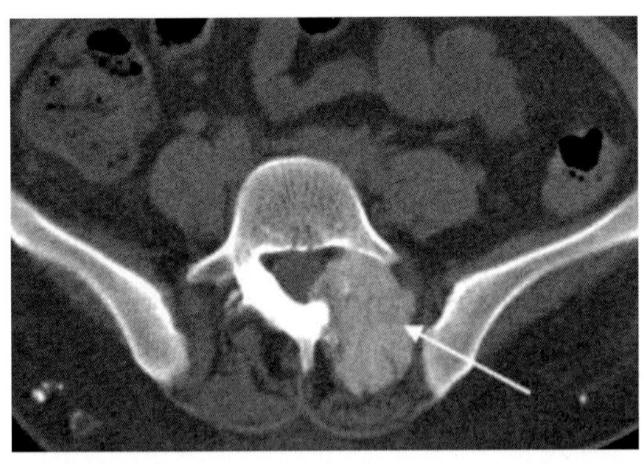

图 7.46 痛风可以发生在任何部位。本例发病部位不典型，痛风石造成 L5 后部附件骨侵蚀，表现很奇怪，你不会马上联想到痛风。假设把这种软组织密度放到第 1 跖趾关节，就有助于想到痛风

焦磷酸钙沉积病（CPPD）

要点

- 是一种常见病变，可以引起有症状的关节炎，但也可能无症状。
- 可能伴或不伴有退行性骨关节病。在膝关节，它与髌骨软骨损伤关系密切，通常与其他退行性骨关节病改变不成比例。
- X 线平片表现为软骨钙化，通常是沉积在关节软骨中致密晶体。也可沉积于韧带、肌腱、纤维软骨，常见于三角纤维软骨复合体（TFCC）、半月板、滑囊和滑膜间隙，亦常沉积于椎间盘。
- 虽然少见，可有侵蚀。
- 通常伴有代谢或内分泌异常（图 7.47 和图 7.48）。

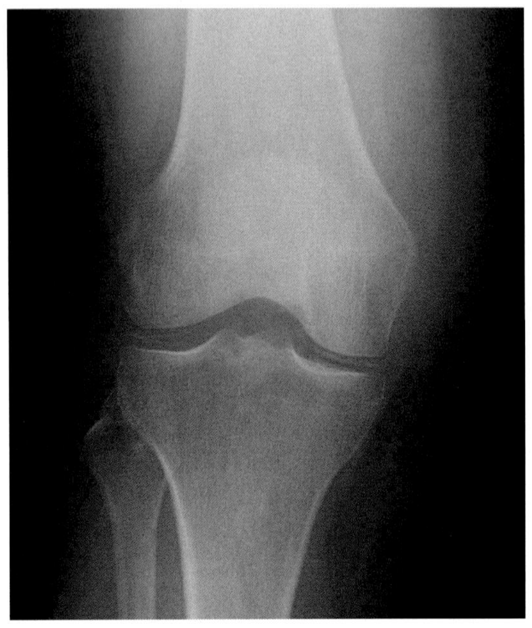

图 7.47 伴有半月板线性钙化（软骨钙化症）的 CPPD。本例没有明显关节间隙狭窄或其他关节炎表现

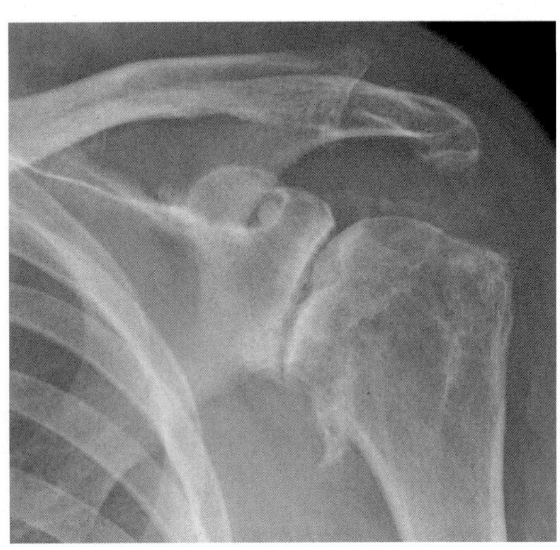

图 7.48 肩关节严重关节炎，伴有退行性表现以及 CPPD 引起的周围软骨钙质沉积

淀粉样沉积性关节病

要点

- 最罕见的沉积性疾病，由淀粉样蛋白在关节内和关节周围增多、沉积所致，通常与肾功能衰竭的长期透析有关。
- X线平片表现为关节边缘囊肿/骨侵蚀，常伴有滑囊炎和滑膜炎。
- 肩关节、髋关节、膝关节及腕关节最常累及，往往累及双侧。
- 关节间隙往往正常（图 7.49）。

血友病性关节炎

很大一部分血友病患者最终会出现严重的血友病性关节炎。由于慢性关节内出血导致关节内铁质沉积，从而引起破坏性炎症性级联反应，与类风湿性关节炎类似。

X 线平片表现与类风湿性关节炎或幼年炎症性关节病相似，伴有骨侵蚀和关节间隙破坏，通常在生命早期就可出现。

通常，膝关节、肘关节和踝关节等大关节易受累，而手足小关节不易累及；这有助于与类风湿性关节炎或幼年性关节病的鉴别；另外一个有用的诊断线索是由于该病的 X-连锁基因遗传病，发病者几乎完全是男性（图 7.50）。

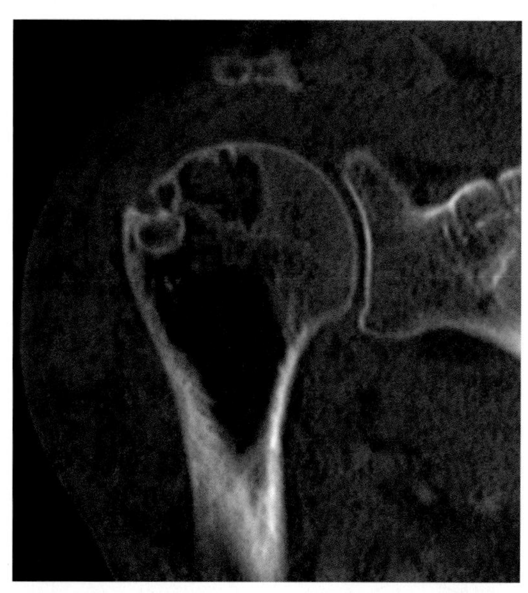

图 7.49 典型的淀粉样关节病，肱骨头有明显的囊肿和骨侵蚀，关节间隙正常。患者有广泛的肩峰下 / 三角肌下滑囊炎，在骨窗上不能很好显示

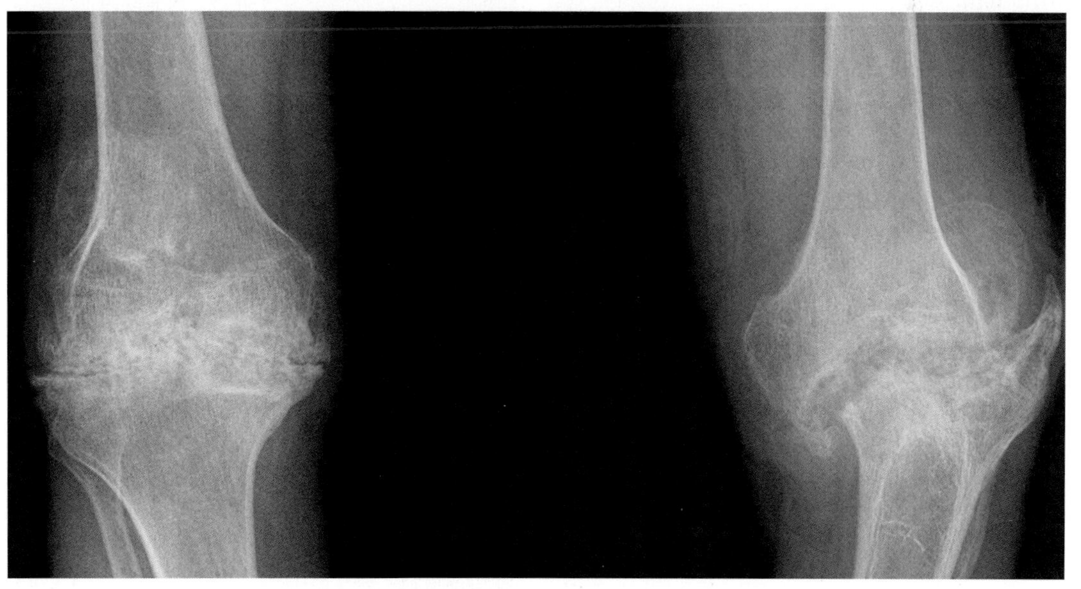

图 7.50 血友病引起的严重侵蚀性、破坏性关节炎，X 线平片表现与类风湿性关节炎非常相似；患者的流行病学统计特征和血友病病史有助于作出诊断

> **要点**
>
> 年轻男性出现严重炎症性大关节病变，提示你应该考虑到血友病性关节炎。

良性增生性病变

关节内的增生性或肿瘤性疾病少见。可能遇到的几乎所有都是良性的。关于关节内恶性肿瘤，只能说非常罕见，你可能永远不会遇到。关节内转移是可能的，但同样非常罕见。

以下四种是不太罕见的良性增生性/肿瘤性疾病，值得了解。

这四种良性增生性病变都是单关节发病（多为病例报告），如果多个关节同时受累，那么这类诊断几乎可以排除。

滑膜软骨瘤病/滑膜骨软骨瘤病

是一种良性的、关节内增生性病变，滑膜上形成多个大小类似的软骨小体。

这些软骨小体可能钙化（骨软骨瘤病）或者保持软骨不变（软骨瘤病）。如果钙化，则通常在X线平片上很容易识别。

随着时间的推移，这些软骨小体会引起关节炎和关节周围骨骼的侵蚀/重塑。如果这些软骨小体没有钙化，这些晚期表现可能是X线平片的唯一诊断线索。MRI表现常较清楚，表现为多发的骨软骨小体。

膝关节最常受累，也可发生于髋关节、肘关节和肩关节。很少累及小关节（图7.51和图7.52）。

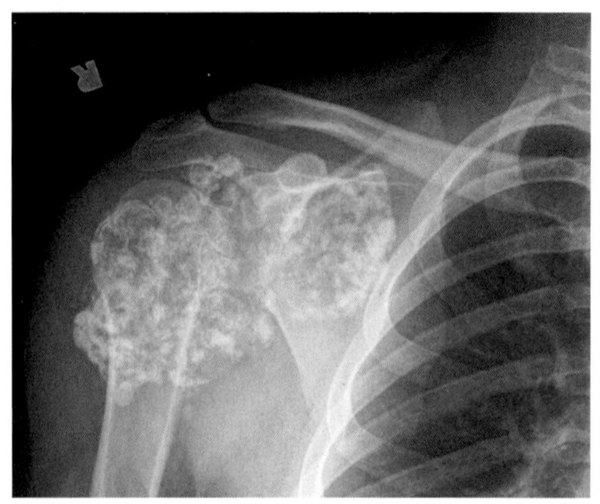

图7.51　关节内可见多发大小类似的钙化的软骨小体。X线平片即可明确诊断滑膜骨软骨瘤病

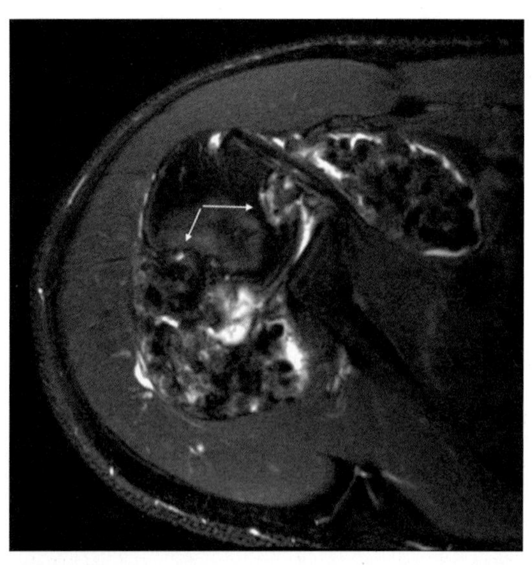

图7.52　同一患者MRI显示多发低信号骨软骨体使关节腔隙扩张，并造成肱骨头的前后缘骨侵蚀（箭）。这些骨侵蚀在X线平片上很难显示

腱鞘巨细胞瘤

是一种良性滑膜增生性病变，根据生长方式分为弥漫型和局限型两种。

以前，这种疾病被称为色素沉着性绒毛结节性滑膜炎。

病变可能出血，并导致含铁血黄素在关节内沉积。与滑膜骨软骨瘤病一样，可能存在相邻骨骼的骨侵蚀，随着时间的推移，可能发展为关节炎。

X线平片上可能仅显示关节肿胀或积液，当然，如果存在骨侵蚀，也是可以显示的。MRI检查可以更好地诊断腱鞘巨细胞瘤及显示病变的特征。MRI信号特征呈多样性，诊断的常用依据是其形态学特点：境界不清的肿块样病变。弥漫型腱鞘巨细胞瘤表现为弥漫分布及浸润性生长的病变；局限型腱鞘巨细胞瘤表现为局灶性、结节性病变。

如果切除病变，则复发率很高（图 7.53、图 7.54）。

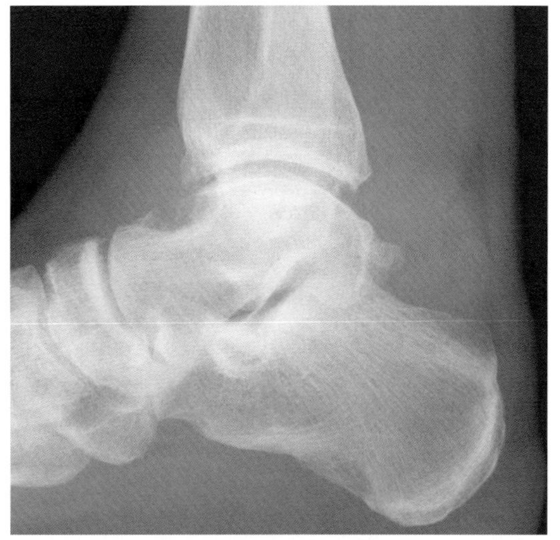

图 7.53 踝关节腱鞘巨细胞瘤。X 线平片可见胫距关节前后方肿胀；距骨颈背侧有轻微骨侵蚀

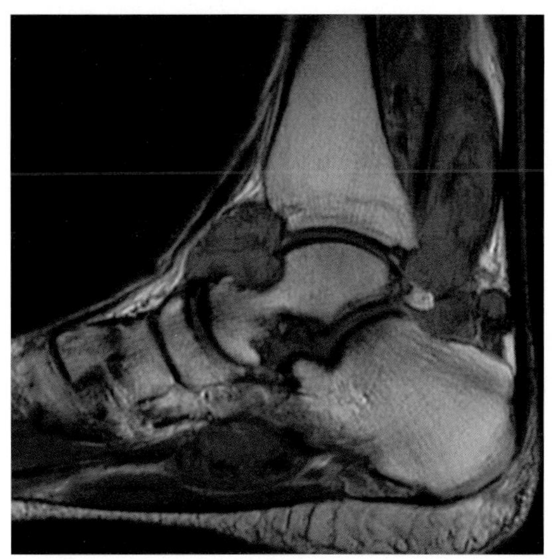

图 7.54 MRI 显示滑膜增生，本例为弥漫性腱鞘巨细胞瘤，肿块沿着距骨背侧生长引起骨侵蚀

树枝状脂肪瘤

是另一种罕见的增生性病变，滑膜内有脂肪沉积和生长。

X 线平片可能仅显示关节的肿胀和积液。它可能与退行性关节炎或炎症性关节炎共同存在或相关。

该病在 MRI 成像上通常能得到明确诊断，原因有两个：

1. 它具有典型的形态，通常表现为分支的棕榈叶状。
2. 由于它的成分是脂肪，MRI 信号在所有序列上均与脂肪信号一致；增强扫描不强化。

膝关节、髋关节和肩关节是最常见部位，与其他增生性病变一样，小关节很少受累（图 7.55）。

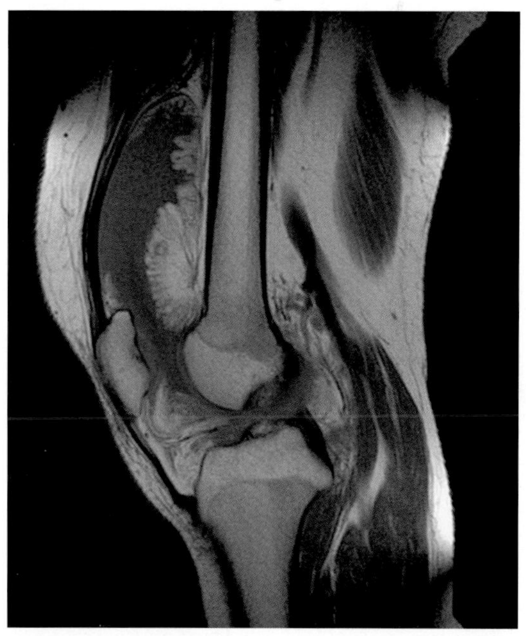

图 7.55 关节腔内大量积液，髌上囊棕榈叶状增生性病变，呈脂肪信号，是典型的良性增生性病变病例

血管畸形

血管瘤和动静脉畸形可累及关节。可以仅局限在关节内，也可以向关节周围延伸，累及关节内外。X 线平片上可能仅见明显的软组织肿胀和钙化的静脉石。其 MRI 表现各不相同，但是与其他部位的血管畸形相似，

呈局灶性或浸润性的信号不均的软组织肿块。信号多样、不均，内可见脂肪信号。病变内可见明显的血管流空信号（图 7.56a、b）。

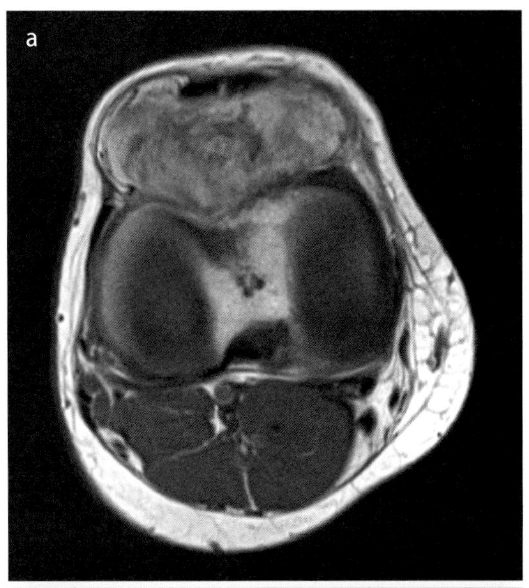

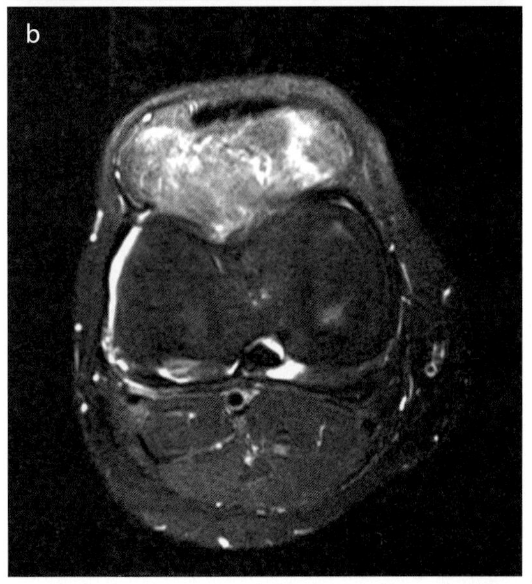

图 7.56 （a）位于髌下脂肪垫的关节内血管瘤。在 T_1WI 序列上，病变内高信号反映病变内的脂肪。（b）液体敏感脂肪抑制序列显示高信号影为血管瘤内的液体和血液

其他

这四种疾病通常不属于关节炎或以关节为中心的病变类别，但是它们与关节病有相似之处，有必要熟悉一下。

钙化性关节周围炎（钙化性肌腱炎）

在急性炎症期，钙化性关节周围炎可以类似化脓性关节炎或沉积性关节病的急性发作。

关节周围有羟基磷灰石钙和其他含钙成分的沉积。沉积物可能位于肌腱、滑囊或关节周围的其他结缔组织内。

这种表现常见，没有症状。急性期明显疼痛往往与钙的再吸收引发的炎性反应相关。

X 线平片显示关节周围无定形的致密钙化灶，通常可以明确诊断（图 7.57、图 7.58）。

> **要点**
> 钙化性关节周围炎在急性期可以类似化脓性关节炎或痛风发作。

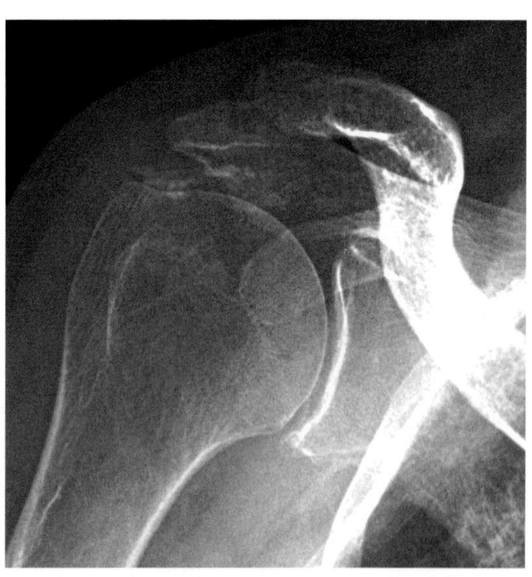

图 7.57 伴有冈上肌肌腱无定形钙质沉积的钙化性肌腱炎 / 关节周围炎，一种非常常见的肩关节病变

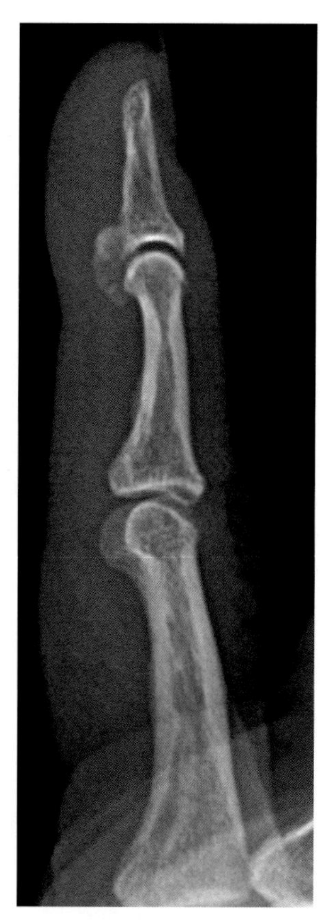

图 7.58 位于远侧指间关节掌侧的钙化性关节周围炎。其症状类似于感染，关节红肿、疼痛

系统性红斑狼疮（SLE）和 Rhupus 综合征

与系统性红斑狼疮相关的关节炎最常见的 X 线平片表现是关节变形，而最显著的表现是掌指关节明显半脱位。往往是呈双侧对称性的多关节受累，与类风湿性关节炎的半脱位相比，它是可以复位的。这种疾病有一个更老的学术名称叫 Jaccoud's 关节病。

尽管关节间隙可能因关节炎而变窄，但关节间隙通常相对正常。

骨侵蚀不是系统性红斑狼疮的典型表现，但在罕见的Rhupus综合征中可以看见骨侵蚀，Rhupus 综合征是兼有类风湿性关节炎（RA）和系统性红斑狼疮（SLE）的重叠综合征（图 7.59）。

硬皮病和混合性结缔组织病

肌肉骨骼硬皮病最突出的 X 线平片表现是软组织的钙化和指骨远端的骨侵蚀或骨吸收（肢端骨溶解）。

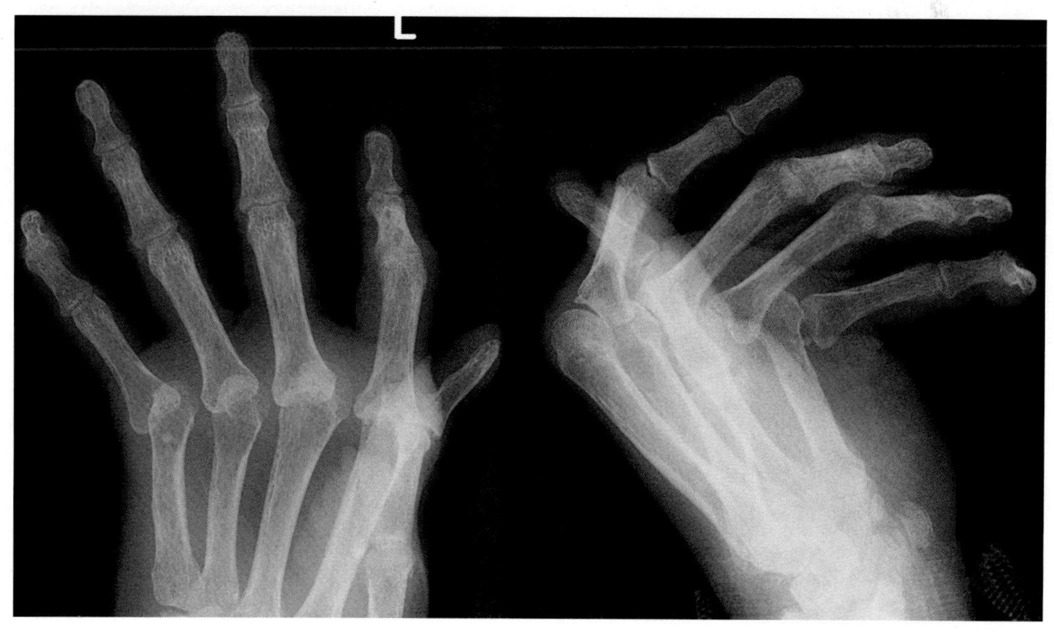

图 7.59 与 SLE 相关性关节炎的典型畸形，这些是可以复位的畸形；需要注意的是它的关节间隙存在，没有骨侵蚀

手足小关节可能会出现骨侵蚀和关节间隙狭窄，但并不常见。出现时与侵蚀性银屑病关节炎相似。

手指亦可能出现挛缩和畸形（图 7.60）。

皮肌炎是另一种混合性结缔组织炎症性疾病，不常伴有关节炎，与硬皮病有一些重叠特征。最明显的是与肌炎相关的软组织钙化。这些钙化往往呈长片状的软组织钙化影，沿着肌腹的长轴方向纵向分布，而硬皮的钙化中往往是较小的且局限分布的软组织钙化灶（图 7.61 和图 7.62）。

结节病

结节病是一种肉芽肿性疾病，可累及多器官多系统。结节病引起的骨关节改变较罕见，但也会发生。病变通常清晰可见并且很容易识别。所以虽然罕见，但值得了解。

结节病 X 线平片表现为手足骨的小的溶骨性病变（也可见于其他骨骼，但不如手足骨那么明显）。病变通常表现较复杂，表现为网状透亮区，可向关节延伸或破坏关节间隙，并引起指、趾骨远端的骨质缺失和骨质吸收（肢端骨溶解）。

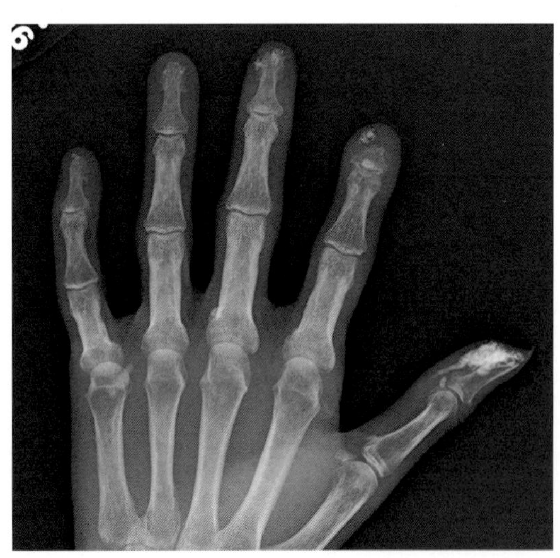

图 7.60 硬皮病典型病例。观察要点是远端的软组织钙化和第 2 指远节指骨的骨质缺失。无关节间隙消失、关节周围骨侵蚀或关节炎表现

这种影像表现是特征性的，其他任何病变都不会有这种影像表现（图 7.63）。

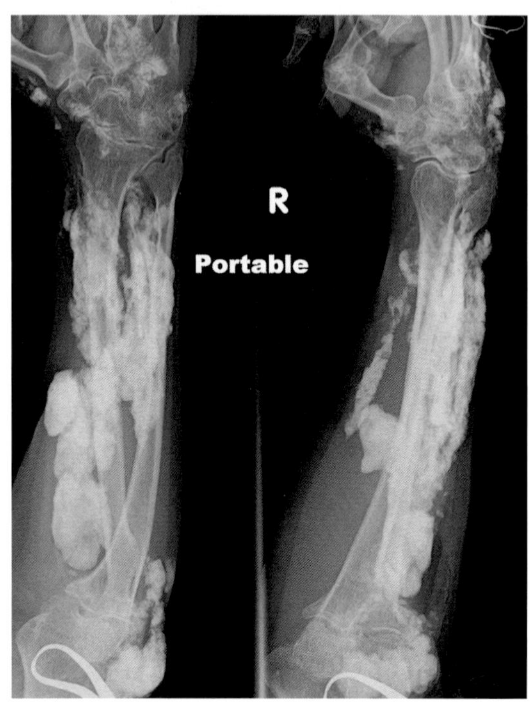

图 7.61 皮肌炎的广泛线状钙化。软组织钙化是肌炎引起的

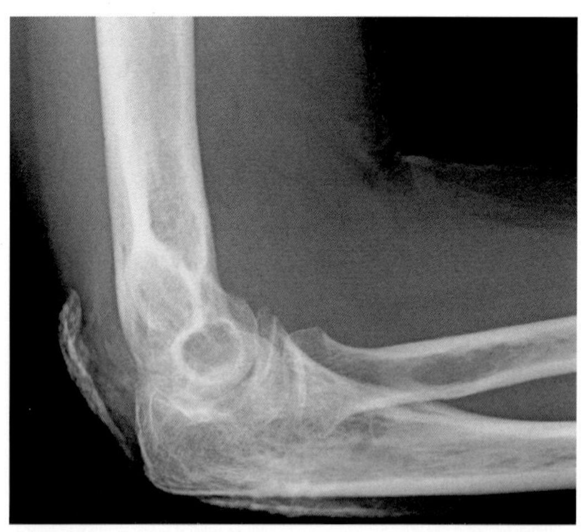

图 7.62 不太明显的线性钙化，亦没有明显的关节炎，属于比较常见的皮肌炎表现

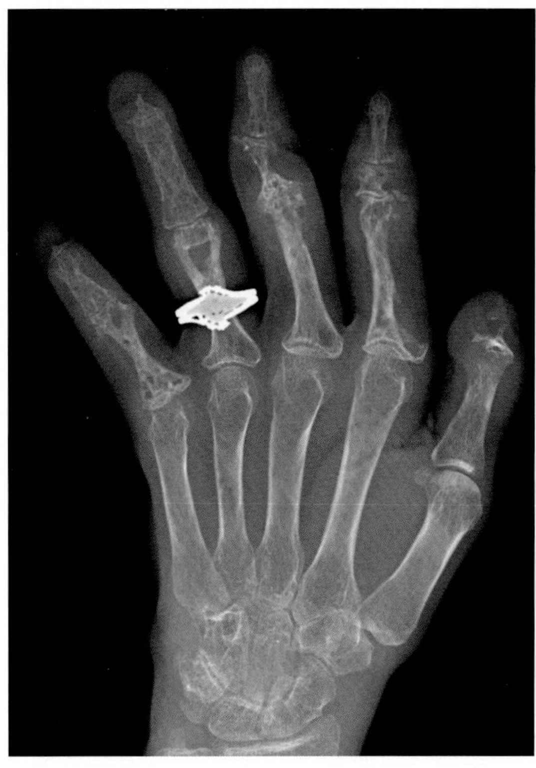
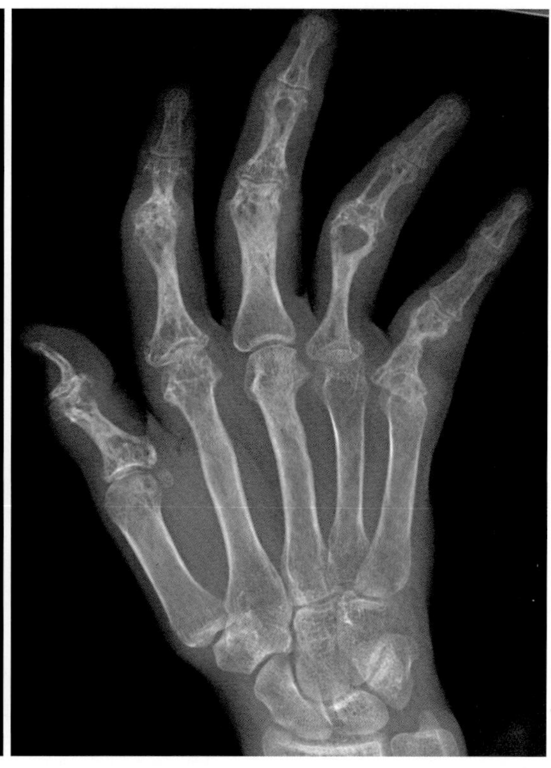

图7.63 结节病诊断明确，呈多发网状骨质破坏。该病例可见与疾病相关的关节间隙狭窄和畸形，以及第4、5 指远端骨溶解

知识要点必记

关节炎很常见，最常见的是退行性骨关节炎，但不要因此大意，把一切都当作退行性骨关节炎。

记得要寻找炎症性关节炎的征象，这时骨赘和其他退行性的表现不是主要征象。这些病例没有明显骨赘，而会出现关节间隙变窄和破坏，如果看到骨侵蚀，则说明有炎症性的成分。

记住，单个关节的关节炎，应该考虑化脓性关节炎的可能性。这一点至关重要，因为早期的诊断和治疗，对于减轻患者的痛苦和预防后遗症非常重要。

一旦将病变定位于关节，那么诊断范围就很有限。浏览我们在本章中阐述的病变列表，就能很快找到诊断结果。

关于痛风，需要特别强调一下。痛风很常见，可以悄悄地发生在全身任何部位。若你在关节内或关节周围看到奇怪的东西，那就想想痛风吧。当你对病变有疑问时，还是要想想痛风！

实战演习

你知道演习程序。

就是把这些案例当作是你日常工作中真实遇见的。描述影像表现，给出明确的诊断。如果不能明确诊断，就给出几个鉴别诊断。

三个层次，一个比一个难。

战斗！

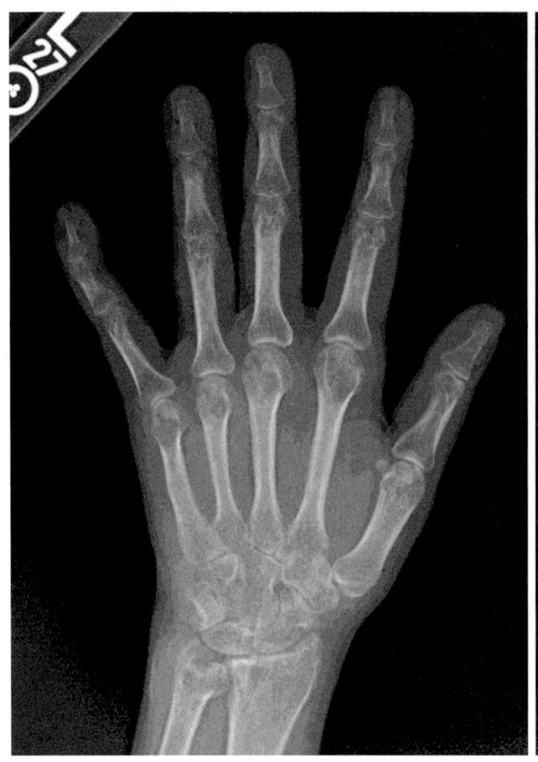

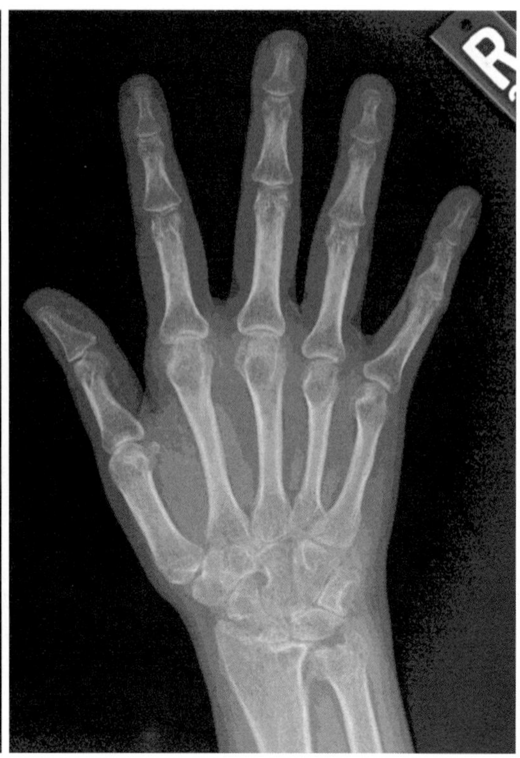

1

有哪些 X 线平片表现？

诊断结果是什么？

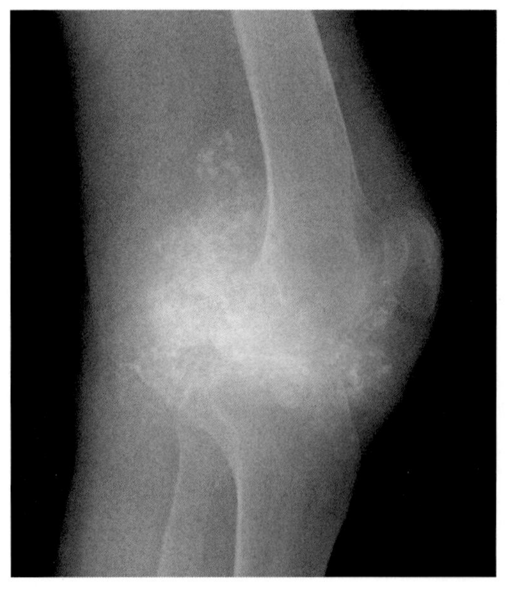

2

有哪些 X 线平片表现？

诊断结果是什么？

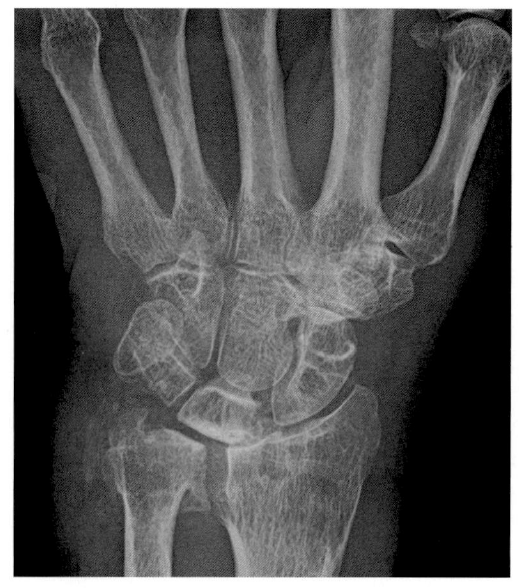

3

有哪些 X 线平片表现？

诊断结果是什么？

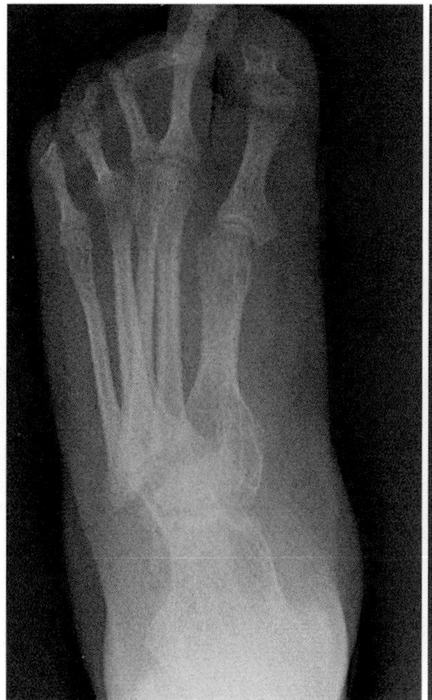

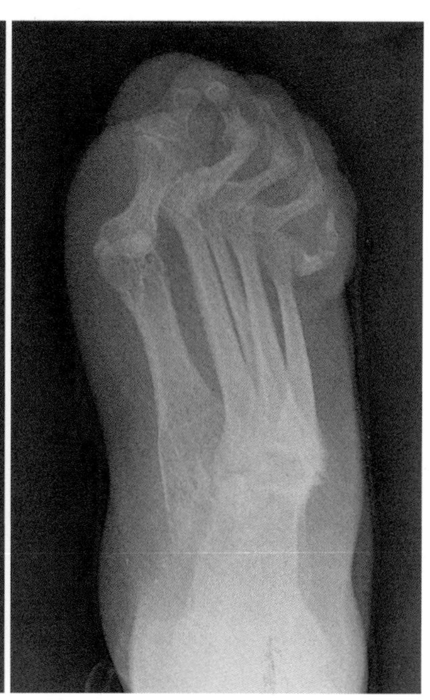

4
有哪些 X 线平片表现?
诊断结果是什么?

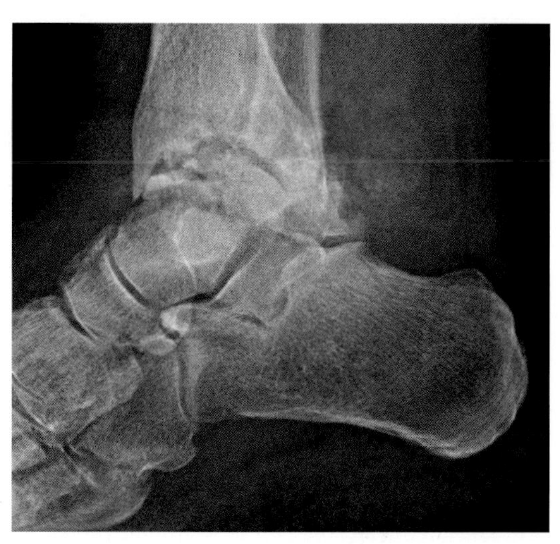

5
有哪些 X 线平片表现?
诊断结果是什么?

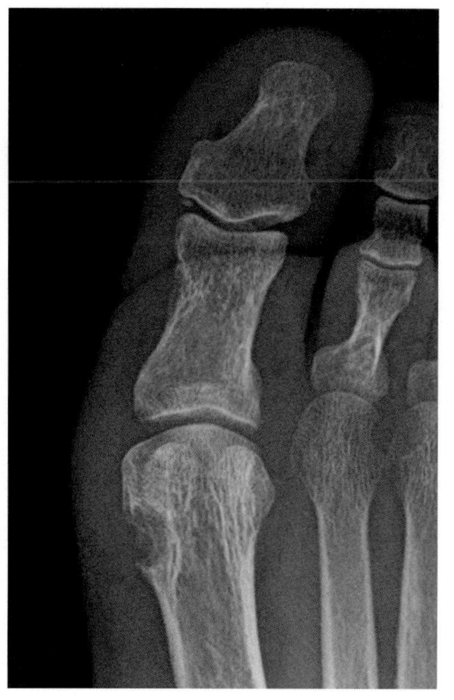

6
有哪些 X 线平片表现?
诊断结果是什么?

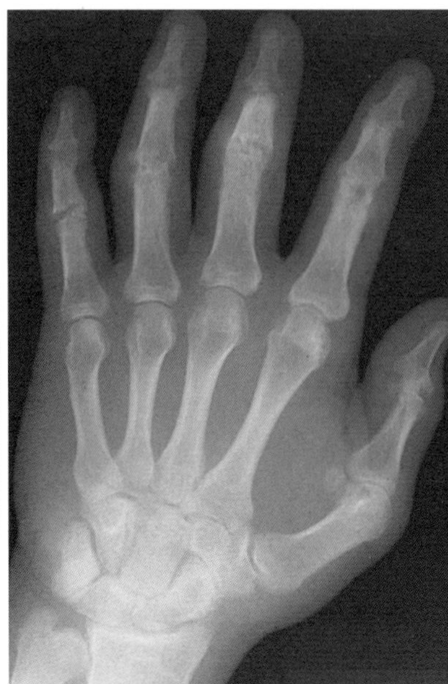
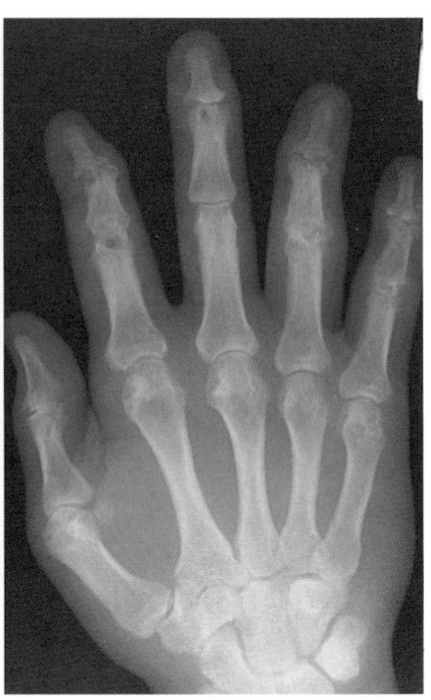

7
有哪些 X 线平片表现？
诊断结果是什么？

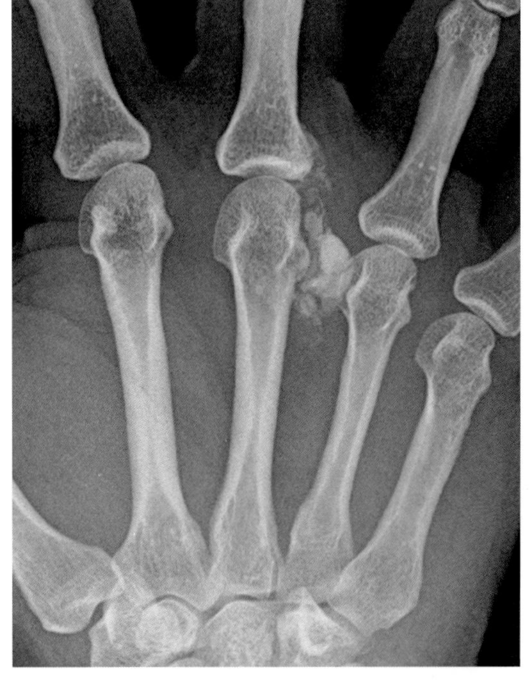

8
有哪些 X 线平片表现？
诊断结果是什么？

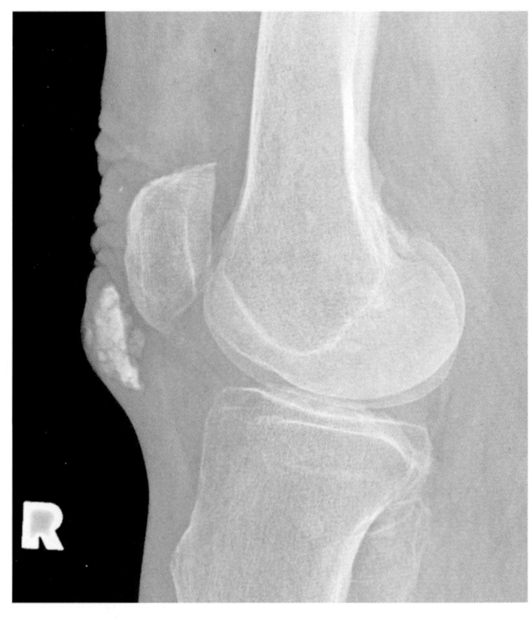

9
有哪些 X 线平片表现？
诊断结果是什么？

复盘评估

只有通过对自身缺点进行严格自我评估，我们才能有希望进步。

你错在哪里？成功在哪里？

错了吗？好，把握好这个学习机会。

1

有几个观察要点。首先，这是关节炎，因为我们看到了关节间隙变窄和骨侵蚀。病变中心在哪里呢？几乎所有的关节都有受累，但病变最严重的部位是腕关节，虽然指间关节有变窄伴小的骨侵蚀，但是关节炎的主要中心应该位于近端腕关节。

另一个重要表现是病变的双侧对称性。多关节受累的炎症性关节病，考虑到其对称性和近端关节受累，最合适的诊断是类风湿性关节炎。

2

本例诊断应该明确、一目了然。关节内可见多发小钙化灶，单个体位 X 线平片很难评估关节间隙，但看起来似乎是正常的。这是典型的滑膜骨软骨瘤病，多发小的骨软骨体在关节内增殖。如果小体没有钙化，则 X 线平片就无法诊断。本例的 X 线平片表现不可能诊断其他疾病。

3

这个病例有三个重要影像表现。

（1）远端尺桡关节周围和桡腕关节周围可见软组织钙化。

（2）伴有关节间隙狭窄的关节炎。

（3）邻近骨骼有溶骨性改变，可能是骨侵蚀。

软组织钙化是软骨钙质沉积症的典型表现。因此诊断为与焦磷酸钙沉积病（CPPD）相关的关节炎。

4

这是另一例严重的双侧对称性受累的关节炎。中足受累最严重，伴有关节间隙破坏以及邻近骨侵蚀。跖趾关节（MTP）有明显半脱位。更轻微的表现是骨骼纤细、发育不良，即骨骼发育异常，说明关节炎病程较长，在骨骼发育成熟之前就已经存在了。本例为幼年特发性关节炎，但考虑为类风湿性关节炎也是合理的。

5

踝关节碎裂，胫距关节破坏，这种破坏程度超出了感染性或炎症性关节炎所能达到的破坏程度；这是破坏性神经性关节病的典型表现，主要好发于足部和踝关节。

6

一个关键表现，第 1 跖骨远端内侧缘关节旁骨侵蚀。

一个重要观察点，第 1 跖趾关节正常。

一个需要仔细观察的征象，关节内侧软组织轻微隆起。

这三点告诉我们这是痛风。记住，痛风往往保留关节间隙。

7

多个关节间隙狭窄和骨侵蚀可以推断侵蚀性炎症性关节病的诊断。指间关节受累最为严重，腕关节及掌指关节受累较轻。病变为双侧性，但非对称。这是典型的银屑病关节炎。

8

第 3 掌指关节周围可见致密的分叶状软组织钙化，虽然发病部位不典型，但是如果把这个钙化想象到肩关节周围，就可以诊断为钙化性关节周围炎。

9

像上个病例一样为钙化性关节周围炎，髌前滑囊钙化不常见，但是形态和密度是典型的。

参考文献

1. Roemer FW, Demehri S, Omoumi P, Link TM, Kijowski R, Saarakkala S, Crema MD, Guermazi A. State of the art: imaging of osteoarthritis—Revisited 2020. Radiology. 2020;296(1):5–21.
2. Roemer FW, Crema MD, Trattnig S, Guermazi A. Advances in imaging of osteoarthritis and cartilage. Radiology. 2011;260(2):332–54. Elias DA, White LM. Imaging of patellofemoral disorders. Clin Radiol 2004 Jul 1;59(7):543-57.
3. Greenspan A Erosive osteoarthritis. Seminars in musculoskeletal radiology 2003 (7, 02, 155-160), Thieme Medical Publishers, New York.
4. Marshall M, Nicholls E, Kwok WY, Peat G, Kloppenburg M, van der Windt D, Myers H, Dziedzic K. Erosive osteoarthritis: a more severe form of radiographic hand osteoarthritis rather than a distinct entity? Ann Rheum Dis. 2015;74(1):136–41.
5. Kidd KL, Peter JB. Erosive osteoarthritis. Radiology. 1966;86(4):640–7.
6. Martel W, Stuck KJ, Dworin AM, Hylland RG. Erosive osteoarthritis and psoriatic arthritis: a radiologic comparison in the hand, wrist, and foot. Am J Roentgenol. 1980;134(1):125–35.
7. Majithia V, Geraci SA. Rheumatoid arthritis: diagnosis and management. Am J Med. 2007;120(11):936–9.
8. Kellgren JH, Lawrence JS. Radiological assessment of rheumatoid arthritis. Ann Rheum Dis. 1957;16(4):485.
9. Joaquim AF, Ghizoni E, Tedeschi H, Appenzeller S, Riew KD. Radiological evaluation of cervical spine involvement in rheumatoid arthritis. Neurosurg Focus. 2015;38(4):E4.
10. Llopis E, Kroon HM, Acosta J, Bloem JL. Conventional radiology in rheumatoid arthritis. Radiol Clin North Am. 2017;55(5):917–41.
11. Jacobson JA, Girish G, Jiang Y, Resnick D. Radiographic evaluation of arthritis: inflammatory conditions. Radiology. 2008;248(2):378–89.
12. Forrester DM, Brown JC. The radiology of joint disease. Philadelphia: Saunders.
13. Prakken B, Albani S, Martini A. Juvenile idiopathic arthritis. Lancet. 2011;377(9783):2138–49.
14. Engin G, Acunas B, Acunas G, Tunaci M. Imaging of extrapulmonary tuberculosis. Radiographics. 2000;20(2):471–88.
15. Chattopadhyay A, Sharma A, Gupta K, Jain S. The Phemister triad. Lancet. 2018;391(10135):e20.
16. Macnair R, Rajakulasingam R, Singh S, Khoo M, Upadhyay B, Hargunani R, Pressney I. Image-guided synovial biopsy with a focus on infection. Skelet Radiol. 2023;52(5):831–41.
17. Bariteau JT, Waryasz GR, McDonnell M, Fischer SA, Hayda CR, Born CT. Fungal osteomyelitis and septic arthritis. J Am Acad Orthop Surg. 2014;22(6):390–401.
18. Hatzis N, Kaar TK, Wirth MA, Toro F, Rockwood CA. Neuropathic arthropathy of the shoulder. JBJS. 1998;80(9):1314–9.
19. Alpert SW, Koval KJ, Zuckerman JD. Neuropathic arthropathy: review of current knowledge. J Am Acad Orthop Surg. 1996;4(2):100–8.
20. Martín Noguerol T, Luna Alcalá A, Beltrán LS, Gómez Cabrera M, Broncano Cabrero J, Vilanova JC. Advanced MR imaging techniques for differentiation of neuropathic arthropathy and osteomyelitis in the diabetic foot. Radiographics. 2017;37(4):1161–80.
21. Chan RL, Chan CH, Chan HF, Pan NY. The many facets of neuropathic arthropathy. BJR|Open. 2019;1(1):20180039.
22. Bloch C, Hermann G, Yu TF. A radiologic reevaluation of gout: a study of 2,000 patients. Am J Roentgenol. 1980;134(4):781–7.
23. Monu JU, Pope TL. Gout: a clinical and radiologic review. Radiol Clin North Am. 2004;42(1):169–84.
24. Resnick D, Niwayama G, Goergen TG, Utsinger PD, Shapiro RF, Haselwood DH, Wiesner KB. Clinical, radiographic and pathologic abnormalities in calcium pyrophosphate dihydrate deposition disease (CPPD): pseudogout. Radiology. 1977;122(1):1–5.
25. Steinbach LS. Calcium pyrophosphate dihydrate and calcium hydroxyapatite crystal deposition diseases: imaging perspectives. Radiol Clin North Am. 2004;42(1):185–205.
26. Sheldon PJ, Forrester DM. Imaging of amyloid arthropathy. In Seminars in musculoskeletal radiology 2003 (7, 03, 195-204). 2002 . Thieme Medical Publishers, New York, NY.
27. Freire V, Moser TP, Lepage-Saucier M. Radiological identification and analysis of soft tissue musculoskeletal calcifications. Insights

Imaging. 2018;9:477–92.
28. Luck JV Jr, Silva M, Rodriguez-Merchan CE, Ghalambor N, Zahiri CA, Finn RS. Hemophilic arthropathy. J Am Acad Orthop Surg. 2004;12(4):234–45.
29. Melchiorre D, Manetti M, Matucci-Cerinic M. Pathophysiology of hemophilic arthropathy. J Clin Med. 2017;6(7):63.
30. Hughes TH, Sartoris DJ, Schweitzer ME, Resnick DL. Pigmented villonodular synovitis: MRI characteristics. Skelet Radiol. 1995;24:7–12.
31. Sharma V, Cheng EY. Outcomes after excision of pigmented villonodular synovitis of the knee. Clin Orthop Relat Res. 2009;467:2852–8.
32. Gouin F, Noailles T. Localized and diffuse forms of tenosynovial giant cell tumor (formerly giant cell tumor of the tendon sheath and pigmented villonodular synovitis). Orthop Traumato Surg Res. 2017;103(1):S91–7.
33. Ryu KN, Jaovisidha S, Schweitzer M, Motta AO, Resnick D. MR imaging of lipoma arborescens of the knee joint. AJR Am J Roentgenol. 1996;167(5):1229–32.
34. Doumas C, Vazirani RM, Clifford PD, Owens P. Acute calcific periarthritis of the hand and wrist: a series and review of the literature. Emerg Radiol. 2007;14:199–203.
35. Li J, Wu H, Huang X, Xu D, Zheng W, Zhao Y, Liu W, Zeng X. Clinical analysis of 56 patients with Rhupus syndrome: manifestations and comparisons with systemic lupus erythematosus: a retrospective case–control study. Medicine. 2014;93(10):e49.
36. Pipili C, Sfritzeri A, Cholongitas E. Deforming arthropathy in systemic lupus erythematosus. Eur J Intern Med. 2008;19(7):482–7.
37. Sewell JR, Liyanage B, Ansell BM. Calcinosis in juvenile dermatomyositis. Skelet Radiol. 1978;3:137–43.
38. Bassett LW, Blocka KL, Furst DE, Clements PJ, Gold RH. Skeletal findings in progressive systemic sclerosis (scleroderma). Am J Roentgenol. 1981;136(6):1121–6.
39. Koyama T, Ueda H, Togashi K, Umeoka S, Kataoka M, Nagai S. Radiologic manifestations of sarcoidosis in various organs. Radiographics. 2004;24(1):87–104.

8 代谢性疾病

代谢性疾病的影像学检查

骨生理学

复习基础骨生理学有助于理解和预测各种常见代谢紊乱的影像学表现。

骨骼是由两种基本成分组成的活组织：①成骨细胞、破骨细胞和骨细胞组成的活细胞成分；②有机基质和无机基质组成的细胞外成分。按照 Wolff 定律所预测的分布规律，老骨不断被新骨所取代。成人骨骼的更替通常处于平衡状态，总体骨骼质量相对恒定。正常骨密度增高直至 40 岁左右，随后逐渐降低，每 10 年男性降低约 3%，女性约 8%。

成骨细胞生产新骨，而破骨细胞则吸收和重塑骨骼。骨细胞是包裹在细胞外基质中的成骨细胞，能够诱导细胞发生功能和形态变化。分化后的骨细胞是成骨细胞和破骨细胞功能的关键调节因子。当成骨细胞的活性超过破骨细胞的再吸收时，就会出现“骨量过多”的情况。反之，当破骨细胞的活性超过成骨细胞时，就会出现“骨量过少”的情况。

所有代谢性骨病都源于三种生理学异常之一：①成骨细胞活性过强；②破骨细胞活性过强；③成骨 / 破骨细胞活性正常，但骨形成和骨转换失去正常的有序过程。

影像学检查方法

X 线平片

与大多数肌肉骨骼疾病一样，X 线平片是评估骨代谢和内分泌紊乱的基础。X 线平片比大多数其他成像方式能更敏感发现骨矿化增加；但骨矿化丧失约 30% 之前，X 线平片难以发现。

然而，技术因素能够影响骨在 X 线平片上的密度。曝光过度和曝光不足的图像分别会造成骨矿化过少或过多的假象。为了解决这个问题，需要注意骨皮质厚度，因为骨皮质厚度很容易测量并与之前的胶片进行对比。为了对骨矿化进行整体定性评估，第 2 或第 3 掌骨骨干中部的皮质厚度总和应约为整个骨直径的一半。

骨矿化减少被确切地称为骨量减少。这种情况不应使用骨质疏松症一词，因为它有特定的含义，下文将详细讨论。任何导致骨吸收超过骨形成的原因都会导致骨量减少，它是非特异性表现，既可见于正常的生理反应（骨折愈合过程和废用性骨量减少），也可见于代谢性疾病（骨质疏松症、骨软化症和甲状旁腺功能亢进）。

CT

CT 在代谢性疾病的评估中起次要作用。合理的 X 线平片检查（和实验室分析）的情况下，再根据 CT 表现作出诊断的情况并不常见。现在有供应商中立的第三方系统，患者躺在已校准的模型上进行腰椎 CT 扫描（定量 CT 或 QCT），数据后处理后能算出骨矿物质密度，总成本远远低于购买专用的 DEXA 机器（如下所述），并且不需要额外的物理空间。带有这种系统的 CT 扫描仪常见于需要节约空间和成本的小型医院和门诊部。光子计数 CT 的出现有望更加准确地评估骨密度，但仍需要校准模型和专有的第三方软件，但凡有能力购买光子计数CT的机构都拥有多台DEXA设备。

MRI

MRI偶尔有助于骨代谢和内分泌疾病的诊断，应用仅限于评估潜在的骨髓疾病和Paget病恶变为肉瘤。

双能X线骨密度仪（DEXA/DXA）

DEXA是目前评估骨矿物质密度的金标准，它是几种已不再应用于临床实践的老式技术（其中一些使用外来放射性同位素）演变成熟的产物。

顾名思义，它采用两种不同能量的X线，可以区分骨骼和周围软组织。可以计算出骨骼和软组织的X线衰减值，并将其与参考标准进行比较，从而将患者分为正常、骨量减少或骨质疏松。

DEXA是诊断骨质疏松症最有效、最经济的方法。髋部和腰椎的标准扫描大约需要15分钟即可完成，与许多检查项目一样，几乎都列入了相关患者的保险费用。如果髋部或腰椎无法检查，或怀疑原发性甲状旁腺功能亢进时，可将前臂远端作为替代部位。对DEXA的完整解读超出了本文的范围；不过，以下讨论一些实用要点。

骨矿物质密度以T值和Z值的定量形式提供。定量数字用于与既往检查结果进行比较，单独来看，对临床医师毫无意义。T值是将患者测得的骨密度与年轻人的骨密度进行比较，是将患者分为正常、骨质减少或骨质疏松的依据。T值是DEXA扫描的真正价值所在。Z值是将患者的骨密度与年龄匹配的数据集进行比较，在日常实践中作用不大，无须常规报告，但Z值适用于绝经前女性和50岁以下男性。

T值为 –1.0 及以上 → 正常

T值在 –2.5 到 –1.0 之间 → 骨量减少

T值为 –2.5 及以下 → 骨质疏松

腰椎退行性改变经常会影响骨密度的测定。如果两个连续的椎体之间的T值差异大于1.0，则该异常值将被视为无效，不能纳入腰椎平均骨密度或腰椎T值的计算中。此外，任何腰椎测量值都需要至少两个连续的椎体才有效。

在与之前的DEXA研究进行比较时，需要在完全相同的机器上进行检查。不同设备之间的差异会导致无法对检查结果进行有统计学意义的比较，这也是图像上包含型号和序列号的原因。还需注意的是，对于任何测量的解剖部位，总的骨密度都是与既往检查比较的基础。

骨折风险评估工具（FRAX）可估算髋部骨折和严重骨质疏松性骨折的风险，通常由DEXA扫描仪自动计算，并作为总结报告包含在临床图像中。此外，还提供在线计算器。有许多排除项会抵消估计的风险，因此在输入文件中应包含一份简单的“是/否”问卷，以验证FRAX的有效性。FRAX对以下患者有效：

- 未经治疗的绝经后女性或50岁及以上的男性
- 通过DEXA成像检查发现骨量减少
- 既往无髋部或脊椎骨折
- 可用DEXA评估髋关节

骨质疏松症

骨质疏松症患者的骨组织正常，只是数量太少。换句话说，就是骨量不足，但骨质正常。

骨质疏松症的病因多种多样，但基本表现有两种：①累及所有骨骼的全身性或弥漫性骨质疏松；②累及单个骨骼或局部骨骼的区域性骨质疏松。

全身性骨质疏松症

最常见的是全身性老年性骨质疏松症，好发于脊柱，常发生压缩变形。变形首先累及终板，形成“鳕鱼椎”或“鱼嘴”结构。随着时间的推移和骨质的进一步流失，椎体会明显塌陷。

医源性全身性骨质疏松症并不多见，而且随着提供的临床指征越来越少，报告也可能越来越少。频繁使用大剂量/每日肝素、长期使用苯妥英钠（地仑丁）和慢性皮质类固醇使用（或库欣综合征）都是诱发因素。

区域性骨质疏松症

与全身性骨质疏松症不同，区域性骨质疏松症是一组以快速发展和自限性为特征的疾病，病因仍不明确。虽然任何关节都可能受累，但髋关节和膝关节是典型受累部位。髋关节的一过性骨质疏松症常好发于孕妇和年轻男性（图 8.1a~d）。

局限性游走性骨质疏松症多发于稍年长的男性，局限于下肢。骨质疏松发病迅速，6~9 个月内即可缓解，但可能在同一关节或不同部位复发，因此被称为“游走性”骨质疏松症。

复杂性区域疼痛综合征相关的局限性骨质疏松症则略有不同。骨质疏松被认为是继发于血流量增加，同时也可能与神经因素有

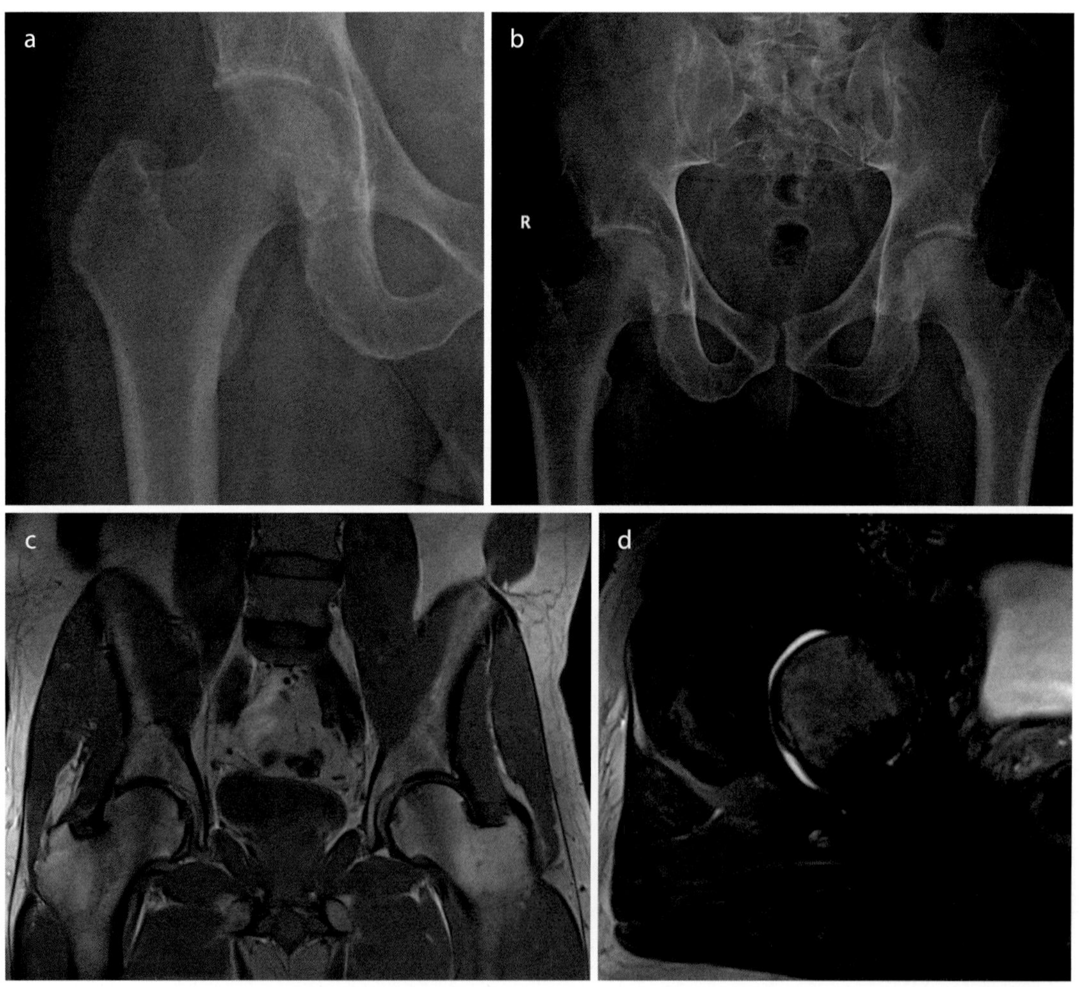

图 8.1　一过性骨质疏松症，骨盆前后位 X 线平片（b）显示右侧股骨头矿化轻度减少，右髋关节专用前后位 X 线平片（a）显示更好。骨盆 MRI 的冠状 T_1 图像（c）和右髋轴位 T_2 脂肪饱和 MRI 图像（d）显示右股骨头局限性水肿

关。只要异常的神经血管状态存在，骨质疏松不仅会持续存在，还会恶化。

骨质疏松症的影像学表现

骨质疏松症的影像学检查结果反映了骨量的总体流失。X 线平片显示骨皮质变薄，髓质骨小梁模糊不清。如上所述，压缩变形常见于腰椎。CT 表现相似，但征象稍多一些。

MRI 上，全身性骨质疏松症患者的骨皮质在 T_2WI 上偶见斑点状外观，这是非特异性表现，但有一定的提示作用，可提示进行正式的 DEXA 检查。区域性骨质疏松症病例，受累骨骼出现均匀的骨髓水肿（如上文所述的病例，整个股骨头受累），通常不会出现关节积液。

有两种特殊情况值得密切关注。接受双膦酸盐治疗的骨质疏松症患者发生非典型股骨骨折的风险增加。非典型股骨骨折最先见于 2005 年的报道，2013 年，美国骨与矿物质研究学会（ASBMRI）提出了非典型股骨骨折的正式标准。

这种骨折必须满足以下标准：

- 骨折位于小转子与髁上膨大之间

且至少具备以下五个特征中的四个：

- 轻微外伤或无外伤
- 骨折线起源于皮质外表面，大致呈横向分布
- 完全骨折贯穿两侧皮质，可能伴有内侧刺状突起；不完全骨折仅涉及外侧皮质
- 骨折为单纯骨折或轻微粉碎性骨折
- 骨折部位的外侧皮质局部骨膜或骨膜内增厚

虽然非典型股骨骨折并不是双膦酸盐治疗的特定标志，但使用该类药物会大大增加发生非典型股骨骨折的风险。这种风险因患者的年龄和接受双膦酸盐治疗的时间长短而异，但据报道，长期接受治疗的患者的优势比超过 115。与所有统计数据一样，这可能会产生误导。我们只需知道，虽然非典型股骨骨折的风险会随着双膦酸盐的使用而增加，但这类骨折的总体数量相当低。

骶骨机能不全性骨折是一种致残的病因，诊断具有挑战性，初步的影像学检查通常是隐匿性的。提示患者隐匿性骶骨机能不全性骨折为患者治疗带来重要价值，但这有赖于你的思考。当你在阅读因为各种“疼痛”而拍摄的腰椎或髋部 X 线平片时，是否注意到患者先前的对侧髋部骨折的转子间固定螺钉，或者患者两年前摔倒导致桡骨远端骨折后拍摄的许多腕关节 X 线平片（除了椎体和肱骨近端骨折外，这两种情况都应该怀疑骨质疏松症）? 只需在 5 秒内查看 PACS 是否有 DEXA，就能为隐匿性腰椎骨盆疼痛患者节省数月的时间和精力。

X 线平片发现骶骨机能不全性骨折的概率非常低。一般来说，唯一的表现是骶骨翼垂直方向上的硬化带，有时是单侧。移位性骶骨机能不全性骨折并不会以隐痛为主诉而就诊于门诊，而是因为创伤在急诊室就诊，但仍很难通过 X 线平片发现（你在报告中确实描述过骶骨被肠道气体遮挡了，不是吗）。即使通过 CT，这些骨折仍可能是隐匿性的。骶骨翼皮质的细微皱纹可能是唯一的线索。目前，MRI 是临床首选的检查方法，能够观察骨髓水肿，偶尔还能看到代表真正骨折平面的 T_1WI 低信号线。要想捕捉或准确发现这些骨折，必须利用 MRI 和 CT 的多平面图像观察。阅读腰椎 MRI 时，确保在矢状 STIR 序列上观察到最外侧层面，因为第一张或最后一张图像上的骶骨骨髓水肿通常是唯一的线索。^{99m}Tc-MDP 骨扫描会显示骶骨放射性药物摄取增加，通常呈“H”形，形成所谓的“本田车标”征，但目前临床实践中很少应用。

骨软化症

基础

骨软化症是指骨细胞组织和矿化发生紊乱。虽然骨量正常，但质量不佳。儿童中，我们称之为 rickets 佝偻病（源自古英语作品 *wrick*，意为“扭曲”）。无论患者年龄多大，骨质量缺陷都是由骨基质的钙化不佳造成的，而钙化不佳的原因是钙量不足。

病因

此前，维生素 D 摄入量低是导致佝偻病和骨软化症的最常见原因。随着营养食品的普及，这种情况在发达国家已很少见。目前最常见的原因是肾功能障碍和吸收不良。甲状旁腺功能亢进症是一种较少见的病因，但在肾性骨营养不良可以出现继发性甲状旁腺功能亢进症，因此将简要介绍。

膳食维生素 D 摄入量低

膳食中维生素 D 摄入量低的情况并不常见，但却很有意义，因为很容易理解，而且与甲状旁腺功能亢进症一样，也会出现在肾性骨营养不良症中。低维生素 D 会导致小肠钙吸收不良，造成低钙血症。没有足够的钙，骨基质就无法正常矿化。就是这么简单。

吸收不良

肠道吸收不良会导致钙和磷的流失，常见于胃、肠道和胆道功能异常的患者（包括因减肥手术导致功能异常的患者）。与其他原因导致的低钙血症一样，骨基质无法正常矿化。

甲状旁腺功能亢进

任何原因引起的低钙血症（原发性、继发性、三发性）都会刺激甲状旁腺激素（PTH）的释放。PTH 具有多种代谢效应，但请记住，PTH 水平持续升高会导致破骨细胞活化，从而从骨骼中动员钙，以使血清钙水平恢复正常。

肾脏因素

近端与远端肾小管酸中毒，包括 Fanconi 综合征，最终都会导致尿钙流失。确切的机制对肾病学家来说非常有趣，但对我们而言，它们都会导致低钙血症，进而诱发骨软化症。

肾性骨营养不良更为复杂，之所以要讨论其基本原理，是因为这是理解影像学表现的基础。有两大机制同时起作用：①维生素 D 代谢改变；②继发性甲状旁腺功能亢进。维生素 D 代谢不足是由于病肾无法产生足够的 1-α-羟化酶，而这种酶是将非活性维生素 D 转化为代谢活性形式所必需的。继发性甲状旁腺功能亢进症源于功能障碍的肾脏排泄的磷酸盐过少，高磷血症导致血清钙降低（机制很复杂，不用受其困扰）从而引发 PTH 释放。

影像学表现

骨软化症的一般影像学表现为弥漫性骨量减少，在此基础上，偶尔可见多个垂直于骨长轴的、通常对称的皮质透亮区，即骨软化症典型的 Looser 带或假性骨折。Looser 带本质上是应力性骨折，永远无法完全或正常愈合，最常见于肩胛骨体部外侧缘（图 8.2）、股骨颈内侧（与双膦酸盐治疗的骨质疏松症中的非典型应力性骨折相反）、耻骨支和肋骨。

肾性骨营养不良症的影像学结果反映了低维生素 D 水平和叠加的甲状旁腺功能亢进症的综合作用，后者的作用程度因患者而异。与其他导致维生素 D 含量低的原因一样，也会出现下游低钙血症和骨基质矿化不良。而 PTH 驱动的破骨细胞活化又使这一情况变得更加复杂，出现骨转换增加和新骨形成障碍。另外，在高磷血症（肾脏不能正常排泄磷酸盐）的情况下，血清钙浓度（破骨细胞动员的钙）升高，为产生不溶性钙磷酸盐分子创造了条件。羟基磷灰石的化学式为 $Ca_{10}(PO_4)_6(OH)_2$，是软组织钙化的主要成分。

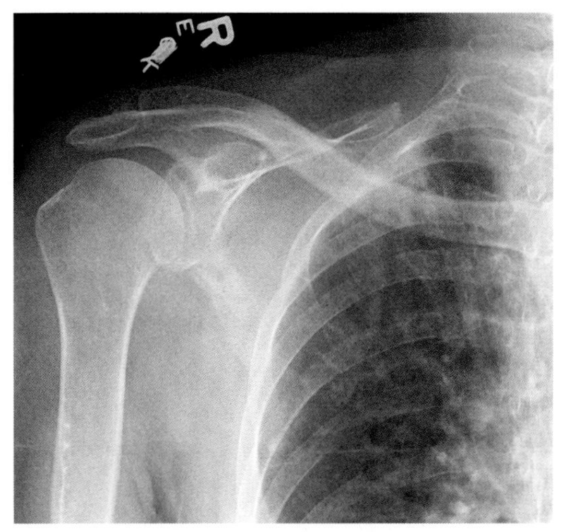

图 8.2 Looser 带：89 岁男性骨软化症患者的肩胛骨关节盂颈部下方、体部外侧不规则硬化，这就是 Looser 带或称为“假性骨折”

所有这些因素都解释了为什么肾性骨营养不良症的影像学表现多种多样。软骨下和骨膜下皮质变薄很常见，而 Looser 带则不然。大多数患者都有一定程度的全身性骨质减少，我们还会遇到甲状旁腺功能亢进症最独特的表现之一——棕色瘤。这些大小不一的骨囊肿，其中可能含有血液产物，肉眼观察时呈棕色。棕色瘤通常出现在下颌骨、骨盆和股骨，但也可能出现在任何部位。

甲状旁腺功能亢进症

基础

如上所述，任何导致低钙血症的原因都会刺激 PTH 的释放。PTH 水平的持续升高会激活破骨细胞，并动员骨骼中储存的钙，以恢复正常的血清钙水平。多种类型的甲状旁腺功能亢进症通常在出现明显的影像学表现之前就通过临床和实验室得到诊断和纠正，原发性和继发性甲状旁腺机能亢进症是最有可能遇到的两种类型。

影像学表现

最常见的影像学表现是全身性骨质减少和棕色瘤。典型的皮质变薄表现为软骨下和骨膜下骨吸收。骨膜下吸收通常见于示指和中指中节指骨的桡侧。颅盖骨呈现多发斑点状低密度影，被称为“盐和胡椒”征。也可以出现锁骨远端骨溶解（软骨下吸收的一种表现）和肢端骨溶解（图 8.3，图 8.4 和图 8.5a~d）。

区分原发性和继发性甲状旁腺功能亢进症对我们的重要性只在于能够解释影像学表现。原发性甲状旁腺功能亢进症，是因为甲状旁腺（通常是甲状旁腺腺瘤）失去正常调节，

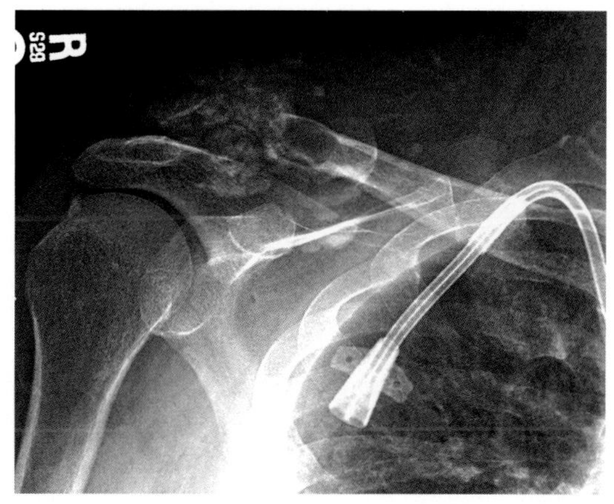

图 8.3 男性患者，43 岁，终末期肾病。肾性骨营养不良（甲状旁腺功能亢进）：右肩出现肿瘤样钙质沉积症，右锁骨远端出现边缘清楚的溶骨性病变——棕色瘤

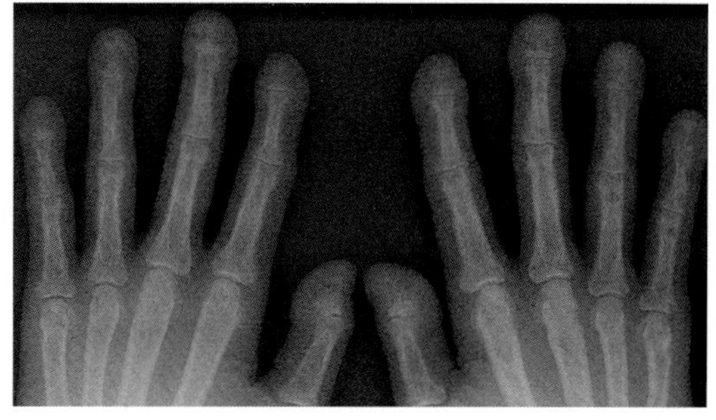

图 8.4 多个指骨骨膜下骨吸收和远节指骨的带状骨吸收是甲状旁腺功能亢进症的典型表现

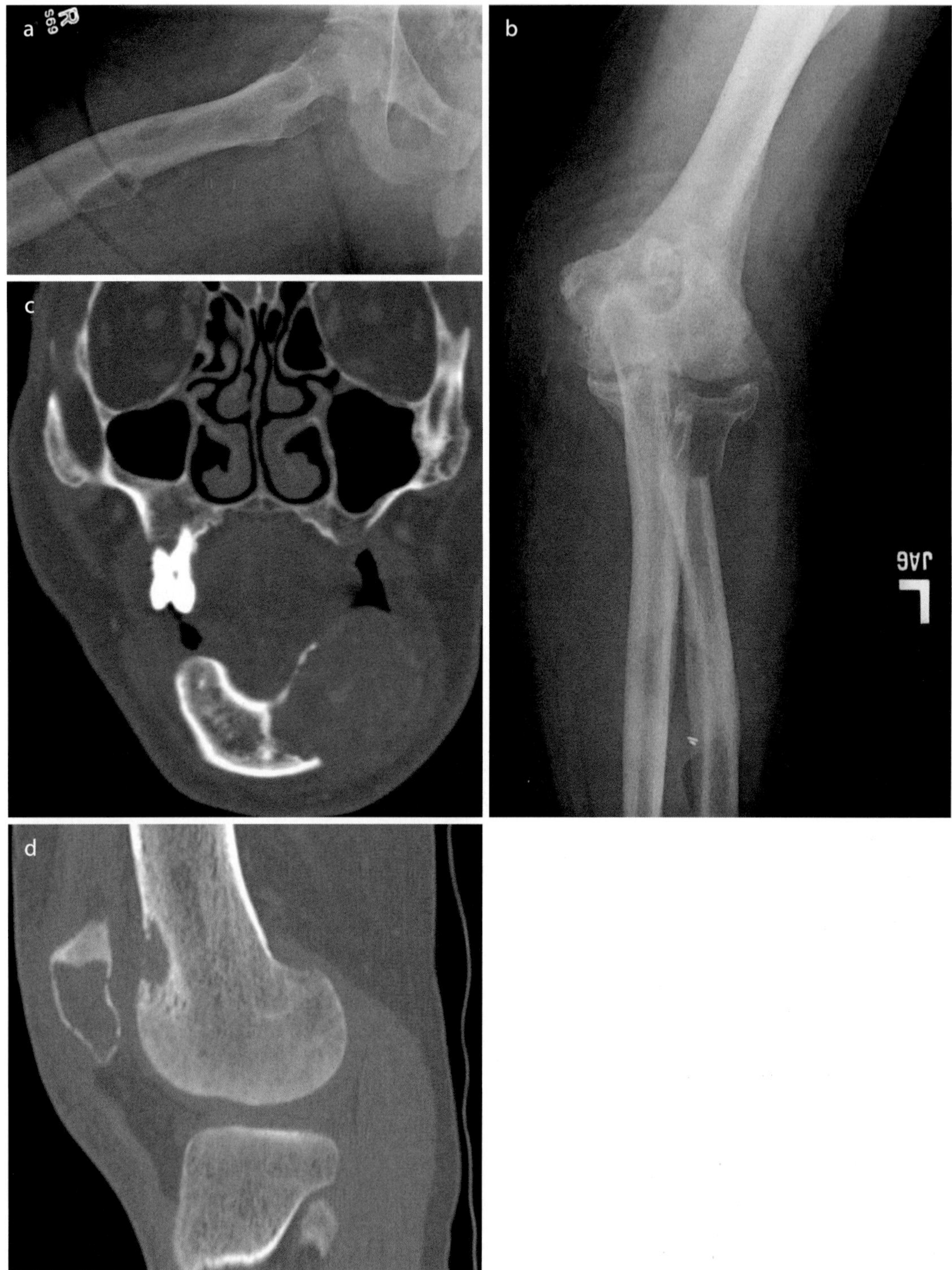

图 8.5　棕色瘤：（a）右股骨近段边缘清晰的髓内和皮质内溶骨性病变。（b）左桡骨近端溶骨性病变伴病理性骨折。（c）下颌骨膨胀性破坏性病变。（d）溶骨性病变累及股骨远端和大部分髌骨。以上均为棕色瘤，来自不同的甲状旁腺功能亢进症患者

产生过量的 PTH，导致高钙血症，更容易出现肾结石和肾钙质沉积症，因为肾脏试图排出多余的血清钙。

继发性甲状旁腺功能亢进症的基础是某种原因导致的低钙血症，继而促使 PTH 分泌过多。继发性甲状旁腺功能亢进症通常继发于慢性肾病，因此也会出现如上文所述的基线高磷血症。因此，继发性甲状旁腺功能亢进症很可能会出现软组织钙化，原发性甲状旁腺功能亢进症中则不常见。当软组织钙化广泛，足以形成占位效应时，通常会使用“肿瘤样钙质沉着症”一词，但纯粹主义者会对此提出异议（图 8.6a~d）。

有关肿瘤样钙质沉着症更多信息，请参阅本章末尾的“知识要点必记”。此外，还有一种全身性骨硬化，在脊柱中形成一种特征性的外观。沿着椎体终板的致密带会导致“橄榄球衣”状脊柱（图 8.7a、b）。

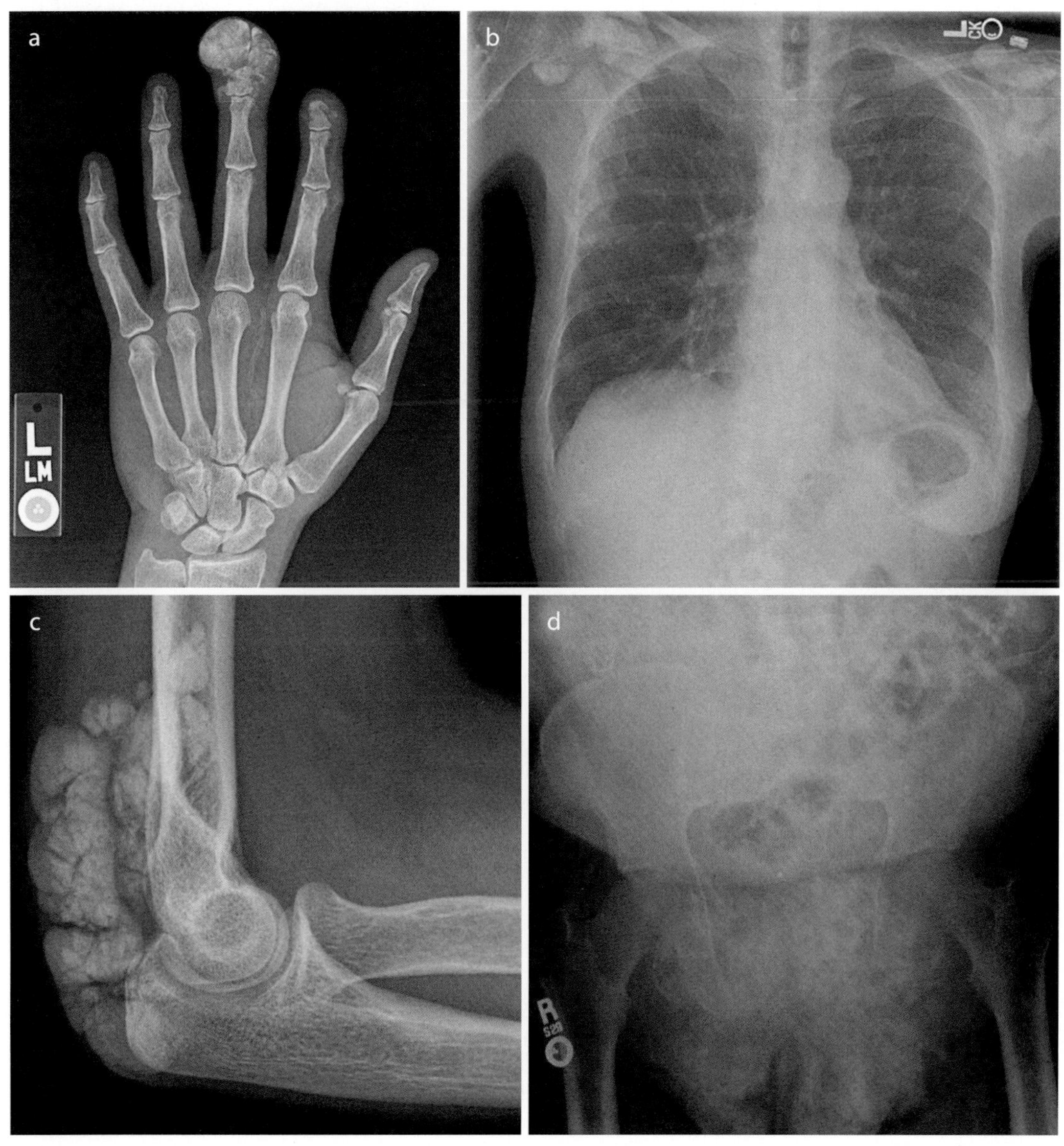

图 8.6 （a~d）肿瘤样钙质沉着症：X 线平片显示肿瘤样钙质沉着症表现，来自不同的继发性甲状旁腺功能亢进症患者

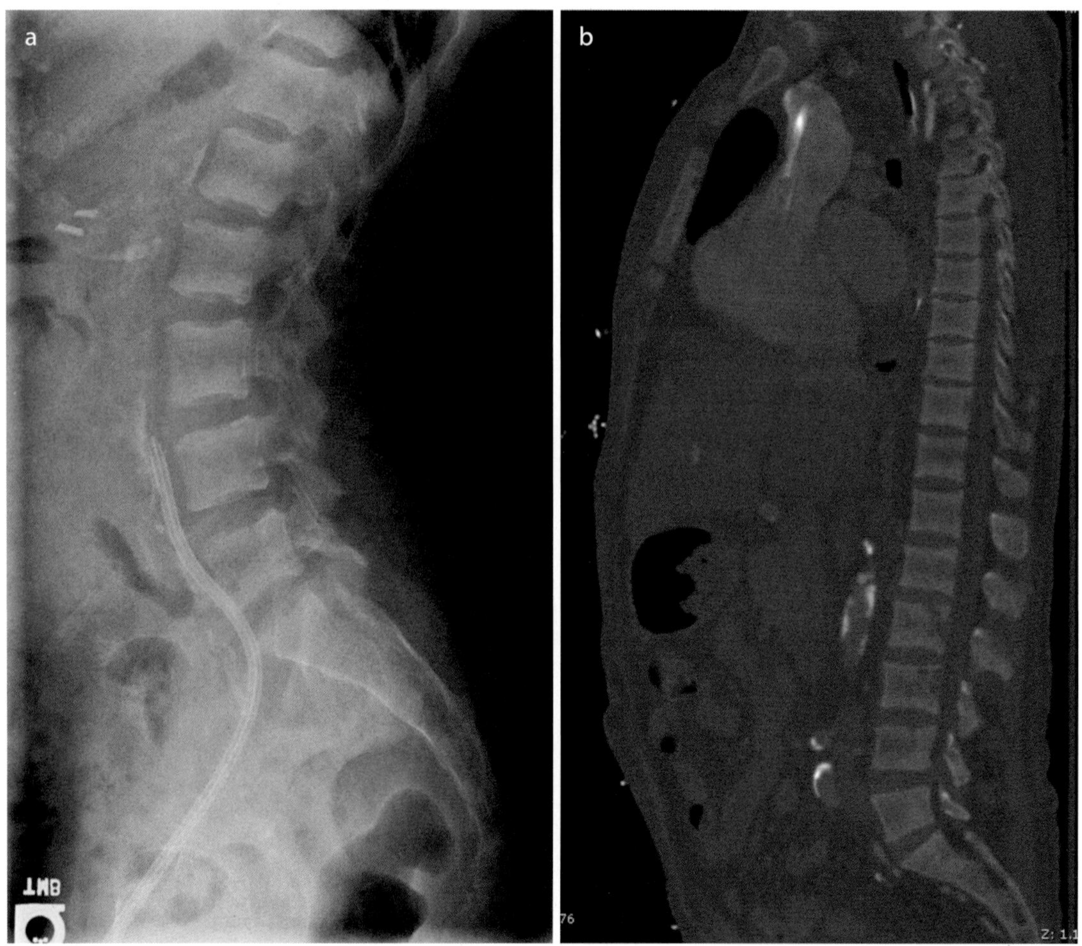

图 8.7 （a、b）“橄榄球衣”状脊柱：继发性甲状旁腺功能亢进症患者的椎体终板硬化致密，与橄榄球球衣上的宽交替带相似

Paget 病

基础

首先，谈谈病名。Paget 病是以 James Paget 爵士的名字命名的，“Paget 病”是正确的，而“Paget's 病”就不那么正确了。就如 SoHo 是指纽约的 South of Houston Street（休斯顿街南部），不用“Houston's Street”。威利斯大厦（用的是 Willis Tower，而不是 Willis' Tower）位于西杰克逊街（英文为 Jackson Street，而不是 Jackson's Street）和南富兰克林街（英文为 Franklin Street，而不是 Franklin's Street）拐角处。医学和肌骨影像学文献中也会有这种情况；Baker 囊肿，以 William Baker 医师的名字命名，而不是 Baker's 囊肿。虽然有些迂腐，但将这种疾病称为骨的 Paget 病（Paget disease of bone）以区别于乳头的 Paget 病（Paget disease of the nipple）才是正确的。实际工作中，大家都知道指的是哪一种。

Paget 病是一种相当常见的进行性代谢性骨病。Paget 病的发病率差异也很大，在英国、澳大利亚和新西兰最为常见。该病一般常累及中老年人群，平均发病年龄为 45~55 岁。男性发病率略高（男女发病比例约为 3∶2）。

病理生理学

病因尚不明确，可能与病毒和遗传有关。无论如何，基本病理生理学是骨吸收和新骨形成之间的失衡，伴有高度活跃且无序的骨重塑。

该病发展经历三个阶段，可以表现在影像学上：①溶骨期；②中期或混合期；③硬化期。长骨 Paget 病始于骨的一端，并渐渐向另一端进展。因此，长骨不同部位的病变可能处于不同的阶段。

Paget 病可能累及单骨，也可以广泛累及多骨。按照发病率递减的顺序，该病可累及骨盆、股骨、颅骨、胫骨、椎体、锁骨、肱骨和肋骨。任何骨骼都可能受累。

影像学表现

影像学表现反映了当时疾病所处阶段。溶骨期，活跃的骨吸收超过了骨形成，其特征是长骨中形成类似“草叶”纵形透亮区、前缘锐利。骨盆和颅骨等扁骨，边缘清晰的圆形溶骨性病变是其特征，被称为局限性骨质疏松症（图 8.8）。

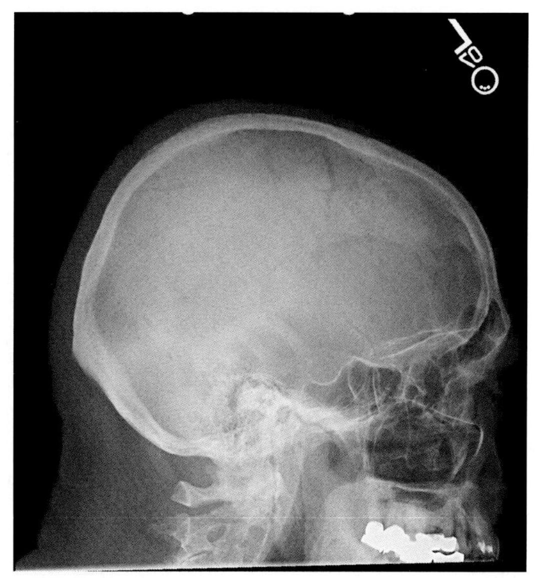

图 8.8 Paget 病溶骨期：局限性骨质疏松是 Paget 病溶骨期常见表现。通常局限于额骨，其次是枕骨

Paget 病中期的影像学表现为骨吸收和骨形成。这一阶段骨形成较明显，无序的重塑表现为皮质增厚和不规则的粗骨小梁。脊柱呈现出特征性的“画框”征，即椎体边缘骨皮质增厚。可能会与继发性甲状旁腺功能亢进症椎体的“橄榄球衣”征混淆，因此会出现在相关考试中。“Paget 制造画框”（图 8.9）有助于记忆。

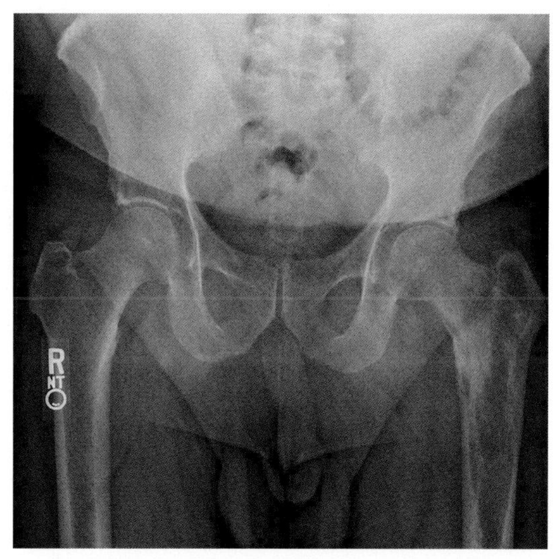

图8.9 Paget病中期：左股骨近段Paget病中期，其特点是骨吸收和骨重塑并存，转子下骨干有早期骨膨胀

硬化期，无序的新骨形成占主导地位。骨皮质异常增厚和骨膨胀。在 X 线平片上可以显示增厚和不规则的骨小梁纹理，骨皮质内表面和髓腔之间的边界模糊不清（图 8.10 a、b）。

CT 和 MRI 通常不是诊断 Paget 病所必需的，但有助于显示疾病的并发症。尤其在监测和诊断 Paget 病恶变为肉瘤方面，MRI 有很大作用。由于该病的特点是骨重塑高度活跃，因此核医学并没有太大帮助。^{99}Tc-MDP 骨扫描在所有阶段都有浓聚，溶骨阶段更明显。

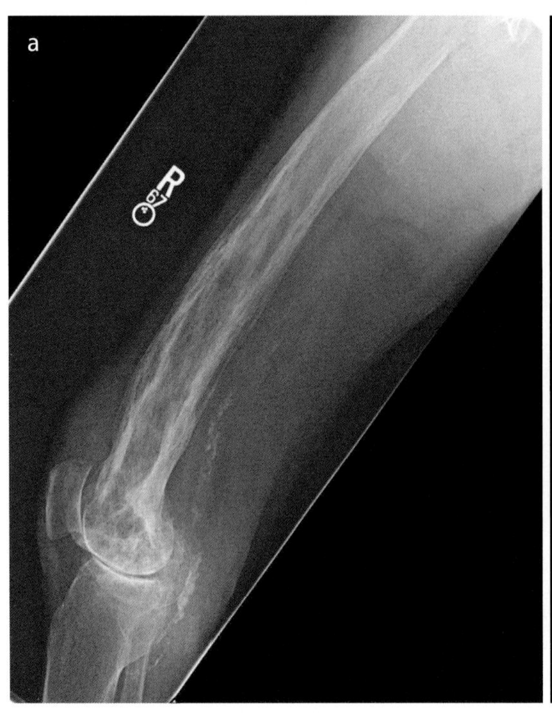

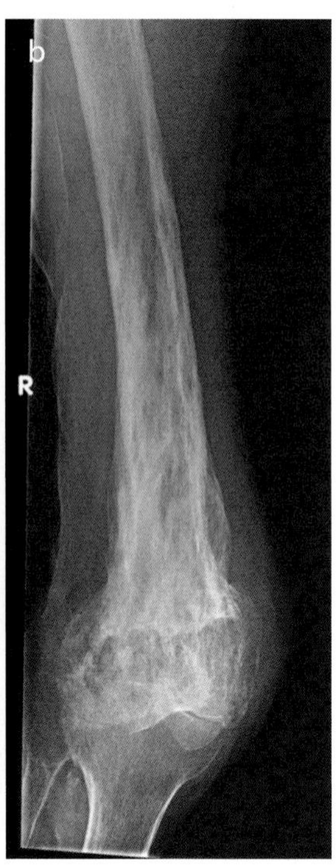

图 8.10 （a、b）Paget 病慢性期：骨膨胀、皮质增厚和骨小梁不规则是 Paget 病慢性期的特征性表现

Paget 病的并发症

Paget 病的异常重塑和最终的骨膨胀会导致一些预期的并发症。无论哪个阶段，重塑的骨骼都比正常脆弱，因此骨折更为常见。骨质增生会改变关节的力学结构，导致骨关节炎。同样，骨质膨胀必然使颅底和脊柱的神经孔变窄，从而导致神经系统并发症。

然而，最令人担忧的并发症是恶变为肿瘤，但幸运的是，这种情况很少见（图 8.11）。

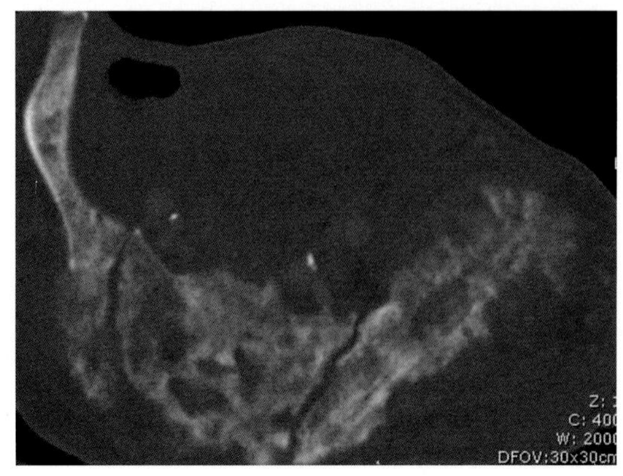

图 8.11 骨盆轴位 CT 显示左侧髂骨骨质破坏和侵袭性骨膜反应，表明 Paget 病恶变为肉瘤

目前为止，起源于 Paget 病的最常见的恶性肿瘤是普通型骨肉瘤，接下来依次是纤维肉瘤、未分化多形性肉瘤和软骨肉瘤。非肉瘤样变性也可能发生，偶尔可见到原发性骨淋巴瘤和巨细胞瘤。

知识要点必记

肢端肥大症

肢端肥大症是由生长激素分泌过多引起的，发生在骨骺闭合之后。同样的疾病在骨骼发育不成熟的患者身上会导致巨人症。这通常是一种临床诊断，特征性的影像学表现与身体外貌变化一致，额窦过度生长、下颌变长，颅骨和面部骨骼增厚和硬化，板障可能完全消失。

肿瘤样钙质沉积症

病因不明，在关节周围软组织中形成分叶状钙质沉积。类似的钙化可见于多种其他疾病中，包括继发性甲状旁腺功能亢进症、痛风、维生素 D 过多和骨化性肌炎。在排除了所有这些病因后，肿瘤样钙质沉积症用于描述这种特发性病症才是正确的。也就是说，为肾性骨营养不良患者给出 “右肩新发肿瘤样钙质沉积症”，大家都会明白你的意思。

蜡泪样骨病

蜡泪样骨病是一种病因不明的罕见疾病。它之所以值得了解，是因为其主要症状是疼痛，活动时疼痛加剧。诊断时只需拍摄 X 线平片，即可看到波浪状的骨质增生，让人联想到滴落的烛蜡。骨骼可出现局部膨胀。蜡泪样骨病可单独发生在一块骨头上（forme fruste，意为“顿挫型”），也可发生在单一肢体上（单肢型蜡泪样骨病），或在极少数情况下为广泛播散型。

骨斑点症和条纹状骨病

这两种疾病很可能是相关联的，而且都可能是常染色体显性遗传伴有混合外显率。骨斑点症只是许多骨岛。条纹状骨病表现为线状硬化条纹，常见于长骨。这两种疾病都是良性的，没有症状。无须其他更多的影像学检查。

参考文献

1. Bringhurst FR, Demay MB, Kronenberg. Bone and mineral metabolism in health and disease. In: Jameson JL, Fauci AS, Kasper DL, et al., editors. Harrison's principles of internal medicine. 20th ed. New York: McGraw-Hill; 2018.
2. Bruno F, Albano D, Agostini A, et al. Imaging of metabolic and overload disorders in tissues and organs. Jpn J Radiol. 2023;41(6):571–95.
3. Chalhoub D, Orwoll ES, Cawthon PM, et al. Areal and volumetric bone mineral density and risk of multiple types of fracture in older men. Bone. 2016;92:100–6.
4. Chan SS, Rosenberg ZS, Chan K, Capeci C. Subtrochanteric femoral fractures in patients receiving long-term alendronate therapy: imaging features. Am J Roentgenol. 2010;194(6):1581–6.
5. Choi D, Kim DY, Han CS, et al. Measurements of bone mineral density in the lumbar spine and proximal femur using lunar prodigy and the new pencil-beam dual-energy X-ray absorptiometry. Skelet Radiol. 2010;39(11):1109–16.
6. Desai MA, Peterson JJ, Garner HW, Kransdorf MJ. Clinical utility of dual-energy CT for evaluation of tophaceous gout. Radiographics. 2011;31(5):1365–75; discussion 1376-1377.
7. Guglielmi G, Muscarella S, Bazzocchi A. Integrated imaging approach to osteoporosis: state-of-the-art review and update. Radiographics. 2011;31(5):1343–64.
8. Mauch JT, Carr CM, Cloft H, Diehn FE. Review of the imaging features of benign osteoporotic and malignant vertebral compression fractures. Am J Neuroradiol. 2018;39(9):1584–92.
9. Mckenna RJ, Schwinn CP, Soong KY, Higinbotham NL. Osteogenic sarcoma arising in Paget's disease. Cancer. 1964;17:42–66.
10. Milkman LA. Pseudofractures (hunger osteopathy, late rickets, osteomalacia). Am J Roentgenol. 1930;24:29–37.
11. Naik M, Khan SR, Owusu D, et al. Contemporary multimodality imaging of primary hyperparathyroidism. Radiographics. 2022;42(3):841–60.
12. Paget J. On a form of chronic inflammation of bones (Steitisdeformans). Med Chir Trans. 1877;60:37–64.
13. Pugh DG. Subperiosteal resorption of bone; a roentgenologic manifestation of primary hyperparathyroidism and renal osteodystrophy. Am J Roentgenol. 1951;66(4):577–86.
14. Resnick D. The "rugger jersey" vertebral body. Arthritis Rheum. 1981;24:1191–2.
15. Rosenbaum HD, Hanson DJ. Geographic variation in the prevalence of Paget's disease of bone. Radiology. 1969;92(5):959–63.
16. Usmani S, Ahmed N, Gnanasegaran G, Marafi F, van den Wyngaert T. Update on imaging in chronic kidney disease-mineral and bone disorder: promising role of functional imaging. Skelet Radiol. 2022;51(5):905–22.